护理院业务与管理丛书

护理院康复技术

主　审　卢红建

总主编　张秀花

主　编　张秀花

科学出版社

北京

内 容 简 介

本书共12章，包括总论、康复评定、运动疗法、物理因子治疗、作业治疗、言语与吞咽康复治疗、辅助器具、传统医学康复、神经系统疾病常见功能障碍的康复、骨关节常见功能障碍的康复、内脏疾病常见功能障碍的康复及其他病症常见功能障碍的康复等内容，主要是针对护理院老年人的功能障碍特点编写，充分考虑老年人生理功能的逐渐减退这一特征，以日常生活活动能力的恢复、减少对他人的依赖及预防并发症为主要康复目的，力求为护理院康复专业人员提供一个较为全面、规范及系统的康复治疗方法。

本书适用于护理院康复医师、康复治疗师及康复护士阅读使用。

图书在版编目（CIP）数据

护理院康复技术 / 张秀花主编. —北京：科学出版社，2021.1
（护理院业务与管理丛书）
ISBN 978-7-03-067910-9

Ⅰ.护… Ⅱ.张… Ⅲ.①护理学②康复医学 Ⅳ.①R47②R49

中国版本图书馆 CIP 数据核字（2021）第 001679 号

责任编辑：肖 芳 纳 琨 / 责任校对：张 娟
责任印制：李 彤 / 封面设计：吴朝洪

科学出版社 出版
北京东黄城根北街 16 号
邮政编码：100717
http://www.sciencep.com
北京凌奇印刷有限责任公司 印刷
科学出版社发行 各地新华书店经销
*
2021 年 1 月第 一 版 开本：787×1092 1/16
2023 年 3 月第二次印刷 印张：15 1/2
字数：416 000
定价：95.00 元

（如有印装质量问题，我社负责调换）

丛书编委会名单

编者名单

主　审　卢红建

总主编　张秀花

主　编　张秀花

副主编　祁国阳　苏　彬

编　者　（按姓氏笔画排序）

丁文娟　卞　立　任彩丽　祁国阳

苏　彬　张秀花　陈永桃　郑　泽

房　辉　贾澄杰　倪　婧　董新春

谢玉宝　鲍　丹　薛　品

丛书序

　　"百善孝为先。"中国孝文化源远流长，是中华传统文化的精髓。它深深扎根于古老而文明的中华大地，影响深远。我国自 1999 年步入老龄社会以来，人口老龄化快速发展，截至 2019 年末，我国 60 周岁以上人口达到 25 388 万人，占总人口的 18.1%，其中 65 周岁以上人口 17 603 万人，占总人口的 12.6%。据测算，到 2050 年，中国将进入重度老龄化阶段，60 周岁以上人口数量将达到峰值 4.87 亿人。我国是世界上老龄人口最多的国家，人口老龄化及养老问题已经成为党和国家高度重视、社会各界普遍关注的重大民生问题。党的十九届四中全会强调，要积极应对人口老龄化，加快建设居家社区机构相协调、医养康养相结合的养老服务体系。鼓励社会力量针对老年人健康养老需求，通过市场化运作方式，举办医养结合机构及老年康复、老年护理等专业医疗机构。

　　2005 年，中国老龄事业发展基金会提出实施"爱心护理工程"，建设医养结合的"爱心护理院"。2006 年，全国人民代表大会通过的"十一五"规划纲要，把"实施爱心护理工程，加强养老服务、医疗救助、家庭病床等面向老年人的服务设施建设"列入积极应对人口老龄化的工作重点。"爱心护理工程"实施以来，逐步在全国各地建立了近 800 家为高龄失能老年人提供专业护理和临终关怀服务的"爱心护理院"，为老年人创造良好的养老和生活环境，很好地践行了"帮天下儿女尽孝，给世上父母解难，为党和政府分忧"的初心，取得了很好的社会效益。

　　作为对全国爱心护理工程开展以来的理论和实践经验的全面总结，中国老龄事业发展基金会联合部分院校和科研院所的专家学者、社会企业、养老护理行业的经营管理者深入开展调查研究，认真总结实践经验，并加以系统化、理论化提升，编撰了这套"护理院业务与管理丛书"，为全国各地开展医养结合业务的机构在运营管理、医疗、护理、康复及生活照护等各专业领域提供了从理论到实践的指导，也可以作为教材广泛应用于养老护理人才培训工作中，对促进养老护理机构运营管理的规范化、标准化，提高专业医护人员的技能水平和综合服务质量都具有很好的指导意义。

　　我国医养结合事业需要长期探索、总结和提高。希望本套丛书的编撰者坚持实践、认识，再实践、再认识，不断总结实践经验，力争为读者提供更好的护理知识。

全国人大常委会原副委员长　顾秀莲

前　言

随着我国人口老龄化程度的不断加快，失能与半失能老年人数量呈逐年增加趋势。国家统计局数据显示，2019 年末，60 岁及 60 岁以上人口约 2.5 亿人，养老已成为当前比较突出的社会问题。目前，我国的护理院有近 20 多万家，承担起社会养老服务职责。良好的护理与照护，为家庭减轻了很大的负担，但在为老年人提供良好护理与照护的同时，也应兼顾老年人功能减退的预防、改善与恢复，增强其主动生活的能力，尽量减少对他人的依赖，享有一个高质量的生活，这就是康复的意义。

本书是上海申丞医疗集团康复医师、康复治疗师、康复护士及护工等专业人员的培训书目之一，其编写理念是规范护理院常见病功能障碍的康复治疗流程及康复治疗技术，使每个康复个体都能享有高质量的康复治疗服务，提高老年人及其家人的生活质量。

本书根据临床常见功能障碍特点，重点介绍了康复医学基本常识、康复评定、运动疗法、物理因子治疗、作业治疗、辅助器具、传统康复及临床常见病功能障碍的康复治疗等。本书共 12 章，主要针对护理院老年人的功能障碍特点，充分考虑老年人生理功能逐渐减退这一特征，以日常生活活动能力恢复为主要康复目的，力求为护理院康复专业人员提供一本针对老年人康复技术的较为全面、规范的指导用书。

由于编写人员工作经验和学术水平有限，书中难免存在不足之处，恳请各位同仁批评指正，以便再版时进一步完善。

上海申丞医疗集团康复总监　张秀花

目　录

第 1 章

总　论

第一节　概　述

一、定义

（一）康复

康复是指综合、协调地应用医学、教育、社会及职业的各种措施，尽最大可能减轻或消除病、伤、残者的功能障碍，使他们在躯体、精神、社会和经济方面的功能得到最大程度的改善或恢复，并重返家庭和社会。

（二）失能

失能是指由于疾病、意外伤害、衰老等导致生活或社交能力的丧失。丧失生活能力的老人称为失能老人，其失能程度根据吃饭、穿衣、如厕、上下床、室内行走及洗澡6项内容来进行评估，1～2项不能完成者为轻度失能，3～4项不能完成者为中度失能，4项以上不能完成者为重度失能。

（三）痴呆

痴呆是一种因脑部损伤或疾病导致的渐进性认知功能衰退，比正常老化的速度快，程度重。

（四）合并症与并发症

合并症指一种疾病在发展过程中，或在某些特殊的生理情况下，出现了另外一种或几种疾病，而后者不是由于前者直接导致的，如脑卒中后长期卧床，出现下肢静脉血栓或坠积性肺炎；而并发症是指一种疾病在其发展过程中，引起另一种疾病或症状的发生，后一种疾病是前一种疾病的并发症，如消化性溃疡可能并发肠梗阻、穿孔、出血等。

二、康复目标与康复需求

（一）康复目标

护理院康复患者多为高龄老人，且生活基本不能自理，其康复目标及需求应以尽最大可能改善或维持现有功能，预防合并症，促进活动的参与度，提高生命质量为主。

1. 提高生活自理能力　高龄老人应尽最大可能提高或维持其生活自理能力，减少对他人的依赖，如洗脸、刷牙、穿衣、吃饭、如厕、洗澡、步行等。通过康复，使其生活自理能力得到最大程度的改善，强调其主动参与的能力，减少对他人的依赖。

2.预防合并症　长期卧床或制动者,容易导致坠积性肺炎、下肢静脉血栓及压疮等合并症的发生。积极预防合并症,可有效降低患者的临床风险。

3.促进活动的参与能力　通过作业治疗的小组活动方式,促进老年人彼此之间的沟通,排遣老人的孤独感,提高其生命质量。

(二)康复需求

康复需求主要是指患者及其家属对康复的一种期望,通常包括以下几个方面。

1.提高生活自理能力　提高生活自理能力往往是个体家属的主观愿望,也是最基本的康复需求。对于高龄患者,当疾病导致的功能障碍较重,无法恢复到病前时,患者家属的康复需求通常以减少对他人的依赖为主要目的。

2.预防合并症及失用性功能减退　人体的功能往往遵循着"不用则废"的原则,长期卧床者,肢体缺少主动运动,心肺功能及运动功能将逐渐下降,容易产生坠积性肺炎、下肢静脉血栓、压疮、肌萎缩、关节活动受限等,通过康复治疗,预防失用性功能减退,预防合并症的发生。

3.提高生命质量　老年人是一个特殊的群体,是一个家庭亲情的纽带,尤其是高龄老人,延缓生命并得到较好的照护往往是家属的主要需求。

三、护理院老年人常见的康复问题

(一)运动功能障碍

运动功能障碍包括心肺功能下降、肌力减退、肌张力异常(肌张力低、肌张力高、痉挛)、关节活动受限、平衡与协调障碍、步行功能障碍等。

(二)感觉功能障碍

1.浅感觉障碍　包括皮肤及黏膜的痛觉异常、温度觉异常及触觉异常。

2.深感觉障碍　又称本体感觉功能障碍,包括位置觉异常、运动觉异常及振动觉异常。

3.复合感觉障碍　包括皮肤定位觉障碍、两点辨别觉障碍、实体觉及图形觉的异常。

(三)言语及吞咽功能障碍

1.失语　表现为语言交流障碍、听理解障碍、阅读障碍、书写障碍等。

2.吞咽障碍　表现为进食及饮水困难。

(四)认知障碍

不认识家人或朋友、注意力不集中、记忆差,如不能陈述刚刚发生的事情、不能独立安排一顿早餐、容易忘记事情等。

(五)手功能障碍

手颤、手的灵活性及抓握功能减退或丧失,不能完成普通的日常活动,或完成有困难。

(六)二便障碍

尿失禁或尿潴留、便秘或腹泻等。

(七)睡眠障碍

睡眠障碍表现为睡眠的量不正常(过多或过少)及睡眠中出现异常行为,睡眠与觉醒正常节律性交替紊乱等,如睡眠中出现吵闹、睡眠时间颠倒、睡眠量严重不足等。

（八）日常生活活动能力下降或丧失

日常生活活动能力下降或丧失表现为不能洗脸、穿衣、吃饭、洗澡、步行、二便障碍等。

（九）心理障碍

老年人常表现为孤独、焦虑、抑郁等。

（十）肿胀

常见于手足部位不明原因的肿胀。

四、康复流程

康复治疗应遵循以下的流程（图 1-1）。

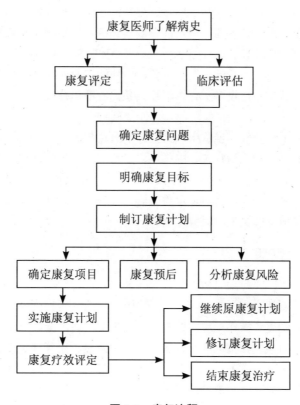

图 1-1 康复流程

第二节 康复管理

一、康复服务区配置

（一）护理院康复区域设置

1. 护理院康复床位面积要求 每床净使用面积不少于 6m²，床间距不少于 1.2m。

2. 护理院康复治疗区域面积要求 100 张床位的护理养老机构设立的康复用房面积不得低于 500m²，约占机构总建筑面积的 8.5%，随着机构床位数的增加，康复用房面积按需要相应增加。

（二）康复科室配置

护理院应设置康复医学科、康复评定室、物理治疗室、作业治疗室、言语与吞咽治疗室、传统康复室、心理治疗室、文娱活动室（阅读、书画、手工、歌舞室等）。

（三）康复人员配置

100 张护理床位至少需要配备康复医师 2 名、康复治疗师 6 名、康复护士 10 名、中医师 1 名、心理治疗师 1 名、文体治疗师 1 ～ 2 名、社会工作者 1 名。

（四）康复设备基本配置

1.康复评定设备　握力器、量角器、平衡功能测定仪、认知及言语评定系统、作业评定设备等。

2.康复治疗设备

（1）运动疗法设备：包括训练用垫、肋木、姿势矫正镜、平行杠、楔形板、沙袋与哑铃、滑轮吊环、手指训练器、肌力训练器、肩及前臂旋转训练器、治疗床及悬吊装置、持续性关节被动活动训练器、训练阶梯、巴氏球、平衡训练仪、运动控制能力训练设备、生物反馈训练仪等。

（2）作业治疗设备：日常生活活动作业设备、手功能作业训练设备等。

（3）言语、吞咽、认知治疗设备：言语治疗设备、吞咽治疗设备、认知训练设备、非言语交流治疗设备等。

（4）传统康复设备：针灸仪、推拿床、艾灸、中医熏蒸等。

（5）理学设备：包括低频电治疗仪、中频电治疗仪、高频电治疗仪、超声波治疗仪、光疗设备（红外线治疗仪、紫外线治疗仪）、磁疗仪、传导热治疗设备、牵引治疗设备等。

（6）文体设备：可供老年人使用的音乐播放器、音响、麦克风、钢琴等。

（7）阅读与休闲场所：阅览室、保健区域。

二、职责与制度管理

（一）工作制度

1.康复治疗室工作制度

（1）遵守各项规章制度和操作规程，按规定参加安全培训，持证上岗。

（2）康复治疗必须有康复知情同意书、康复治疗记录表、康复评定表、康复治疗考核表及康复治疗申请单。

（3）根据功能改变情况随时对患者进行评估，随时调整治疗方案。

（4）向患者交代康复注意事项及治疗中的感觉，治疗过程中要密切观察患者的反应，防止发生意外。

（5）保证康复训练器械的正常使用，定期维修、保养，确保康复医疗安全。

（6）治疗室保持清洁，不得在治疗室内吸烟、喧哗。

2.推拿、针灸室工作制度

（1）遵守各项规章制度和操作规程，按规定参加安全培训，持证上岗。

（2）针灸及推拿治疗必须有治疗申请单，严格掌握针灸及推拿的适应证和禁忌证。

（3）治疗部位暴露要适当，态度严肃认真。

（4）严格遵守手卫生的要求。

（5）针灸治疗必须无菌操作，最好使用一次性针具，防止交叉感染；预防晕针、滞针、漏针、断针及血肿的发生。

（6）使用电针时，检查输出是否归零。根据病情，选择强度和时间，治疗完毕后将开关关至"零"位。

（7）保持诊室清洁，安静，不得在治疗室内吸烟、喧哗。

（二）工作职责

1. 治疗师工作职责

（1）及时完成运动功能评估，包括肌力、关节运动范围、平衡能力、体位转移能力、步行能力的评估。

（2）制订治疗方案，包括增强肌力、耐力、关节活动范围、平衡与协调、心肺功能及步行功能等运动功能的训练。

（3）指导患者进行矫正体操、医疗体操，提高神经、肌肉、骨关节等运动功能，调整内脏功能和精神心理状态。

2. 作业治疗师工作职责

（1）及时完成作业能力评估，包括日常生活活动能力训练（ADL训练）、感觉及认知能力、家务活动能力及社会参与能力等。

（2）指导作业治疗，包括患者及护工进行良肢位的摆放、ADL训练、感觉功能恢复、认知功能训练、能量保持技术训练等。

（3）根据患者功能障碍的特点，选择适合的辅助器具及矫形器，并指导患者正确使用这些器具。

3. 言语及吞咽治疗师工作职责

（1）及时评估言语能力，包括构音能力、失语症检查、吞咽功能检查及听力评定等。

（2）承担言语、构音及吞咽困难治疗。

（3）指导使用非语言性言语沟通器具。

（4）进行言语及吞咽的康复教育。

4. 理疗师工作职责

（1）负责理疗仪器的定期保养和维护。

（2）严格掌握理疗的操作规范，选择适当的理疗方法，确保治疗安全。

（3）治疗中随时观察患者的反应，并做好治疗记录。

（4）及时与临床医师沟通，汇报理疗的效果。

（三）康复质量管理

1. 康复评定：每名患者的康复治疗均需要初评、中评和末评。

2. 康复治疗记录书写合格率≥95%，治疗单应包括患者的康复问题、康复评定结果、康复治疗计划、近期及远期康复目标、康复方法、康复风险及康复预后等内容。

3. 设备完好率＞90%，并保证基本的光、电、声、磁、冷、热、水、力的治疗。

4. 康复治疗有效率≥90%。

5. 合并症（如压疮、下肢静脉血栓及肺栓塞等）的发生率逐年下降。

6. 年技术差错率≤1%。

7. 第三方评议服务满意率≥95%。

8. 合理安排患者的康复治疗时间，不同种类的治疗之间休息不得少于 15 分钟。

9. 康复治疗项目选用要严格遵守国家关于康复治疗的相关规定。

10. 合理使用辅助器具及矫形器。

（四）康复设备管理

1. 各类康复设备必须"三证"齐全，有使用说明书、生产厂家的地址和联系方式。

2. 所有康复设备要按照功能分类，放在相对固定场所，有专人负责妥善保管。

3. 康复设备要定期保养维护，并有相关维护记录。

4. 治疗师必须经过培训后才可操作使用。

5. 康复设备的操作流程和注意事项塑封后挂在设备上，方便随时阅读与使用。

6. 康复设备如有损坏或不能正常工作时，设备上必须有标识，并请专业人员检查维修，不可擅自拆卸修理。

7. 康复设备要放在通风、干燥、防潮、防晒、防震等安全的地方，有特殊放置要求的要按照特殊要求放置。

8. 使用前必须检查，确保设备完好并安全使用。使用结束及时归位，并关闭电源。

9. 高频电治疗仪必须放在绝缘的房间里。

第三节　临床常用生理及病理反射检查方法

一、生理反射

（一）浅反射

刺激皮肤或黏膜引起的反射为浅反射。

1. **角膜反射**　被检者向内上方注视，检查者用细棉签由角膜外缘轻触被检者的角膜。正常时，被检者眼睑迅速闭合，称为直接角膜反射，而另一侧眼也会同时产生反应，称为间接角膜反射。

2. **腹壁反射**　被检者平卧位，屈膝，用棉签分别在其上腹壁、中腹壁和下腹壁由外向内轻微滑动，可见局部腹肌收缩。

3. **肛门反射**　被检者平躺，将下肢高举伸直，以小针在其会阴区轻轻划过，可见肛门外括约肌收缩。

（二）深反射

刺激骨膜、肌腱等深部感受器完成的反射为深反射。

1. **肱二头肌反射**　被检者仰卧位，肌肉放松，肘关节略屈曲，手置于腹部。检查者以左手拇指按住其肘关节稍上方的肱二头肌肌腱上，右手持叩诊锤叩击此拇指，可引起前臂屈曲动作。

2. **肱三头肌反射**　被检者俯卧位，外展前臂，肘部半屈。检查者托住其前臂，用叩诊锤叩击鹰嘴上方的肱三头肌肌腱，可见肘关节伸展动作。

3. **膝反射**　被检者仰卧位，髋关节与膝关节屈曲。检查者用左手或前臂托住被检者的腿部（足跟不要离开床面），右手持叩诊锤叩击股四头肌肌腱，可见小腿伸直动作。

4. **踝反射**　被检者仰卧位，髋关节及膝关节稍屈曲，下肢取外旋外展位，检查者用左手轻托被检者的足底，使足呈过伸位，右手持叩诊锤叩击跟腱，可引起足向跖面屈曲动作。

二、病理反射

病理反射是指锥体束损伤时，大脑失去对脑干和脊髓的抑制作用而出现的异常反射。

1. 巴宾斯基征（Babinski sign） 被检者仰卧位，髋、膝关节伸直。检查者左手握被检者的踝上部固定小腿，右手持钝尖的金属棒自足底外侧从后向前快速轻划至小趾根部，再转向蹈趾侧，如出现蹈趾背屈，其余四趾成扇形分开，为阳性反应。

2. 霍夫曼征（Hoffmann sign） 被检者腕部稍背伸，手指微屈曲，检查者以右手示指及中指轻夹被检者中指远侧指间关节，以拇指向下弹按其中指指甲，拇指屈曲内收，其他手指屈曲者为阳性反应。

三、脑膜刺激征

脑膜受激惹的体征。见于脑膜炎、蛛网膜下腔出血和颅内压增高等。

（一）颈项强直

头前屈明显受限，头侧弯也受到一定的限制，头旋转运动受限较轻，而头后仰无强直表现。

（二）凯尔尼格征（Kerning sign）

被检者仰卧位，膝关节屈曲呈直角，被动使屈曲的小腿伸直，当膝关节不能伸直、出现阻力和关节疼痛而膝关节所形成的角度小于 135° 时为阳性。

第四节　康复宣教

一、脑卒中功能障碍的康复宣教

（一）良肢位摆放

脑卒中后肢体偏瘫严重者，良肢位的摆放能有效预防肩关节脱位，避免肢体出现异常姿势，包括卧位、坐位及站位的正确姿势，其中健侧卧位有利于患侧肢体的血液循环，减轻患肢的痉挛和水肿；患侧卧位可增加对患侧的知觉刺激；仰卧位常作为侧卧位的替换体位，因仰卧位时间过久，容易增加压疮的风险，患者应尽量少用。

体位的变换一般 2 小时一次。

（二）合并症的预防

1. 坠积性肺炎 卧床患者应尽早抬高床头，进行坐位训练，延长坐位时间，勤翻身拍背，患者要学会进行自我咳嗽训练，将肺中潴留的痰液及时咳出。

2. 下肢静脉血栓 由于偏瘫侧肢体肌力降低，不能完成主动运动时，下肢静脉回流较差，容易形成下肢静脉血栓，因此，踝泵运动、压力治疗、传统的按摩，是预防下肢静脉血栓的有效方法，同时保证入水量和尿量，总入水量 30ml/kg，避免血液浓缩导致下肢深静脉血栓。

3. 压疮

（1）骨骼凸起明显部位需要垫软垫，并检查皮肤每日 2 次，如有皮肤发红，可及时用预防压力贴。

（2）注意患者营养支持，多食蛋白丰富的食物；感觉减退者避免使用热水袋，防止皮肤烫伤。

（3）翻身和移动时，防止剪切力，避免粗暴拖拽。

4. 预防直立性低血压　直立性低血压又称直立性虚脱，是由于体位的改变，导致一过性脑供血不足引起，多见于从平卧位突然坐起，或蹲位时间过久突然站起的情况下，尤其是长期卧床者，耐受脑供血不足的能力较差，当突然坐起时，容易发生直立性低血压，因此，脑卒中后应尽早进行起坐及站立床练习，也可以在站立时穿戴弹力袜防止直立性低血压。

5. 防止肩关节半脱位　肩关节是最不稳定的关节，肩关节的特点是关节头大、关节窝浅、关节囊松弛，所以，不适当的外力极容易引起脱位。脑卒中软瘫期，由于肌力差，不正确的穿脱衣服或粗暴拉拽，是导致肩关节半脱位的重要原因，甚至一次粗暴的拖拽就会引起肩关节的半脱位，因此，患者脱衣服时，先脱健侧，后脱患侧；穿衣服时，先穿患侧，后穿健侧。要注意保护肩关节，尽量选择宽松、简单的衣服，必要时可对现有的服装略加修改，如将纽扣换成按扣或尼龙搭扣，降低穿衣的难度。

在帮助患者体位变动或转移的时候，上肢要和肢体一起移动，尤其是健侧翻身时，不可仅仅转动躯干。

（三）脑卒中功能障碍后康复治疗的益处

1. 脑卒中恢复期多数患者会出现上肢屈肌及下肢伸肌的痉挛模式，很多患者急于恢复功能而采取过度练习抓握、用尽全身力气抬高上肢和下肢，在足内翻严重的情况下强行练习走路等，结果加重了肌肉痉挛，严重影响其主动性运动向随意运动的发展，最终形成"划圈"和"挎筐"的异常姿态，因此，要在治疗师的指导下进行康复训练，避免盲目锻炼导致的异常运动模式。

2. 通过康复，学会用健侧肢体带动患侧肢体运动，尽量维持关节活动范围（尤其是手的各关节活动范围），预防软组织的挛缩及肌肉的纤维化；同时，应维持健侧肢体的运动功能，防止肢体失用性功能减退，同时要避免粗大的运动模式。

3. 借助辅助器具提高生活自理能力。对于生活不能自理者，可使用辅助器具，如矫形器、生活辅助器具等，通过训练，患者能借助辅助器具完成吃饭、穿鞋等，提高生活自理能力。

（四）改善吞咽障碍的方法

1. 选择在安静、舒适的环境进食，不要大声说话，患者保持轻松、愉快的心情进食，促进食欲，减少呛咳，增加进食的安全性。

2. 糊状食物不易误吸，而液状食物容易引发呛咳，因此，进食顺序是先从糊状食物开始，吞咽功能明显改善后逐渐过渡到半流食和流食。

3. 患者尽量采取坐位进食，进食时双脚平稳接触地面，双膝关节屈曲90°，躯干挺直，前方放一个高度适宜的餐桌，双上肢自然放于桌面，食物放于桌上，让患者能看到食物，以使食物的色香味促进患者食欲。对于不能取坐位的患者可采用床上半坐位，头部前屈，偏瘫侧肩部以枕垫起，喂食者位于患者健侧。

4. 及时清理口腔残留物，防止残留食物流进呼吸道，引起肺部感染。

5. 意识不清、疲倦或不合作者切勿喂食；有义齿的患者，进食时应戴上义齿后再进食，如患者出现呛咳，应停止进食，进食后指导患者坐位或半坐位休息至少30～40分钟，反流误吸严重者进食后保持坐位在1小时以上，可避免反流。

（五）促进言语交流

1. 对于交流有障碍的患者，选择交流的替代方法，如多利用交流板、手势、肢体语言、表情及指向实物，以帮助患者更好理解和沟通。

2.日常交流尽量使用简单、直接的句子，尽量放慢说话速度，使患者有足够的时间理解说话内容，患者在日常交流中尽可能减少对照顾者的依赖。鼓励患者用手势来表达意思，如指向所需的物品。

二、脊髓损伤功能障碍的康复宣教

脊髓损伤的康复是一个长期的过程，康复也许伴随患者的一生，尤其是心理的康复过程。

（一）良肢位的摆放

对于完全性截瘫患者，预防足下垂很关键，穿戴踝足矫形器，保证下肢踝关节的功能位，使踝关节维持良好的活动度，对于轮椅移乘，预防小腿三头肌痉挛都有很大的作用。而对于肢体已经出现痉挛者，需要抗痉挛体位，即双侧膝关节微屈，避免过伸。

（二）呼吸训练

卧床或长期轮椅坐位者，运动负荷不足，心肺功能会逐渐下降。可设计不同形式的呼吸训练方法，如吹蜡烛、吹气球等，增加肺活量，及时清除呼吸道分泌物，预防肺部感染及呼吸功能的减退。

（三）辅助咳嗽训练

腹肌部分或完全麻痹者，治疗师给予帮助，辅助进行咳嗽练习，及时排出蓄积的痰液，预防肺部感染。

（四）二便管理

1.尿潴留 应尽早结束留置导尿，改为清洁导尿，并测定膀胱容量，制订饮水计划（表1-1）。膀胱储尿在 300～400ml 时，有利于膀胱自主功能的恢复，是导尿管放放的最佳时机。如尿液较多，开放导尿管时不可太快、太急，一次排放尿液不可超过 600ml，当残余尿少于 100ml 时，可停止清洁导尿。

表1-1 饮水计划

饮水时间	饮水量（ml）	备注
7：00	400	粥、菜汤及水的总和
9：30	200	水果及水
11：00	300	粥、菜汤及水的总和
14：30	200	水果及水
17：00	400	粥、菜汤及水的总和
19：30	300	一般19：30后最好不再饮水

2.便秘 脊髓损伤早期表现为大便失禁，休克期过后表现为便秘。每周大便少于 3 次，才能称之为便秘，不必要求保证每日都排便。便秘者可进食高纤维食物，促进胃肠蠕动，最重要的是养成定时排便的习惯，排便前保持坐位，有利于排便。

（五）预防直立性低血压

坐起及起立床训练需尽早进行，防止直立性低血压。坐起及起立床的角度应从小角度开始，逐渐达到90°模式，对于椎体骨折、卧床过久的患者，必要时可在心电监护下进行坐起练习。

三、帕金森病功能障碍的康复宣教

（一）疾病知识指导

帕金森病是一种慢性进展的神经系统变性疾病，目前尚无根治方法，无法治愈，生存期为5～20年。疾病早期如能得到及时诊断和正确治疗，多数患者在疾病的前几年可继续工作，而且生活质量较好。疾病晚期，由于严重的肌强直、全身僵硬、活动困难，最终导致卧床不动，常死于肺炎、压疮等各种合并症。

（二）用药指导

帕金森病药物治疗要规范，多巴胺替代药物左旋多巴类药物应根据病情逐渐增加剂量至疗效满意，为避免饮食中蛋白质对左旋多巴的影响，宜在餐前1小时或餐后1.5小时服药，服药期间密切观察患者的临床表现，出现舞蹈样动作、不自主动作过多时应及时就诊。

（三）日常生活活动能力指导

鼓励患者尽量自己完成洗漱、穿衣、系鞋带、系纽扣、拉拉链等日常活动。当疾病影响患者的穿衣习惯和能力时，应选择重量轻、舒适、保暖耐寒、易伸缩、宽松容易穿脱的衣服，必要时可选择辅具，如防滑垫、自助具等，帮助完成洗澡、梳头、剪指甲、剃胡须等活动。

（四）心理康复指导

患者应了解帕金森病的相关知识，了解自己的病情，正确对待疾病，促使患者对现实情况的适应，坦然面对疾病，积极配合治疗，进行功能训练，当患者出现消极、悲观、抑郁、不安情绪时，给予积极的关注和关爱，指导患者重视自己的优点和成就，对所取得的点滴成绩给予肯定和鼓励，帮助患者重拾信心，积极进行各种功能锻炼。

四、阿尔茨海默病的康复宣教

（一）合理膳食

可适量补充健脑食品，如豆类、豆制品、核桃、杏仁、银杏果、蛋黄等，食物以不饱和脂肪酸、富含维生素的食品为主，饮食易消化、清淡可口、富有营养。

（二）积极参与康复训练

鼓励患者参加作业活动，家属应与患者多沟通交流，在康复训练时多一些陪伴，尊重、关心爱护患者，尽可能使其保持情绪乐观稳定，为患者营造一个安全的环境。

（三）患者外出要陪同

患者不能单独外出，为防止走失或迷路，应在患者口袋中放置卡片或佩戴定位手表，注明患者和家属的姓名、家庭住址、联系电话及患者简要病史，防止意外发生。

（四）尽可能减少对他人的依赖

鼓励患者尽量做一些力所能及的事情，使患者在自我照顾中感受到自己的价值。

五、周围神经损伤的康复宣教

（一）神经修复的时间

不完全周围神经损伤后，3 个月内是神经修复的最佳时间，3～6 个月，神经修复比较缓慢，所以，周围神经损伤的修复期一般在 6 个月左右。

（二）神经修复的速度

周围神经损伤的修复速度是 2～4mm/d，相对较慢，如不及时康复，容易导致肌肉快速萎缩，因此，促进肌肉收缩、预防肌萎缩及纤维化很重要。

（三）物理治疗的剂量

神经损伤早期，较小的电刺激会产生较大的反应，而较大的电刺激会产生抑制现象，所以在损伤早期，应以消肿、改善循环为主，电刺激量不可过大。

六、植物状态的康复宣教

主要是针对家属及护工进行的宣教。

（一）感觉再学习

患者处于植物状态时，促醒是一个长期的过程，声音、视觉、触摸、好闻的气味等都可能帮助促醒。如让家属定期播放患者受伤前较熟悉的音乐；家属经常与患者谈话，包括患者既往遇到的重要事件、患者喜欢或关心的话题等；也可在患者头上放置五彩灯，通过不断变化的彩光刺激视网膜及大脑皮质；也可利用毛巾、毛刷等从肢体远端至近端进行皮肤感觉刺激。

（二）运动疗法

每日可进行 1～2 次各个关节的被动运动，保持各关节活动范围及肌肉的长度，预防软组织挛缩及肌萎缩。

（三）合理膳食

鼻饲时患者体位尽量 60°以上半坐卧位或坐位，每次鼻饲量 200～350ml，每日 4～5 次，中间两餐适当注入温开水，保持出入水量平衡，并加强患者所用餐具的清洗、消毒。

（四）积极预防尿路感染

积极进行膀胱肌功能训练，定时开放导尿管，夹紧导尿管，每 1～3 小时放尿一次，并逐渐延长，观察尿液的颜色和气味，出现尿色浑浊、味臭等异常，需要及时处理。最好是定时饮水，定时开放导尿管，一般在患者的膀胱充盈时（300～400ml 尿液）开放导尿管最佳，如尿液较多，开放导尿管时不可太快、太急，排放尿液不可超过 600ml。

（五）保持大便通畅

多食纤维素丰富食物，并进行站立床的训练，尽量保持大便通畅。

七、骨折术后的康复宣教

（一）消肿

肿胀往往是骨折术后肢体功能障碍的重要原因之一。由于骨折术后通常存在局部组织肿胀，渗出较多，肿胀日久会导致结缔组织的过度增生，组织纤维化，进而导致关节的僵硬。冷疗是最重要的消肿治疗方法，尤其是皮温高时，必须进行冷疗，而不是热疗。很多人认为肢体肿胀后用温水热敷，其实反而增加了肢体的肿胀。

运动治疗后，如果采用牵拉等治疗，也会增加局部渗出。所以，运动疗法后也需要冷疗，以减少渗出。

（二）促进骨折的愈合

长期卧床使钙质流失，是导致骨质疏松的最重要原因。因此，对骨折部位应给予纵向的应力，配合超声波治疗是促进骨折愈合的较好方法。

（三）维持关节活动范围

骨折后维持关节活动范围是保证肢体功能的前提，关节僵硬是导致肢体功能障碍的直接原因，除进行常规的康复治疗外，患者家属或护工，也要对骨折相邻的关节进行关节活动范围的练习，维持关节活动范围。

（四）负重训练

下肢骨折后，由于负重较晚，忽视肌力训练导致肌萎缩，这是步行障碍的重要因素。因此等长收缩练习及健侧下肢的肌力训练不可忽视，尤其是骨折内固定术后，应通过患侧肢体的递增式负重促进骨折的愈合，为步行打基础。

（五）禁忌以"养"代替治疗

对于骨折的治疗，传统的观念是"伤筋动骨100天"。实际上，这种说法来源于古代，当时因条件所限，骨折后没有更好的固定方法，为了避免活动导致断端移位，根据骨折的愈合时间（一般情况下，骨折大概愈合的时间是3个月），所以，才有了"伤筋动骨100天"这样的说法。随着现代医疗技术的发展，骨折后可实施内固定术，只要活动得当，在骨折处不产生剪切力，轻微的活动，不但不会导致移位，而且还能改善局部血液循环，促进骨痂的生长。如果术后仍然卧床，就失去了手术的意义。术后早期康复锻炼可以促进骨折的愈合，预防骨质疏松，尤其是下肢骨折内固定术后的患者，早期负重训练，对于步行功能的恢复具有重要意义。

八、人工髋关节置换术的康复宣教

（一）肌力及耐力训练

为了保证置换关节的稳定性，需要增强关节周围肌群肌力及耐力训练，重新建立髋关节的稳定性，避免假体的脱位，但训练要遵循"三不"原则，即术后3个月内髋关节屈曲不得超过90°，髋关节内旋不得超过中立位，6个月内髋关节内收不得超过中线位。

（二）正确的移动

1. 翻身　翻身时要保持髋关节伸直，并在两腿之间放置一软枕，防止髋关节内收。

2. 正确的下床方法　翻身保持坐立位，然后移到患侧床边，健侧下肢先离床并足部着地，然后患腿略外展屈曲离床，足着地，扶助行器站起。上床时，顺序相反。

3. 正确的上下楼梯方法　上楼梯时健侧先上，患侧后上；下楼时患侧先下，健侧后下。

（三）日常生活活动能力训练

1. 助行器的使用　术后24小时就可下床，最好选用助行器，保证步行的安全性。

2. 正确的穿袜方法　使用穿袜器，膝关节伸直，髋关节屈曲在90°之内。

3. 如厕　可用坐便椅，或加高坐便器，方便患者如厕。

（四）预防和纠正骨质疏松

积极预防骨质疏松，防止假体下垂：保证至少每天 20 分钟的阳光照射，同时纠正骨质疏松，保证下肢负重和步行的时间，防止加重骨质疏松，导致假体下垂。

九、运动损伤的康复宣教

（一）水肿

训练中软组织损伤，要遵循 RICE 原则，即休息（R rest）、冰敷（I ice）、加压（C compression）及抬高（E elevation）肢体，消肿。很多人认为热敷有效，经常用热敷的方法，但这加重了损伤部位的渗出，结果使水肿不消反而加重。只有在局部皮温不高、损伤超过 48 小时后，可以考虑热敷。

（二）半月板修复术后

如为部分损伤，术后 1～2 周不可进行屈曲练习，4 周内患肢不可负重训练，不得主动屈曲练习。

（三）肌力训练

损伤后如肿痛基本消失，可逐渐进行肌力、关节活动范围、平衡及协调的训练，尤其是下肢的损伤，训练更重要。可采用物理治疗修复，并使用支具保护直到组织损伤修复。

十、颈椎病的康复宣教

（一）避免不良的姿势

长时间低头工作、躺在床上看电视和看书、睡眠时喜欢高枕、长时间操作电脑、在行驶的车上睡觉等，这些不良的姿势均会使颈部肌肉长时间处于疲劳状态，容易发生损伤。

（二）保持颈部的稳定，避免过度用力

避免头颈负重物和过度疲劳、坐车时不要打瞌睡、不过度提取重物等，上肢应避免提取重物，因力量可以经过上肢肌肉传递到颈椎，从而使颈椎受到牵拉，增加了颈椎之间的压力。

（三）保持颈部的保暖

寒冷和潮湿容易加重颈椎病症状，应当尽量减少在气温过低或者寒冷潮湿的环境下长期低头伏案工作。尤其是在炎热的夏季，在密闭的空调冷空气环境，加上长时间不运动，容易导致颈椎病或其他关节疼痛，即常说的"空调病"。

十一、肩周炎的康复宣教

（一）疼痛

1. 肩周炎常见于老年人，所以有"五十肩""老年肩"之称，多数为慢性退行性病变，为非特异性炎症疼痛。

2. 当三角肌下囊退行性病变时，表现在上臂外侧中央按压时疼痛剧烈，可给予局部热敷、按摩、超短波治疗，以减轻疼痛。

3. 肩周炎合并肱二头肌长头肌腱炎时，患者往往在伸手取物时疼痛剧烈，应避免突然伸手

取物。

（二）不可"养痛为患"

肩周炎患者往往由于疼痛而规避活动，或用健侧上肢代替患侧肢体活动，错误地认为"养一养"就好了，日久肩关节软组织挛缩，肩部疼痛更加严重，甚至放射到肘部及手腕部，严重者影响睡眠。所以，肩周炎患者在积极接受物理治疗的同时，日常生活中应加强爬墙、拉环、下垂摆动等运动，运动过程中疼痛是正常现象，不必过度担心。

（三）治疗要有耐心

肩周炎关节活动受限时，往往康复需要6～8周的时间，甚至更长，所以，患者要有耐心，不可急于求成。除康复训练外，自我康复同样重要，应掌握自我训练的要领，协助康复治疗以取得较好的效果。

十二、骨性关节炎的康复宣教

关节炎的治疗是一个长期的过程，其间应避免过度负荷和大幅度运动。

（一）维持关节活动范围

关节炎是退行性病变，病变累及软骨，通过理疗等方法，尽量维持关节活动范围，改善局部血液循环，促进致痛物质的代谢，减少疼痛。

（二）避免受累关节过度负重

肥胖、过度负重、大幅度运动都会使骨性关节炎加重。要适当控制体重，避免加重关节负担，必要时，可以使用手杖及免荷矫形器等，保护受累关节，并保持关节活动与休息平衡。

（三）避免活动中出现关节疼痛

有一种错误的认识，就是"越痛越活动"。实际上在关节炎早期，要减少活动，避免渗出增多。膝关节炎不同于肩周炎，肩周炎主要是由于肩峰下滑囊消失，肩盂下滑膜皱襞闭锁，肱二头肌腱充盈不良，关节腔内容量变小，而关节腔内压增高，适量的牵拉及关节运动，有利于关节活动度的改善。而膝关节炎主要是关节软骨的病变，剧烈活动会加重膝关节磨损，因此应尽量做到能量保持，即减少爬楼梯改用乘电梯；避免跳跃和快跑，而采取慢跑或骑自行车的运动方式，不可在疼痛下运动。

（四）避免受累关节长时间保持某种体位

膝关节长时间保持某种体位，会使关节之间过度挤压而导致疼痛加重，如跪地擦地、乘坐长途汽车而不活动、登山等，都会加重关节炎的症状。

十三、慢性阻塞性肺疾病的康复宣教

（一）杜绝加重慢性阻塞性肺疾病的因素

1.吸烟、粉尘、化学物质的吸入及空气污染，会加重慢性阻塞性肺疾病（COPD），因此，戒烟可减少COPD的危险因素。

2.如果有呼吸衰竭，建议长期持续低流量1～2L/min吸氧，每天在15小时以上。

3.有效的药物治疗，其中吸入治疗为首选，如沙美特罗替卡松（舒利迭），可作为随身药品携带，尤其是对有哮喘患者非常有必要，可以减少急性发作次数和严重程度，改善健康状态。

4. 纠正不良姿势，如含胸驼背等，纠正其对正常呼吸的影响。

5. 每天开窗、开门，保持空气清新、流通，减少呼吸道感染的机会。

（二）呼吸训练

可采用吹蜡烛、吹气球、用吸管吹泡泡等运动，有助于改善呼吸功能，对痰液较多者，要积极进行排痰康复训练，及时排出痰液，预防感染。

（三）能量保存技术

教会患者在日常生活中的节能技术，避免不必要的氧耗，增强生活独立性，减少对他人的依赖。

十四、心血管系统疾病的康复宣教

（一）改善睡眠质量

在良好的睡眠状态下，人体会出现一系列生理、生化变化，有助于恢复体力、增强免疫力。睡眠正常时，交感神经抑制，副交感神经兴奋，心率减慢，血压降低，心脏负荷降低，有利于维持心血管系统的稳定状态。睡眠障碍者，导致自主神经紊乱，影响人体新陈代谢，内分泌和免疫系统都会受到影响，使儿茶酚胺（特别是肾上腺素）的分泌增加，导致血管收缩、血压上升、呼吸加快、血小板的黏性增加，引起一系列生理、生化变化，导致冠心病、心力衰竭、高血压、心律失常等心血管疾病的发生。

（二）运动疗法

1. 呼吸训练 患者坐位或卧位，双手分别放置在胸部和腹部，腹部放置一个轻的盒子，作为呼吸时腹部起伏的标记，通过镜子观察自我呼吸类型。

2. 调整休息和用力之间的平衡 学会运用能量保存技术，尤其是尽量减少上肢持重物行为，可用拉杆车代替手提重物。工作负荷过大时，应适当休息恢复体力，调整工作与休息之间的平衡，更好地面对工作与日常生活中的强度与压力。

（三）保持情绪乐观

疾病不会因为你的担心就不发生了，尤其是心脏支架手术后，很多患者不敢活动。实际上，术后心脏供血比原来要好得多，经过系统的康复指导后，心脏的功能会比原来更好。要学会自我减压，控制情绪，避免由于心理负担过重而导致焦虑、睡眠障碍，并因此而引起恶性循环。

十五、骨质疏松的康复宣教

（一）合理运动

运动会刺激骨的代谢，增加钙质沉积，减少钙质流失，是预防和治疗骨质疏松的最重要方法。同时，运动时紫外线照射促进维生素 D 的合成，促进钙质的吸收。根据不同的年龄选择适宜的运动方法，即便是长期卧床者，也应每天进行电动站立床站立训练及一定时间的坐位练习，对于预防骨质疏松具有重要的意义。

（二）饮食卫生

饮食卫生不仅仅是指卫生的食品，还包括食物的均衡性、合理的饮食方式等，如食物种类要多样化，不可偏食，更不能暴饮暴食，一日三餐规律进食，少食油炸类食物等。

（三）养成良好的生活习惯

控烟、控酒。烟酒过量会影响骨的代谢，抑制钙的吸收，而浓咖啡会增加骨骼中钙的流失，因此，要养成良好的生活习惯，控制不良刺激性食物的过度摄入。

（四）正确使用辅助器

随着年龄的增长，老年人的平衡与协调能力会不可避免下降，要学会使用手杖、助行器等，以保证移动时的安全性，维持其每日运动量，鼓励其日常生活活动自理。很多老年人不喜欢用助行器，觉得用了就扔不掉了，实际上对骨质疏松的老年人，跌倒最容易导致骨折，且不容易愈合。使用辅助工具能增加运动时的稳定性，降低跌倒的发生率。

十六、糖尿病的康复宣教

（一）饮食与运动

患者和家属要充分了解糖尿病的基本常识，牢记六字方针：管住嘴，迈开腿。

1. 合理的饮食　要保持营养均衡，有些食物少吃，但不是不吃，否则会导致营养的失衡，同时，要控制体重。

2. 合理的运动　2 型糖尿病患者只适于轻中度有氧活动。适合的运动包括散步、快走及慢跑交替、功率自行车、游泳、体操、打乒乓球、上下楼梯、跳舞等，而适合老年人的运动包括快步走、慢跑和打太极拳，可根据自身情况任选 1～2 项，其中步行是最常用的方法，每日餐后 30 分钟至 1 小时开始散步，持续 30 分钟，可作为老年患者的首选方法。

（二）积极预防低血糖

患者必须随身携带少量的糖果或饼干。注射胰岛素或口服降糖药物后 1 小时之内，避免进行康复训练。血糖变化较大或临时更改治疗剂量时，应告知治疗师，出现心慌、出冷汗、手抖、眼花等低血糖症状时，可饮糖水，并及时进食。

（三）注意皮肤和足部护理

保持皮肤的清洁，每天检查皮肤及足部（如患者视力明显受损，应请家庭成员帮助检查足部和趾甲），检查鞋内是否有异物，趾甲是否有撕裂。穿纯棉袜子（不赤足穿鞋），鞋子必须舒适柔软，并且足部要保暖。

十七、痛风的康复宣教

（一）尽量减少痛风的发作次数

痛风是嘌呤代谢障碍所致的疾病，以高尿酸血症为特点，反复发作，容易导致关节炎、痛风石形成。痛风的反复发作，对关节的损伤较大，要养成良好的生活习惯，包括起居、饮食、运动方式等。要知道痛风的发病不是一朝一夕形成的，而是长期积累的结果，因此要尽量减少痛风的发作次数。

（二）预防关节功能障碍

痛风多见于中老年人，男性占 95%，仅在发生关节炎时才称为痛风，其中，关节肿胀疼痛是痛风的主要表现。痛风发作时，关节肿胀疼痛，严重影响患者的运动功能，尤其是痛风每次发作间隔时间较短，容易导致关节炎的累积效应，所以，规范的治疗很重要。治疗不规范或未经治疗者，尿酸盐沉积在软骨、滑膜、肌腱和软组织中，容易导致慢性关节炎，加重关节的损伤，日久会导致关节功能障碍。如当尿 pH6.0 以下时，需要碱化尿液，如口服碳酸氢钠 1 ～ 2g，每日 3 次，避免结石的形成。

（三）饮食卫生

蛋白质摄入量限制在 1g/（kg·d），忌进食高嘌呤食物（如动物内脏、沙丁鱼等），戒酒，多饮水，每日尿量在 2000ml 以上。

十八、理疗的误区

（一）足浴时间越长越热越好

足浴已成为许多人的一种保健方法，适当温度的热水或者用中药泡脚，对人体健康有益，但很多人认为水越热越舒服，时间越长越好。实际上，足浴时水温过高，时间过长，会由于足部血管扩张，人体血液重新分配，脑供血相对不足，时间过长会影响大脑及心脏的血液循环，使耗氧过多，供血不足，尤其是老年人，容易诱发心脑血管疾病。因此，药足浴或足浴水的温度不应超过 38℃，时间以 10 ～ 15 分钟为宜。

（二）理疗越多越好

许多人同时患有颈椎病、腰椎病，习惯颈、胸、腰椎病一起治疗，但部位太多又不分主次，往往欲速则不达。还有人喜欢各种理疗仪器全都用上，其实太过全面的调理并不能起到"1+1 > 2"的作用，很多时候的效果甚至是"1+1=1"或"1+1 < 1"。

（三）感觉越强越有效

很多人在做理疗时，往往以自我感觉作为衡量效果的标准，认为感觉越强烈效果越好，剂量越大越好。实际上，理疗的特性就是在小剂量的情况下，会产生最大的效果，剂量越大反而起到抑制作用，甚至损伤组织器官。

（四）中频、低频混为一谈

低频指的是 0 ～ 1000Hz 的脉冲，中频指的是 1001 ～ 100 000Hz 的脉冲，高频指的是 100 000Hz 以上的脉冲。中频和低频作用的区别在于刺激的强度和深度，低频用于调节睡眠，对神经舒缓效果比较好，但关节类疾病需要中频治疗，高频对于深部炎症治疗效果好。

（五）理疗只是用于治疗疼痛

物理因子包括很多种，每一种理疗都有其独特的作用，理疗不仅仅治疗疼痛，还可以消炎，预防肌萎缩及纤维化，促进伤口愈合，预防骨质疏松，促进人体的消化功能等，所以，当药物长时间不起作用时，理疗可能会辅助治疗。

附录

附表 1-1　康复治疗知情同意书

姓名：　　　　　　　　　性别：　　　　　　　　年龄：
科别：　　　　　　　　　床号：　　　　　　　　住院号：
疾病诊断：
功能诊断：

一、拟采取的康复治疗（用 √ 标出）
□运动疗法：维持和改善关节活动范围，预防粘连及肌萎缩，增强肌力，改善平衡及步行能力。
□作业疗法：改善肢体精细动作及灵活性，提高日常生活活动能力。
□物理因子治疗：包括电疗（低频电、中频电及高频电疗法）、光疗（红外线、紫外线疗法）、热疗、超声波、
　磁疗、水疗、冷疗等，促进神经功能的恢复，消炎、缓解疼痛。
□言语治疗：改善口语表达、交流能力、阅读能力。
□吞咽训练：改善吞咽功能，以保证身体的营养需求。
□悬吊式训练：可用于肌力训练，增强核心力量及核心稳定性训练。
□肌电生物反馈治疗：改善神经肌肉功能，增强个体的主动运动能力。
□认知训练：改善注意力、记忆力、执行能力等。
□中医传统康复治疗：针灸、按摩、牵引、中药熏蒸、医疗体操。
□其他治疗

二、康复治疗过程中可能会出现的情况
　　（一）因多种因素（如疾病性质、病程、患者积极性、体质、单位或家庭支持情况、合并症等）导致
疗效达不到您期望的目标。
　　（二）由于肿瘤、长期卧床、老年等各种原因引起的骨质疏松，可能会在康复治疗过程转移中出现骨折。
　　（三）康复治疗中的牵拉，可能会出现疼痛一过性加剧、肢体肿胀等。
　　（四）物理治疗时，可能会出现皮肤红斑及色素沉着等。
　　（五）针刺时由于患者高度紧张，可能出现晕针、滞针等。
　　（六）长期卧床或运动功能障碍者，可能发生以下并发症：
　　1. 疾病的自然进展使病情进一步加重；疾病复发或发生其他新的疾病；疾病继发症状，如脑血管意
外继发癫痫、高位脊髓损伤继发自主神经过反射等。
　　2. 深静脉血栓、泌尿系统感染、异位骨化、压疮、心肺系统疾病、吞咽障碍所致气管异物窒息等。
　　本人（监护人、委托人）因（其）患疾病在贵院行康复治疗，经医师向我详细说明病情及康复治疗方
法后，我同意选择康复治疗，愿意积极配合治疗，了解上述情况并承担相应风险。

患者（监护人、委托人）签字_____　　　　　　　医师签字_____
　　年___月___日　　　　　　　　　　　　　　年___月___日
　　联系电话：_____　　　　　　　　联系电话：_____

附表 1-2 康复治疗记录表

次数	日期	项目	签名
1			
2			
3			
4			
5			
6			
7			
8			
9			
10			
11			
12			
13			
14			
15			
16			
17			
18			
19			
20			
21			
22			
23			
24			
25			
26			

附表 1-3　康复评定表（初评、中评、末评）

姓名_____　　性别_____　　年龄_____　　评定时间_____

疾病诊断_____　　　　　　功能诊断_____

体温_____脉搏_____呼吸_____血压_____

1. ROM 评价：上肢：肩_____肘_____腕_____指关节_____

　　　　　　下肢：髋_____膝_____踝_____

　　　　　　躯干：_____

2. MMT 评价：上肢：近端_____远端_____

　　　　　　下肢：近端_____远端_____

3. 肌张力评价（Ashworth）：上肢：_____下肢：_____

4. 平衡功能：坐位平衡_____站位平衡_____Berg_____

5. Barthel 指数

内容	进食	洗澡	修饰	穿衣	大便	小便	如厕	床椅转移	行走	上下楼梯
评分										
总分										

极严重功能缺陷（0～20）□　严重功能缺陷（25～45）□　中度功能缺陷（50～70）□

轻度功能缺陷（75～95）□　ADL 自理（100）□

6. 运动协调性：正常□ 稍差□ 极差□

7. 步行功能：Holden____Hoffer__

8. Brunnstrom 分级：上肢__ 手__下肢__

9. MMSE 评分__分

10. 感觉功能：浅感觉：正常□ 稍差□ 极差□　　深感觉：正常□ 稍差□ 极差□

　　　　　　复合感觉：正常□ 稍差□ 极差□

11. 心肺功能：心功能____级　　肺功能____级

12. 言语与吞咽：失语症□ 构音障碍□

13. 洼田饮水试验：____级

14. SAS 评分____分　　　SDS 评分____分

康复问题：_____

合并症：_____

康复需求：_____

康复目标：近期_____远期_____

康复方案：_____

康复预后_____

PT □　OT □　ST □　吞咽训练□　认知训练□　低频电□　中频电□　高频电□　蜡疗□　红外线疗法□　紫外线疗法□　磁疗□　超声波□　气压治疗□　冷疗□　水疗□　直立床□　抗痉挛治疗□　生物反馈□　减重步行训练□　有氧训练□　高压氧□　牵引□　推拿□　针灸□　拔罐□　小针刀□　穴位埋线□　穴位注射□　放血疗法□　中药封包□　中药熏蒸□　辅助器具□　刮痧□　失神经治疗□　心理疏导□

注：ROM 指关节活动度。

　　MMT 指徒手肌力检查。

　　Berg 指 Berg 平衡量表。

　　Barthel 指 Barthel Index 日常生活活动能力。

　　　　　　　　　　　　　　　　　　　　　　　康复评定师：

附表 1-4 康复治疗质量考核表

考核内容	考核标准	扣分	总分
康复评定	要有初评、中评、末评及 ADL	没有初评：3 分 没有中评：2 分 没有末评：2 分 没有 ADL：3 分	10
康复问题	提出患者存在的康复问题	没有提出：10 分 只有部分提出：6 分 大部分提出：3 分	10
康复目标	要有近期目标和远期目标	没有近期目标：5 分 没有远期目标：5 分	10
功能诊断	根据康复问题，提出重要的功能诊断	没有功能诊断：10 分 只有部分功能诊断：6 分 缺少小部分功能诊断：3 分	10
康复方法	详细的康复治疗手段，包括运动治疗、作业治疗、言语治疗、物理因子治疗、康复工程、传统康复治疗	缺少运动治疗：4 分 缺少作业治疗：2 分 缺少物理因子治疗：2 分 缺少传统康复治疗：2 分	10
辅助器具	部分患者需要自助具、轮椅、矫形器等	没有：10 分 使用不全或不规范：5 分	10
康复风险	指出康复中存在的风险	没有提出：10 分 小部分提出：6 分 大部分提出：2 分	10
知情同意	要签署康复知情同意书	没有：10 分	10
康复宣教	患者必须了解的康复治疗相关内容及需要配合的内容	没有：10 分 部分宣教：5 分	10
院内感染	手卫生、器械消毒等	不遵守手卫生：5 分 器械未消毒：5 分	10

（张秀花　祁国阳）

第 2 章

康复评定

第一节 概 述

一、定义

（一）康复评定

康复评定是对病、伤、残者的功能状态和水平进行定性和定量描述，并进行合理解释的过程。

（二）残损

残损指由于疾病、外伤或发育障碍导致的解剖结构、生理及心理功能的异常变化。

（三）残疾

残疾即个体水平的能力障碍，包括活动受限及残疾两个层次。活动受限指障碍者不能按多数人的方式完成某种活动或任务，当这种活动受限表现为不能承担家庭、工作、休闲等活动中的角色时，就转变为残疾。

（四）残障

残障指各种环境（包括自然、社会、态度等）不利因素所导致的障碍，如残疾导致其无法重返工作岗位，属于社会水平的障碍。

二、康复评定的方法

康复评定方法包括访谈法、观察法、量表法及仪器测评法。

（一）访谈法

访谈法是指通过与受访者面对面交谈，了解其功能状况及康复需求的一种方法。

（二）观察法

观察法是指评定者凭借感觉器官（如眼睛）或其他的辅助工具直接观察患者，从而获得资料的一种方法，如患者身体形态、协调性、面部表情等。

（三）量表法

量表法是利用标准化的量表对患者的功能进行测量的方法。

（四）仪器测评法

仪器测评法指利用专业的康复设备对患者的某一特定功能进行评估的方法。

三、功能与残疾的相互作用、转化及演进的模式

功能与残疾的相互作用、转化及演进的模式见图 2-1。

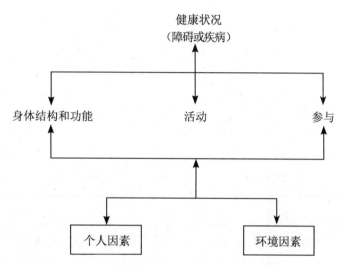

图 2-1　功能与残疾的相互作用、转化及演进的模式

四、康复评定的时期

（一）初评

初评是指首次对患者进行的评定，在患者病情稳定后（一般在 48 小时之内）进行评定，确定其存在的康复问题、功能诊断并制订康复计划。

（二）中评

康复过程中，出现新的临床变化，或治疗无明显改善时，需要再次评定，调整康复计划，一般在康复 2 周左右。如患者康复效果明显，需要 7 天内进行再次评估。

（三）末评

患者出院前，评定患者的康复效果是否达到预期目标及遗留的康复问题，制订延续性治疗方案等。

五、康复评定的流程

康复评定流程见图 2-2。

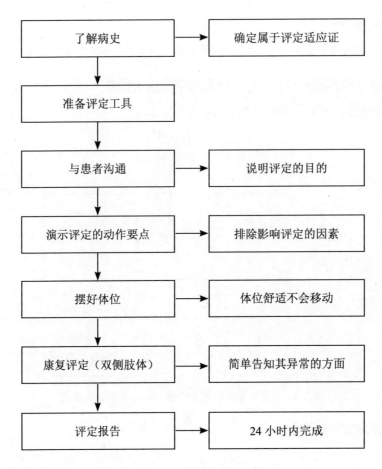

图 2-2　康复评定流程

第二节　肌张力评定

一、概述

（一）定义

肌张力是指肌细胞相互牵引产生的力量，是肌肉静止状态下持续收缩的一种状态，是维持人体各种姿势及运动的基础。

（二）肌张力的分类

1. 正常肌张力　是维持身体各种姿势和正常活动的基础。

（1）静止性肌张力：肌肉处于不活动状态下，肌肉具有的张力以维持人体姿势的能力，如卧、坐、站立都需要张力的维持。

（2）姿势性肌张力：人体变换各种姿势时肌肉产生的张力，如翻身时肌肉的张力。

（3）运动性肌张力：完成某一动作的过程中，通过关节的被动运动阻力可以感受到的张力，如被动运动肘关节，感觉有一定的弹性和轻微的抵抗感。

2. 异常肌张力

（1）肌张力增高：肌张力高于正常的静息水平，包括痉挛和僵硬。

（2）肌张力低下：肌张力低于正常的静息水平，如软瘫。

二、评定方法

（一）改良 Ashworth 痉挛评定

多采用仰卧位，取放松舒适的体位，分别对双侧上、下肢进行被动关节活动范围运动，评定标准见表 2-1。

表 2-1　改良 Ashworth 痉挛量表

分级	标准
0 级	无肌张力增加
1 级	肌张力轻度增加：受累部分被动屈伸时，关节活动范围到终末端时呈现最小的阻力，或出现突然卡住或释放
1⁺ 级	肌张力轻度增加：被动屈伸受累肢体时，关节活动范围 50% 之内出现突然卡住，然后在关节活动范围 50% 之后均呈现最小的阻力
2 级	肌张力明显增加：关节活动范围内大部分均有阻力，受累部分仍可以较容易移动
3 级	肌张力增加严重：肢体被动运动困难
4 级	僵直：受累部分肢体僵硬，几乎不能活动

（二）阵挛的评定

阵挛常见于髌阵挛和踝阵挛，是指急剧的外力使骨骼肌伸展时，骨骼肌反复收缩，出现节律性的伸张反射，也是肌张力异常增高的一种表现。

踝阵挛检查方法（图 2-3）：患者仰卧位，髋膝关节略屈曲，检查者一手扶住患者小腿，另一手扶住患者足的远端，用力使踝关节背伸，如踝关节呈节律性的伸缩运动，为踝关节阵挛，常用 Clonus 阵挛分级评定法（表 2-2）。

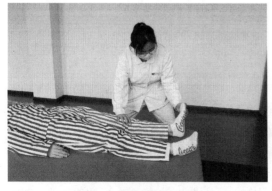

图 2-3　踝阵挛检查方法

表 2-2　Clonus 阵挛分级

分级	标准
0 级	无踝阵挛
1 级	踝阵挛持续 1～4 秒
2 级	踝阵挛持续 5～9 秒
3 级	踝阵挛持续 10～14 秒
4 级	踝阵挛持续 ≥15 秒

第三节　肌力评定

一、概述

（一）定义

肌力评定包括徒手肌力检查（manual muscle test，MMT）及借助特殊仪器进行肌力评估的方法，其中徒手肌力评定是一种不借助任何器材，仅靠检查者徒手进行检查的方法，临床常用Lovett 分级法（表 2-3），是肢体运动功能最基本的检查方法。脑卒中患者当肌张力增高出现痉挛时，不适合用徒手肌力评定，通常采用 Brunnstrom 评定。

表 2-3　Lovett 分级法

分级名称	标准
0 级（零）	没有肌肉收缩
1 级（微缩）	肌肉有收缩，但无关节运动
2 级（差）	关节不抗重力状态下可全范围活动
3 级（尚可）	关节抗重力状态下全范围活动
4 级（良好）	关节抗部分阻力全范围活动
5 级（正常）	关节抗充分阻力全范围活动

（二）注意事项

1. 疲劳、运动或饱餐后不宜进行测试。

2. 尽可能在同一体位下检查。

3. 正确固定肢体，避免代偿运动。

4. 体位从抗重力体位开始，抗阻力检查必须使用同一强度，避免突然施加强大的抵抗，阻力应加在被测关节的远端（不是肢体的远端），在全活动范围内施加阻力。

5. 骨折未愈合、严重骨质疏松、关节及周围软组织损伤、关节活动范围极度受限、严重的关节积液和滑膜炎、中枢神经系统病损所致痉挛性瘫痪等不宜使用 MMT，老年人及心血管病患者施加阻力不宜过大。

二、评定方法

（一）肩关节运动肌群测试

1. 肩关节前屈肌群的测试　坐位，上肢置于体侧，上肢前屈，允许肘部轻度屈曲，不加阻力肩关节屈曲达全范围至少为 3 级；施加垂直阻力于肘关节，肩关节抗阻状态下屈曲达全范围为 4 ～ 5 级；不足 3 级时，改为侧卧位，被检肢体在上，置于体侧一块滑板上，肩关节屈曲达全范围为 2 级；不足 2 级时改为仰卧位，尝试做屈肩运动，三角肌前部及或喙肱肌收缩为 1 级；无肌肉收缩为 0 级。

2. 肩关节后伸肌群的测试　坐位，上肢置于体侧，肩关节内旋，肩关节后伸达全关节范围至少为 3 级；施加阻力于上臂远端（或肘关节），抗阻状态下后伸达全范围为 4 ～ 5 级；不足

3 级，被检者侧卧位，被检肢体在上，肩关节内旋，可部分后伸肩关节为 2 级；仅在上臂后面上部可触及三角肌后部肌肉收缩为 1 级；无肌肉收缩为 0 级。

3. 肩关节外展肌群的测试　坐位，上臂置于体侧，上臂外展（允许肘稍屈）可达全范围至少为 3 级；施加阻力于上臂远端或肘关节，抗阻状态下外展达全范围为 4 ～ 5 级；不足 3 级者，仰卧位，上臂置于体侧，肘稍屈，置于床面上的滑板上，外展可达全范围，不伴肩关节内旋和外旋为 2 级；尽量外展，在上臂上 1/3 外侧面可触及三角肌中部纤维收缩，在斜方肌下、冈上窝内可触及冈上肌有收缩为 1 级；无肌肉收缩为 0 级。

（二）肘关节运动肌群测试

1. 肘关节屈肌肌群测试　坐位，上肢置于体侧（检查肱二头肌时前臂旋后，检查肱桡肌时前臂旋前），检查者一手固定其上臂（勿在肱二头肌和肱肌处加压），被检者屈肘达全关节范围至少为 3 级；在腕关节近端，施加阻力，屈肘达全关节范围为 4 ～ 5 级；不足 3 级者，仰卧位，肩关节外展 90°，处于外旋位，前臂置于滑板上，肘关节伸展，固定其上臂，屈肘达全关节范围为 2 级；可触及肱二头肌收缩为 1 级；无肌肉收缩为 0 级。

2. 肘关节伸肌肌群的测试（图 2-4）　俯卧位，肩关节外展 90°，前臂于床缘外下垂，肘关节屈曲，检查者固定其上臂，被检者可伸肘达全关节范围至少为 3 级；可完成部分伸肘为 2 级；施加阻力于前臂远端，伸肘达全关节范围为 4 ～ 5 级；鹰嘴近端可触及肱三头肌肌收缩为 1 级；无肌肉收缩为 0 级。

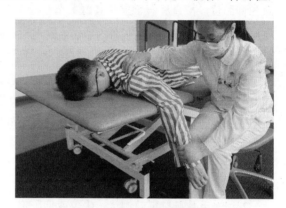

图 2-4　肘关节伸肌肌群测试

（三）腕关节运动肌群的测试

1. 腕关节屈肌肌群的测试　坐位（或仰卧位），前臂旋后、手背置于平台上，手指放松，检查者一手固定前臂，被检者屈腕达全关节范围至少为 3 级；施加阻力于手掌侧，可完成屈腕动作为 4 ～ 5 级；不足 3 级者，改前臂为中立位，手内缘接触台面，屈腕达到全关节运动范围为 2 级；屈腕，仅在腕关节外侧掌面（或桡侧腕屈肌、内侧掌面、尺侧腕屈肌）肌肉收缩为 1 级；无肌肉收缩为 0 级。

检查桡侧腕屈肌时，在第 2 掌骨底向伸腕及尺偏方向施加阻力；检查尺侧腕屈肌时，在第 5 掌骨底向伸腕及桡偏方向施加阻力。

2. 腕关节伸肌肌群的测试　坐位（或卧位），前臂旋前，手指放松，检查者固定其前臂，不加任何阻力下完成伸腕动作至少为 3 级；施加阻力加于手背侧，抗阻状态下可完成伸腕动作为 4 ～ 5 级；不足 3 级者，前臂中立位，手尺侧缘接触台面，伸腕达全关节范围为 2 级；仅在腕关节背面第 2、3 掌骨线上扪及桡侧腕伸肌腱（或在接近第 5 掌骨背内侧面扪及尺侧腕伸肌腱）为 1 级；无肌肉收缩为 0 级。

检查桡侧腕长、短伸肌时，应在第 2、3 掌骨背面，向屈腕及尺偏方向施加阻力；检查尺侧腕伸肌时，应在第 5 掌骨背面，向屈腕及桡偏方向施加阻力。

（四）髋关节运动肌群的测试

1. 髋关节屈肌肌群的测试　坐位或仰卧位，双小腿垂于床缘外，不施加阻力可进行全关节范围的屈髋运动至少为 3 级；在膝关节上方施加阻力，能完全屈髋动作为 4～5 级；不足 3 级者，改为侧卧位，被检侧肢体在上方并伸直，检查者托住小腿，髋关节可屈曲至全关节范围为 2 级；仅在缝匠肌内侧、腹股沟韧带远端感觉肌肉收缩为 1 级；无肌肉收缩为 0 级。

2. 髋关节伸肌肌群测试　俯卧位，不施加阻力伸髋达全关节范围为 3 级；施加阻力于膝关节近端（或踝关节上方），能完成伸髋动作为 4～5 级；不足 3 级者，改为侧卧位，被检肢体在上方，检查者一手托住下肢，另一手固定骨盆，伸髋达全关节范围为 2 级；双下肢伸直，仅可触及臀大肌收缩为 1 级；无肌肉收缩为 0 级。

3. 髋关节外展肌群测试　侧卧位，被检侧肢体在上方，能完成髋关节外展全范围运动至少为 3 级；在膝关节上方施加向下的阻力，能完成髋关节外展全范围运动 4～5 级；不足 3 级者，改为仰卧位，检查者一手握住其踝关节轻轻抬离床面（减少摩擦力），能完成髋关节外展全范围运动至少为 2 级；仅在股骨大转子上方能触及肌肉收缩为 1 级；无肌肉收缩为 0 级。

（五）膝关节运动肌群的测试

1. 屈肌肌群的测试　俯卧位，双下肢伸直，足伸出检查床外，检查者固定其骨盆，膝关节屈曲 45°，膝关节主动屈曲，可达 90°，至少为 3 级；握住踝关节近端并施以阻力对抗屈膝运动（检查股二头肌时，检查者应使小腿处于外旋位；检查半腱肌和半膜肌时，检查者应使小腿处于内旋位），屈膝可达 90° 为 4～5 级；不足 3 级者，改为侧卧位，被检侧肢体在上方，托起其大腿，嘱其屈膝，屈膝达全关节范围为 2 级；仅有可感知的屈膝肌群收缩为 1 级；无肌肉收缩为 0 级。

2. 膝关节伸肌肌群的测试　坐位或仰卧位，双小腿在床缘外下垂，双手握住床缘以固定躯干，能对抗重力伸膝达全关节范围，不伴髋关节内、外旋为 3 级；固定其大腿（按住大腿根部，勿在股四头肌上方加压），施加阻力于小腿远端（踝关节上方），完全伸膝，且不伴髋关节内、外旋为 4～5 级；不足 3 级者，改为侧卧位，检查者托起下肢，固定大腿，伸膝达全关节范围为 2 级；仰卧位，检查者一手托住其膝关节使之微屈，另一手放于大腿前部，嘱被检者尝试伸膝，有可感知髌韧带上方股四头肌收缩为 1 级；无肌肉收缩为 0 级。

（六）踝关节运动肌群测试

1. 踝关节背伸肌群的测试　坐位或仰卧位，双小腿沿床沿下垂，能抗重力足背伸达全关节范围则为 3 级；在踝内侧及足背施加阻力，抗阻完成踝背伸动作为 4～5 级；仅能达到部分关节范围者评为 2 级；仅在踝关节内侧（或小腿前外侧及胫前肌）可触及收缩为 1 级；无肌肉收缩为 0 级。

2. 踝关节跖屈肌群的测试　俯卧位，双足伸出床沿外，踝关节放松呈中立位，被检者能完成踝跖屈为 3 级；在近踝关节处固定小腿，并施加阻力于足掌，抗阻下踝关节跖屈达全关节范围为 4～5 级；肌力不足 3 级者，改为侧卧位，膝关节伸展，踝关节中立位，固定其小腿，踝关节跖屈达全关节范围为 2 级；仅在跟腱处感知腓肠肌及比目鱼肌收缩为 1 级，无肌肉收缩为 0 级。

测腓肠肌时膝关节伸展，测比目鱼肌时膝关节微屈。

（七）躯干关键肌群肌力测试

1. 躯干前屈肌群的测试　仰卧位，双上肢置于体侧，检查者协助固定下肢，被检者屈曲躯干，能达部分关节范围，其头、肩峰及肩胛骨上缘抬离床面，而肩胛下角仍与床面保持接触为 3 级（图 2-5）；上肢在胸前交叉抱肩，尽量抬起上身，双肩能抬离床面为 4 级（图 2-6）；固定下肢，双手交叉置于颈后，尽力前屈抬起胸廓，肩胛骨下角能离开台面为 5 级（图 2-7）；不足 3 级者，膝关节屈曲，可压住其胸廓下部使腰段脊柱平贴于床面，骨盆前倾，颈椎尽量前屈，头能抬起者为 2 级（图 2-8）；咳嗽或快速呼气，可触及上腹壁有肌肉收缩为 1 级；无肌肉收缩为 0 级。

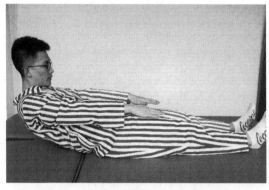

图 2-5　躯干前屈肌群 3 级肌力测试

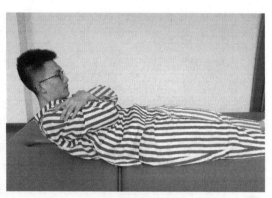

图 2-6　躯干前屈肌群 4 级肌力测试

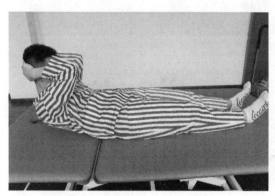

图 2-7　躯干前屈肌群 5 级肌力测试

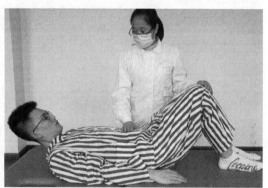

图 2-8　躯干前屈肌群 2 级肌力测试

2. 躯干后伸肌群的测试　俯卧位，上肢置于体侧，胸部以上置于床外，检查者固定其骨盆和下肢，被检者躯干后伸，躯干能抗重力抬起为 3 级；施加阻力与背廓上部，抗阻抬起上身为 4 ～ 5 级；仅能做头后仰动作为 2 级；仅可触及背部相关伸肌群收缩为 1 级；无肌肉收缩为 0 级。

第四节　关节活动范围评定

一、概述

（一）定义

关节活动范围（range of motion，ROM）是指一个关节从起始端至终末端的正常运动范围（运动弧度），分为主动关节活动范围（active range of motion，AROM）和被动关节活动范围（passive range of motion，PROM），前者是指人体随意运动产生的关节运动弧，后者是指外力帮助下产生的关节运动弧。

（二）量角器的使用方法

1.量角器的结构　量角器分半圆形（0°～180°）和圆形（0°～360°），由轴心、固定臂、移动臂构成，根据关节部位的特点选择相应的量角器。

2.使用方法　轴心对准关节的运动轴中心，固定臂与构成关节的近端骨的长轴平行，移动臂与构成关节的远端骨的长轴平行。根据测量的需要，移动臂可以平行移动，体位根据解剖学立位时的肢体位置确定为"零"点，为了避免代偿运动，检查者在测量时，应充分固定近端骨。

（三）注意事项

1.被检者需保持正确的体位，暴露要测量的关节，确定骨性标志。检查者给予有效的固定，防止错误的运动姿势和代偿动作。

2.选择合适的测量器，先测 AROM，后测 PROM。首次和再次测量时，测量者、时间、地点及测量工具应相同。

3.被动运动关节时，手法要轻柔，速度均匀缓慢，不可在治疗后进行测量。

4.关节活动受限时，AROM 与 PROM 均要记录。

5.注意观察关节是否存在变形、水肿、疼痛、痉挛、挛缩、瘢痕及外伤等情况。

6.测量结果要与健侧比较，如膝关节屈曲 20°～150°，提示膝关节伸展受限；非正常过伸用"−"表示。如膝关节"−20°"，表示膝关节过伸 20°。

7.以下情况要谨慎：①关节或关节周围炎症或感染、血肿、软组织损伤；②严重骨质疏松时，应避免 PROM 的测量；③关节半脱位或脱位。

二、评定方法

（一）颈椎关节活动范围测量

1.前屈与后伸　坐位，胸、腰椎紧靠在椅背上，颈椎无旋转及侧屈。检查者站在患者侧方，量角器轴心对准外耳道中点，固定臂与地面垂直，移动臂随外耳道与鼻尖连线移动，做颈椎前屈及后伸运动（图2-9）。

正常活动范围：0°～45°。

2.颈椎旋转　坐位，胸腰椎紧靠在椅背上，颈椎无旋转及侧屈，量角器轴心放置于头顶中心点（两耳尖连线的中点），固定臂平行于两侧肩峰的连线，移动臂随鼻尖移动（图2-10）。

正常旋转范围：0°～60°。

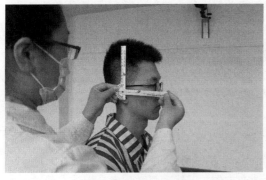

图2-9　颈椎前屈测量

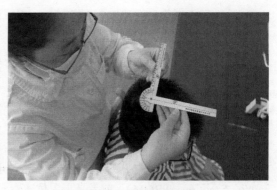

图2-10　颈椎旋转测量

3.颈椎侧屈　坐位或立位，轴心在第 7 颈椎的棘突，固定臂与地面垂直，移动臂对准枕后隆凸。

正常范围：0°～45°。

（二）躯干关节活动范围测量

1.侧屈　轴心对准第 5 腰椎棘突，固定臂在髂嵴连线的垂直线上，移动臂对准第 7 颈椎棘突。

正常范围：0°～45°。

2.腰椎屈曲活动度测量

（1）弯腰时指尖与地面的距离。

（2）测量直立和弯腰后，第 7 颈椎到第 1 骶椎的脊柱长度的长度差值，正常成年人脊柱前屈后所增加的平均长度为 1.6cm。

（三）肩关节活动范围测量

1.屈伸　坐位（或立位、卧位），轴心位于肩峰，固定臂与躯干平行，移动臂与肱骨纵轴平行，肩关节做前屈、后伸运动。

2.外展　坐位或俯卧位，量角器的轴心位于肩峰的后部，固定臂与躯干平行，移动臂与肱骨平行，被检者做外展运动。

3.内旋和外旋（图 2-11）　仰卧位（或坐位），肩关节外展 90°，肘关节屈曲 90°，前臂与地面垂直，轴心对准鹰嘴突，固定臂与移动臂均与前臂平行，做肩关节内旋、外旋运动。

正常活动范围：前屈 0°～180°，后伸 0°～60°；外展 0°～180°；内旋、外旋 0°～90°。

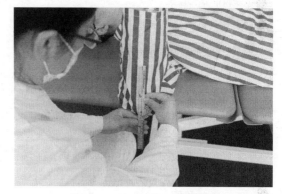

图 2-11　肩关节内、外旋测量

（四）肘关节活动范围测量

坐位或仰卧位，轴心对准肱骨外上髁，固定臂平行于肱骨纵轴，移动臂平行于桡骨纵轴，肘关节在矢状面上围绕冠状轴完成屈伸动作。

正常活动范围：0°～150°。

（五）髋关节活动范围测量

1.屈伸　被检者仰卧位，对侧下肢伸直，轴心对准股骨大转子，固定臂指向骨盆侧面并与躯干平行，移动臂与股骨纵轴平行，被检者屈髋；测伸展时，患者取侧卧位或俯卧位。

2.外展、内收　仰卧位，轴心对准髂前上棘，固定臂位于两髂前上棘连线上，移动臂与股骨纵轴平行，做髋关节内收（测量内收时，对侧下肢处于外展位）、外展运动。

3.内旋和外旋（图 2-12）　坐位，髋关节及膝关节屈曲 90°，轴心对准髌骨下缘的中点，固定臂与移动臂平行于胫骨长轴，并与地面垂直，做髋关节内旋、外旋（固定臂保持不动，移动臂随胫骨长轴移动）。

正常活动范围：屈 0°～120°，伸 0°～30°；内、外旋 0°～45°；内收 0°～20°、外展 0°～45°。

（六）膝关节活动范围测量（图 2-13）

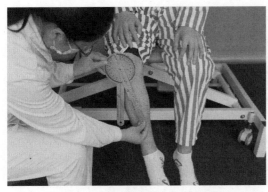
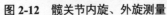

图 2-12　髋关节内旋、外旋测量

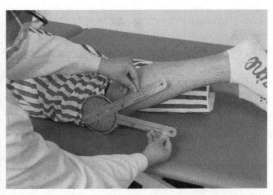

图 2-13　膝关节屈曲活动范围测量

被检者俯卧位，轴心对准股骨外侧髁，固定臂与股骨长轴平行，移动臂与胫骨长轴平行，膝关节屈曲运动。

正常活动范围：屈曲 0°～135°。

（七）踝关节活动范围

1. 屈伸（图 2-14）　仰卧位或坐位，足掌面与地面垂直，轴心对准外踝尖下 1.5cm 处，固定臂与腓骨长轴平行，移动臂与第 5 跖骨纵轴平行，足尖从中立位向靠近小腿方向运动，完成踝背伸运动，如向足底方向运动，则完成跖屈运动。

2. 内翻和外翻（图 2-15）　坐位或仰卧位，膝关节屈曲 90°，髋关节无内收、外展及旋转，两臂交点对准邻近跟骨的外侧面，固定臂与小腿长轴平行，移动臂与跖骨面平行，固定臂与移动臂的夹角为 90°，患者做足内翻、外翻运动。

正常活动范围：背屈 0°～20°，跖屈 0°～50°；内翻及外翻 0°～35°。

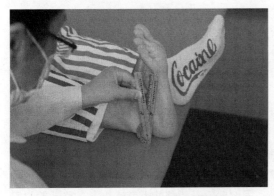

图 2-14　踝关节屈伸范围测量

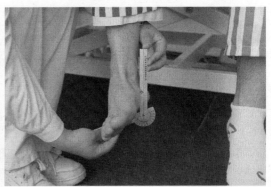

图 2-15　足内、外翻范围的测量

第五节 平衡功能评定

一、概述

（一）定义

1. 平衡 是指在不同环境和情况下，维持身体直立姿势的能力。

2. 支撑面 指人在各种体位下（站立、坐、卧、行走）所依靠的表面。站立时的支撑面包括两足底在内的两足间的面积，支撑面的大小和接触质地影响身体的平衡，如走在凸凹不平的路面上，接触面积小，稳定性就会降低。脑卒中患者如存在足内翻，足与地面接触面积小，就容易跌倒。

（二）平衡的分类

1. 静态平衡 指身体不动时，维持身体某种姿势的能力，如坐、站立。

2. 动态平衡 指运动过程中，人体调整和控制身体姿势的能力，如走、跑、上下楼梯等。

3. 反应性平衡 当人体受到外力干扰而影响到平衡时，人体做出保护性反应以维持或建立新的平衡，如脚下磕绊要跌倒时，上肢的伸展反应，看到前面有障碍物，腿抬高的迈大步反应等。

（三）维持人体平衡的机制

1. 感觉输入 人体站立位时，身体所处的位置与周围环境的关系，通过视觉、本体感觉、皮肤的触觉和压觉传入大脑而被感知。

2. 中枢整合 当感觉输入到大脑，大脑中枢神经系统对各种感觉进行分析整合，并发出正确的指令，相应的肌群就会协调运动，应对姿势的变化，调整重心到原来的位置或建立新的平衡。

3. 运动控制 当平衡发生变化时，人体通过 3 种调节机制，达到维持平衡的目的。

（1）髋调节机制：当人体站在较小的支撑面上，受到较大的外力干扰时，身体前后摆动幅度较大，稳定性明显降低，髋关节通过屈伸活动调节身体重心以维持平衡，如单腿站立需要屈髋维持身体平衡。

（2）踝调节机制：指身体重心以踝关节为轴进行前后转动或摆动，维持平衡，如体操运动员平衡杠的平衡维持。

（3）跨步调节机制：当人体受外力干扰较大，单纯髋和踝调节不能维持平衡时，人体自动向用力方向快速迈出一大步，重新建立平衡。如走路时，被别人无意用力撞了一下，身体失衡，本能向前或向后迈一大步而维持了平衡。

生活中我们经常会遇到这种情况：走路时，突然发现前面一个大坑，我们快速迈过去，这就是先看到大坑（视觉输入），大脑快速反应要迈过去（中枢整合），下肢启动运动控制完成跨越坑的动作，这就是一个人体平衡机制的典型例子。

二、评定方法

1. 三级平衡测试 分坐位和站位的三级平衡。

（1）一级平衡：又称静态平衡，指人体在无外力作用下，在睁眼和闭眼时维持某种姿势稳定的过程。一级平衡者生活需要完全依赖他人，不可独自坐立或站立，存在严重的坠床或跌倒风险。

（2）二级平衡：又称自动态平衡，指在无外力作用下从一种姿势调整到另一种姿势的过程，在整个过程中保持身体平衡状态。二级平衡者必须在监护下完成部分日常生活活动，存在一定跌倒的风险因素，由于患者维持平衡时间相对较短，不能承受任何的外力干扰，因此，患者不可独立完成某种动作，监护很重要。

（3）三级平衡：又称他动态平衡，指人体在外力的作用下（包括加速度和减速度），当身体重心发生改变时，人体能迅速调整重心和姿势并保持身体平衡的过程。坐位三级平衡者可独立完成床上的部分日常生活活动，站立平衡三级平衡者具备了行走能力，跌倒风险相对较低。

2.Berg 平衡量表   Berg 平衡量表（Berg balance scale，BBS）（表2-4）主要用于观察功能性活动中，主动重心转移的能力。护理院的老人可用于日常生活中存在的跌倒风险评估。

表 2-4   Berg 平衡量表（BBS）

测试项目	测试命令	评分标准
1. 由坐到站	请站起来，尽量不要用手帮助	0 分：需要中度或较大的帮助才能够站起来 1 分：需要较小的帮助能够站起来或保持稳定 2 分：用手帮助经过几次努力后能够站起来 3 分：用手帮助能够自己站起来 4 分：不用手帮助能够站起来且能保持稳定
2. 独立站立	请尽量站稳	0 分：没有帮助不能站立 30 秒 1 分：经过几次帮助能够独立站立 30 秒 2 分：能够独立站立 30 秒 3 分：能够在监护下站立 2 分钟 4 分：能安全站立 2 分钟
3. 独立坐	请将上肢交叉放在胸前并尽量坐稳	0 分：没有支撑则不能坐 10 秒 1 分：能够坐 10 秒 2 分：能够坐 30 秒 3 分：能在监护下坐 2 分钟 4 分：能够安全坐 2 分钟
4. 由站到坐	请坐下，尽量不要用手帮助	0 分：需要帮助才能坐下 1 分：能够独立坐在椅子上，但不能控制身体重心下移 2 分：需要用双腿后侧抵住椅子来控制身体重心下移 3 分：需要用手帮助来控制身体重心下移 4 分：用手稍微帮助即能够安全坐下
5. 床－椅转移	请坐到有扶手的椅子上，然后再坐到无扶手的椅子上	0 分：需要两人帮助或监护才能完成转移 1 分：需要一人帮助才能完成转移 2 分：需要监护或语言提示才能完成转移 3 分：必须用手帮助才能够安全转移 4 分：用手稍微帮助即能够安全转移

续表

测试项目	测试命令	评分标准
6. 闭眼站立	请闭上眼，尽量站稳	0分：需要帮助以避免跌倒 1分：闭眼时不能站立3秒，但睁眼站立时能保持稳定 2分：能够站立3秒 3分：能够在监护下站立10秒 4分：能够安全站立10秒
7. 双脚并拢站立	请将双脚并拢并尽量站稳	0分：需要帮助才能将双脚并拢，但站立不足15秒 1分：需要帮助才能将双脚并拢，且能够站立15秒 2分：能够独立将双脚并拢，但站立不足30秒 3分：能够独立地将双脚并拢，监护下站立2分钟 4分：能够将双脚并拢并独立站立1分钟
8. 站立位上肢前伸	将双臂抬高90°，伸直手指并尽力向前伸，请注意双脚不要移动	0分：当试图前伸时失去平衡或需要外界支撑 1分：能够前伸但需要监护 2分：能够前伸＞5cm的距离 3分：能够前伸＞12cm的距离 4分：能够前伸＞25cm的距离
9. 站立位从地上拾物	站立位捡起脚前面的物品	0分：不能尝试此项活动，或需要帮助以避免失去平衡或跌倒 1分：不能捡起，当试图努力时需要监护 2分：不能捡起，但能达到距离拖鞋2～5cm的位置，并能独立保持平衡 3分：能够在监护下捡起拖鞋 4分：能够安全而轻易地捡起拖鞋
10. 转身向后看	双脚不要动，先向左侧转身向后看，然后再向右侧转身向后看	0分：需要帮助以避免失去平衡或跌倒 1分：转身时需要监护 2分：只能向侧方转身但能够保持平衡 3分：只能从一侧向后看，另一侧重心转移较差 4分：能够从两侧向后看且重心转移良好
11. 转身一周	请转一圈，暂停，然后在另一个方向转一圈	0分：转身时需要帮助 1分：转身需要监护或言语提示 2分：能够安全地转一圈，但用时超过4秒 3分：只能在一个方向用4秒或更短的时间转圈 4分：两个方向只用4秒，或更短的时间安全地转圈

续表

测试项目	测试命令	评分标准
12. 双脚交替踏台阶	请将左、右脚交替放到台阶上，每只脚都踏过 4 次台阶	0 分：需要帮助以避免跌倒，或不能尝试此项活动 1 分：需要较小的帮助能够完成 2 个或 2 个以上的动作 2 分：能够在监护下不需要帮助完成 4 个动作 3 分：能够独立站立，但完成 8 个动作的时间超过 20 秒 4 分：能够独立而安全站立且在 20 秒内完成 8 个动作
13. 双脚前后站立	将一只脚放在另一只脚的正前方并尽量站稳。如果不能，则将一只脚放在另一只脚尽量远的地方，这样，前脚后跟就在后脚脚趾之前	0 分：当迈步或站立时失去平衡 1 分：需要帮助才能向前迈步但能保持 15 秒 2 分：能够独立将一只脚向前迈一小步且能保持 30 秒 3 分：能够独立将一只脚放在另一只脚的前方且保持 3 秒 4 分：能够独立将一只脚放在另一只脚的正前方且保持 30 秒
14. 单腿站立	请单腿站立尽可能长的时间	0 分：不能够尝试此项活动或需要帮助以避免跌倒 1 分：经过努力能够抬起一条腿，保持时间不足 3 秒但能够保持站立平衡 2 分：能够独立抬起一条腿且保持 3～5 秒 3 分：能够独立抬起一条腿且保持 5～10 秒 4 分：能够独立抬起一条腿且保持 10 秒以上

　　BBS 共 14 个项目，每一项目分 0 到 4 个等级，4 分表示能够正常完成，0 分则表示不能完成，或需要大量帮助，最低分为 0 分，最高分为 56 分，0～20 分提示平衡功能差，需要乘坐轮椅；21～40 分提示有一定的平衡能力，患者可在辅助下步行；41～56 分提示平衡功能较好，患者可以独立步行。分数越高表示平衡能力越好，总分＜40 分提示有跌倒风险。

第六节　协调功能评定

一、概述

（一）定义

1. 协调运动　指在中枢神经系统的控制下，人体产生平稳、准确和有控制的运动，其特点是适当的距离、速度、方向、节奏和力量的运动。

2. 共济失调　指在没有肌力减退的情况下，随意运动的稳定性、运动速度、范围、力量及持续时间均出现异常。

（二）协调运动的类型

协调运动常由精细运动的协调性和灵巧性共同完成。

　　1. 精细运动的协调性　一组或几组小肌群共同完成平稳、准确的随意运动，如伸手拿衣服、走路时手的摆动、跳舞时肢体的协调运动等。

　　2. 精细运动的灵巧性　指上肢末端即手的精细运动，包括操作物品的速度、移动物品的准确性、抓住与放开、抓物的方式、写字的技巧等，如用筷子夹菜、系扣子、写字、弹钢琴等。

（三）协调运动障碍的特征

协调运动障碍包括共济失调和不随意运动。

　　1. 日常生活活动受限　表现在完成穿衣、喝水、写字等动作时，上肢摇摆，完成日常生活活动困难。

　　2. 醉汉步态　行走时，腿抬得过高和迈步过大，身体向后倾斜，足间距宽大而摇摆，像醉汉一样。

　　3. 震颤　完成有目的的动作时，主动肌与拮抗肌不协调，肢体出现震颤。

　　4. 轮替运动障碍　表现为完成快速重复交替动作有困难。

　　5. 辨距不良　不能准确判断目标任务的距离，如伸手拿杯子喝水，却碰倒了水杯。

　　6. 书写障碍　表现为书写过程中，控制书写的能力下降，如字越写越小。

二、评定方法

（一）指鼻试验

被检者仰卧位，肩外展 90°，肘伸展，用示指指尖触碰自己的鼻尖。

（二）对指试验

被检者坐位或卧位，用拇指指尖连续触及该手的其他指尖，逐渐加快速度完成上述运动。

（三）抓握试验

被检者坐位，用力握拳，充分伸展各指，逐渐加快速度完成交替握拳和伸指运动。

（四）反跳试验

被检者坐位，肘关节屈曲，检查者施加足够的阻力产生肱二头肌的等长收缩，突然去掉阻力。正常时，拮抗肌群（肱三头肌）将收缩和阻止肢体的运动，异常时肢体过度反弹，即前臂和拳反击患者身体。

（五）轻叩手试验

被检者坐位，肘关节屈曲，双手同时或分别以手掌、手背交替翻转拍打膝部，逐渐加快速度完成上述动作。

（六）前臂旋转试验

被检者坐位，上臂紧贴身体，肘屈曲 90°，手掌朝下和朝上交替翻转，逐渐加快速度完成上述动作。

（七）轻叩足试验

被检者坐位，双足着地，用一足掌在地板上拍打，膝不能抬起，足跟接触地板。

（八）跟 - 膝 - 胫试验

被检者仰卧位，一侧足跟抬起触碰对侧膝盖，沿对侧胫骨前缘向胫骨远端向下滑动。

第七节　步行功能评定

一、概述

（一）定义

1. 步行周期　指行走过程中，一侧足跟着地至该侧足跟再次着地所经过的时间，正常人 1 ~ 1.32 秒。

2. 步频　指单位时间内行走的步数，正常人平均 95 ~ 125 步 / 分。

3. 步长　指行走时一侧足跟着地至对侧足跟着地时两足跟之间的线距离，正常人 50 ~ 80cm。

4. 步速　指单位时间内行走的距离，正常人平均步速为 65 ~ 95 米 / 分。

5. 跨步长　又称步幅，指一侧足跟着地至再次着地的纵向直线距离，正常人 100 ~ 160cm。

6. 足偏角　指行走中一侧足底的中心线与前进方向形成的夹角，正常人 6.75°。

7. 步宽　指行走中两足跟中点之间的距离，正常人 8cm±3.5cm。

8. 步行时相　由支撑相和摆动相两部分构成。支撑相指步行时一侧足跟着地至足尖离地的过程；摆动相指下肢向前摆动时足离开地面阶段。

（二）步行中肌群的活动

1. 竖脊肌　又称骶棘肌，位于棘突两侧，是背肌中最长的肌肉，起自骶骨及髂嵴的后部，止于颞骨乳突。

作用：保证躯干正直、脊柱后伸、仰头，一侧收缩则脊柱侧屈。

2. 臀大肌　为髋关节伸肌，起于髂骨翼外面和骶骨背面，止于股骨的臀肌粗隆和髂胫束，足底全面与地面接触时收缩力最大。

作用：髋关节伸展、旋外、人体直立时伸直躯干。

3. 髂腰肌　为髋关节屈肌，由腰大肌和髂肌组成。腰大肌位于脊柱腰部两侧，起自腰椎体侧面和横突，肌束走向外下；髂肌呈扇形，位于腰大肌外侧，起自髂窝，两肌腹汇合经腹股沟韧带置于股骨小转子。

作用：髋关节屈和旋外、躯干前屈。

4. 股四头肌　为全身体积最大、力量最强的肌肉，股直肌位于大腿前面，起自髂前上棘；股内侧肌位于大腿的前内侧面，起自股骨粗线；股外侧肌位于大腿的外侧面，起自股骨粗线；股中间肌在股直肌的深面，四个头向下形成一个腱，包绕髌骨的前面和两侧，继而下延为髌韧带，止于胫骨粗隆。

作用：伸膝关节、屈髋关节。

5. 腘绳肌　包括股二头肌、半腱肌和半膜肌，与股四头肌对应。

（1）股二头肌：位于股骨的外侧，有长、短两个头，长头起自坐骨结节，短头起自股骨粗线，两头合并后以长腱止于腓骨小头。

（2）半腱肌：位于股后面，肌腱细长，起自坐骨结节，止于胫骨上端的内侧面。

（3）半膜肌：位于半腱肌的深面，起自坐骨结节，向下止于胫骨内侧髁的后面。

作用：伸髋、屈膝。

6. 胫骨前肌　为踝关节背伸肌，起自胫骨的外侧面，止于内侧楔骨及第 1 跖骨底的足底。

肌腱止于足的内侧缘。

作用：踝背伸。

7. 小腿三头肌 包括腓肠肌和比目鱼肌。腓肠肌起自股骨的内外侧髁，肌腱止于跟骨结节；比目鱼肌起自胫骨和腓骨的后侧上方。

作用：跖屈。

8. 缝匠肌 为全身最长的肌肉，呈窄长的带状，起自髂前上棘，经大腿的前面转向内侧，止于胫骨上端的内侧面。

作用：屈髋、屈膝、膝关节旋内。

二、评定方法

（一）Holden 步行功能评定（表 2-5）

Holden 步行能力评定可直接评估患者是否能行走、行走的方式、行走的能力等，尤其适用于老年人的评估。

表 2-5 Holden 步行功能分级

分级	步行能力
0 级	卧床，或需要轮椅，或需要 2 人以上帮助才能行走（无行走功能）
1 级	使用双拐，或需要 1 人搀扶才能行走（需大量持续性帮助）
2 级	能行走，但需要 1 人持续或间断的帮助，或需使用膝 - 踝 - 足矫形器膝踝足矫形器（KAFO）、踝 - 足矫形器（AFO）、单拐、手杖等以保持平衡（需少量帮助）
3 级	行走时需要 1 人监护或语言指导，但不接触身体（需要监护）
4 级	可平地行走，但上下楼梯、走斜坡及凹凸不平的路上时行走困难（平地独立）
5 级	能独立行走

（二）Hoffer 步行能力分级（表 2-6）

表 2-6 Hoffer 步行能力分级

行走形式	内容
不能行走	卧床，或需要轮椅
治疗性步行	使用 KAFO、拐杖在室内行走，耗能大、速度慢、距离短
家庭性步行	借助 AFO、手杖等可在室内行走，但不能在室外长时间行走
社区性步行	使用 AFO、手杖或不用任何辅具，可以在室外和社区内行走，如购物、逛公园、去银行等，但离开社区时间较长时，需要准备轮椅随时帮助

第八节　感觉功能评定

一、概述

（一）定义

感觉是大脑对作用于感觉器官客观事物个别属性的反应，是一种最简单的心理现象。人们对客观事物的认识首先从感觉开始，如事物的大小、形状、颜色、味道、声音等，都是通过感觉来认识的。

（二）感觉的分类

感觉分躯体感觉和内脏感觉两大类，躯体感觉包括浅感觉、深感觉和复合感觉，本书着重介绍躯体感觉。

1.浅感觉　指皮肤及黏膜的感觉，包括触觉、痛觉、温度觉和压觉，如洗澡时，我们能感觉到水的冷或热，主要是通过皮肤感觉到的。

2.深感觉　指深部组织的感觉，包括关节觉、震动觉、位置觉，又称本体感觉。如走路迈步时，地面是否凸凹不平，就是通过深感觉认识到的。

3.复合感觉　指皮肤定位觉、两点辨别觉、体表图形觉、实体觉和重量觉等，如我们拿起苹果就能估计苹果的重量。

（三）功能评定注意事项

1.感觉功能的评定必须在患者清醒状态下进行。

2.遮蔽被检者双眼。

3.先测健侧，后测患侧。

二、评定方法

（一）浅感觉检查

1.触觉　患者闭目，检查者用棉签或软毛笔轻触被检者的皮肤，检查的顺序为面部、颈部、上肢、躯干和下肢，检查应避免反复刺激。刺激的走向为：检查四肢时与长轴平行，胸腹部与肋骨平行，触觉正常时有轻痒的感觉。老年人触觉如迟钝，对温度觉、痛觉反应均迟钝，不能及时逃避危险刺激，容易发生烫伤事件。

2.痛觉　患者闭目，分别用大头针的尖端和钝端以同等的力量，轻刺患者的皮肤。痛觉减退者，先从感觉障碍区逐渐移行到正常区，如果是感觉过敏，可从感觉正常区逐渐移行到障碍区。

（二）深感觉检查

1.位置觉　患者闭目，检查者将患者一侧肢体摆在一个位置上，让患者说出肢体所处的位置，或用另一侧肢体模仿出相同的位置。

2.运动觉　患者闭目，检查者以手指夹住患者手指或足趾两侧，上下移动5°左右，让患者辨别是否有运动及移动方向（向上、向下），如不明确可加大幅度或测试较大关节，让患者说出肢体运动的方向，或用对侧肢体进行模仿。

（三）复合感觉

1.**两点辨别觉** 患者闭目，用特制的两点辨别尺（或双脚规，或叩诊锤）两尖端，两点分开至一定距离，同时轻触患者皮肤（沿所查区域长轴）。两点的压力要一致，让患者回答感觉到的是"一点"或"两点"。若感觉到两点时，再缩小距离，直至两接触点被感觉为一点为止，测出两点间最小的距离。

正常值：口唇为 2～3mm；指尖为 3～6mm；手掌、足底为 15～20mm；手背、足背为 30mm；胫骨前缘为 40mm；背部为 40～50mm。

2.**图形觉** 患者闭目，用铅笔或火柴棒在患者的皮肤上写数字或画图形（如圆形、方形、三角形等），询问患者能否感觉并辨认，双侧对照。

3.**实体觉** 患者闭目，将日常生活中熟悉的某物品放于患者手中（如火柴盒、刀子、铅笔、橡皮、手表等），患者抚摸辨认，并说出该物品的名称、大小及形状等。

第九节 认知功能评定

一、概述

（一）定义

1.**认知** 是认识和知晓事物过程的总称，包括知觉、注意、记忆及执行能力等。

2.**知觉** 大脑将感觉组织起来形成有意义的类型时，称为知觉。如闻到橘子的香甜味，外观呈橘色，就知道是橘子。

3.**记忆** 是人脑对过去经验的反映，包括识记、保持和重现 3 个阶段。根据记忆保持时间的长短分为瞬时记忆、短时记忆、长时记忆。瞬时记忆指信息保留时间极短，最长 1～2 秒；短时记忆指信息保留时间在 1 分钟以内；长时记忆指信息保留时间在 1 分钟以上，甚至数日、数年、终身。

4.**执行能力** 指独立完成有目的、控制自我行为的能力，包括制订任务计划、判断任务实施的准确性、分析决策的可行性及独立解决问题的能力等，如独立到指定超市购物，并能回到住处。

（二）大脑与认知的关系

大脑分左、右半球，左侧大脑半球主管言语、逻辑思维、分析综合和计算；右侧大脑半球主管音乐、美术、空间、几何图形、人物面容的识别及视觉记忆。

二、评定方法

（一）认知功能障碍的筛查

采用简明精神状态检查（mini-mental state examination，MMSE）（表 2-7）总分 30 分，评定时间为 5～10 分钟，根据患者的文化程度划分认知障碍的标准，一般文盲≤17 分，小学文化≤20 分，中学文化≤24 分，在标准分数线下考虑存在认知功能障碍，需进一步检查。

表 2-7 简明精神状态检查（MMSE）

项目	分数	
（1）今年是哪一年？	1	0
（2）现在是什么季节？	1	0

续表

项目	分数	
（3）现在是几月份？	1	0
（4）今天是星期几？	1	0
（5）今天是几号？	1	0
（6）你现在在哪一省（市）？	1	0
（7）你现在在哪一县（区）？	1	0
（8）你现在在哪一乡（镇、街道）？	1	0
（9）这里是什么地方？	1	0
（10）你现在在哪一层楼上？	1	0
（11）告诉你三件物品（皮球、国旗、树木），我说完后，请你重复一遍并记住，待会还会问你。复述：皮球	1	0
（12）复述：国旗	1	0
（13）复述：树木	1	0
（14）计算：100-7=？连续减5次（93、86、79、72、65各1分，共5分。若错了，但下一次答案正确，只记一次错误）	5	0
（15）现在请你说出我刚才让你记住的是哪些东西？（皮球、国旗、树木）	3	0
（16）辨认：出示手表，请问这是什么东西？	1	0
（17）辨认：出示钢笔，请问这是什么东西？	1	0
（18）我现在说一句话，请跟我清楚地重复一遍：四十四只石狮子	1	0
（19）（闭上你的眼睛）请你读这句话，并按卡片上的意思去做	1	0
（20）我给你一张纸请你按我说的去做，现在开始：用右手拿着这张纸，用两只手将它对折起来，放在你的左腿上。每个动作1分，共3分	3	0
（21）写或说出一句完整句子	1	0
（22）请你按照这个图案画下来	1	0

（二）痴呆的评定

长谷川痴呆量表（Hasetgawa dementia scale，HDS）（表 2-8）。该量表是对老年痴呆进行快速筛查的评定工具，它评定的内容包括定向力（2 题）、记忆功能（4 题）、常识（2 题）、计算（1 题）、物体铭记命名回忆（2 题）。

表 2-8　长谷川痴呆量表（HDS）

项目内容	正确得分	错误得分
今天是几月份？几号？星期几？	3分	0分
这里是什么地方？	2.5分	0分

续表

项目内容	正确得分	错误得分
你多大年龄？（±3 年为正确）	2 分	0 分
最近发生的事情是什么？（请事先询问知情者）	2.5 分	0 分
你出生在哪里？	2 分	0 分
中华人民共和国是哪年成立的？（±3 年为正确）	3.5 分	0 分
一年有几个月？（或 1 小时有多少分钟？）	2.5 分	0 分
国家现任总理是谁？	3 分	0 分
100 − 7＝？，93 − 7＝？	4 分	0 分
倒说数字 6-8-2，3-5-2-9	4 分	0 分
5 件物品（硬币、钥匙、手机、手表、笔），让其一个个看过后，收起，问都有什么东西？（都答对 3.5 分，答对 4 项 2.5 分，答对 3 项 1.5 分，答对 2 项 0.5 分，仅答出 1 项或答不出为 0 分）		

评定标准：满分 32.5 分，≥31 分为正常，30.5 ～ 22 分为轻度异常，21.5 ～ 10.5 为可疑痴呆，10 ～ 0 分为痴呆

（三）焦虑与抑郁评定

1. 抑郁自评量表（self-rating depression scale, SDS）（表 2-9）　采用自评法，分 4 个级别评分标准，计算总分并根据评分标准判定焦虑程度。

表 2-9　抑郁自评量表（SDS）

项目	内容	评分标准			
		没有或很少有	小部分时间有	相当多时间有	绝大部分或全部时间都有
1	我觉得闷闷不乐，情绪低落	1	2	3	4
2	我觉得一天之中早晨最好	4	3	2	1
3	我一阵阵地哭出来或是想哭	1	2	3	4
4	我晚上睡眠不好	1	2	3	4
5	我吃的和平时一样多	4	3	2	1
6	我与异性接触时和以往一样感到愉快	4	3	2	1
7	我发觉我的体重在下降	1	2	3	4
8	我有便秘的苦恼	1	2	3	4
9	我心跳比平时快	1	2	3	4
10	我无缘无故感到疲乏	1	2	3	4

续表

项目	内容	评分标准			
		没有或很少有	小部分时间有	相当多时间有	绝大部分或全部时间都有
11	我的头脑和平时一样清楚	4	3	2	1
12	我觉得经常做的事情并没有困难	4	3	2	1
13	我觉得不安而平静不下来	1	2	3	4
14	我对将来抱有希望	4	3	2	1
15	我比平常容易激动	1	2	3	4
16	我觉得做出决定是容易的	4	3	2	1
17	我觉得自己是个有用的人，有人需要我	4	3	2	1
18	我的生活过得很有意思	4	3	2	1
19	我认为如果我死了别人会生活得更好些	1	2	3	4
20	平常感兴趣的事我仍然感兴趣	4	3	2	1
得分	$Y = X$（1～20 题所得总分）×1.25				

全部评定结束后，把 20 个项目中的各项分数相加，得到总粗分 X，然后将粗分乘以 1.25，以后取整数部分，得到标准分 Y。

评分标准：标准分界值为 53 分；53～62 分为轻度抑郁；63～72 分为中度抑郁；72 分以上为重度抑郁

2. 焦虑自评量表（self-rating anxiety scale，SAS）（表 2-10）　采用自评法，4 个级别评分标准，计算总分并根据评分标准判定焦虑程度。

表 2-10　焦虑自评量表

项目	内容	评分标准			
		没有或很少有	小部分时间有	相当多时间有	绝大部分或全部时间都有
1	我觉得比平常容易紧张或着急	1	2	3	4
2	我无缘无故感到害怕	1	2	3	4
3	我容易心里烦乱或惊恐	1	2	3	4
4	我觉得我可能将要发疯	1	2	3	4
5	我觉得一切都很好，也不会发生什么不幸	4	3	2	1
6	我手脚发抖打颤	1	2	3	4
7	我因为头痛、颈痛和背痛而苦恼	1	2	3	4
8	我感觉容易衰弱和疲乏	1	2	3	4

续表

项目	内容	评分标准			
		没有或很少有	小部分时间有	相当多时间有	绝大部分或全部时间都有
9	我得心平气和，并且容易安静坐着	4	3	2	1
10	我觉得心跳得很快	1	2	3	4
11	我因为一阵阵头晕而苦恼	1	2	3	4
12	我有晕倒发作，或觉得要头晕似的	1	2	3	4
13	我吸气呼气都感到很容易	4	3	2	1
14	我的手脚麻木和刺痛	1	2	3	4
15	我因为胃痛和消化不良而苦恼	1	2	3	4
16	我常常要小便	1	2	3	4
17	我的手脚常常是干燥温暖的	4	3	2	1
18	我脸红发热	1	2	3	4
19	我容易入睡并且一夜睡得很好	4	3	2	1
20	我做噩梦	1	2	3	4
得分	Y ＝ X（第 1 至第 20 题所得总分）×1.25				

注：全部评定结束后，把20个项目中的各项分数相加，得到原始分 X，然后将原始分乘以1.25，以后取整数部分，得到标准分 Y。评分标准：1=无；2=有时；3=经常；4=持续。

评分标准：≤50分正常；51～60轻度焦虑；61～70中度焦虑；≥71重度焦虑

（四）知觉功能障碍的评定

1. 形状知觉障碍（表 2-11） 向患者出示一张画有"V"和"O"的图形，"O"被"V"所包围，将"O"作为目标图形，要求患者快速找出目标"O"；再取一竹签，在患者前臂的皮肤上画一个三角形（圆形、正方形都可），要求受试者说出所画图形的名称。

表 2-11 形状知觉评定

V	V	V	V	V	V	V	V	V	V	V	V	V	V	V	V
V	V	V	V	V	V	V	V	V	V	V	V	V	V	V	V
V	V	V	V	V	V	V	V	V	V	V	V	V	V	V	V
V	V	V	V	V	V	V	O	V	V	V	V	V	V	V	V
V	V	V	V	V	V	V	V	V	V	V	V	V	V	V	V
V	V	V	V	V	V	V	V	V	V	V	V	V	V	V	V

评定标准：能够快速找到目标图形"O"，并能说出皮肤所画的几何图形名称为形状知觉正常。

1～4用于检测形状的特征，5～7用于检测图形的识别能力，不能完成者为形状知觉障碍

2. 深度知觉和距离知觉障碍 患者对物体的距离及深度的判断上常常有误，表现为不能准确判断距离而撞到本不该撞到的地方；伸手取物品时常常将物品碰倒。评定方法为：

（1）让患者倒一杯水，观察水是否从杯子中溢出。

（2）让患者将某种物品放到指定的位置。

如患者不能准确将物品放在指定位置，为存在距离知觉障碍；杯子水满后不知道停止，为存在深度知觉障碍。

3. 空间定位觉障碍 空间定位觉指对物体的方位概念，如上下、前后、左右、内外、东西南北等。评定方法：可以将一些物品（杯子、碗、勺子等）放在患者面前，令其根据指令放在某个方向的位置上，如"将勺子放在碗的左边"，不能按指令完成任务者为存在视空间定位障碍。

4. 单侧空间忽略 表现为忽略脑损伤对侧的实际空间环境，临床中右侧大脑半球损伤引起的单侧空间忽略比左侧重，以左侧忽略为例：进餐时，患者只吃盘中半边饭菜，严重者身体向右侧倾斜；坐位时，头和躯干明显向健侧倾斜等，常用二等份线段测试法（图2-16）。

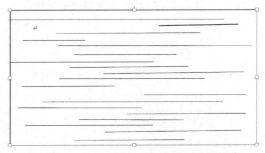

图 2-16　Schenkenberg 二等份线段测验法

在一张 26cm×20cm 的白纸上画三组平行线段，每组 6 条，其长度分别为 10cm、12cm、14cm、16cm、18cm，在最上边及下边各画一条长 15cm 的线段作为示范。患者用笔在每条线段的中点做一标记（每条线段只能画一个标记），一分为二。治疗师通过粗略目测确定所画"中点"是否均偏向一侧，或漏掉偏向一侧的线段未标注中点，切分点偏移距离超出全长的 10% 为异常。

（五）认知障碍的评定

1. 注意力测试

（1）听词测试：准备一段没有规则排列的文字，文中包含 10 个指定的词"红色"，测试者在 60 秒内以每秒 1 个字的速度朗读，受试者每听到"红色"时举一次手。

研究表明红色大米中存在红色一种叫植酸的物质红色它
能够与锌元红色素结合形成化红色合物减低红色人体对
锌的吸红色收在一定条红色件下导致缺红色锌甚至影响
红色儿童的正常生长和发育大米发酵会使植酸减少不再

（2）数字距测试（注意广度评定）（表2-12）：检查者说出一串数字，被检者分别进行正向复述和负向复述，从 2 位数开始，正常人正数数字距为 7±2；倒数数字距为 6±2，正数数字距为 4 时为异常，倒数数字距为 3 时为异常。

表 2-12　数字距

2 位数	6，9
3 位数	3，8，7
4 位数	4，5，7，9
5 位数	1，3，6，9，7

2. 记忆

（1）瞬时记忆评定：检查者说出 4 个不相关的词，如菊花、句子、上车、走路，每秒 1 个字，要求患者复述。

正常者能复述 3 ~ 4 个词，复述 5 遍仍不正确者为瞬时记忆障碍。

（2）短时记忆评定：患者停顿 30 秒后，回忆瞬时记忆的内容。

（3）长时记忆评定：测试患者亲身经历的事件，包括事件、地点与人物。

3. 执行功能的评定　执行功能指人独立完成有目的、自我控制行为所必需的一组技能，包括计划、判断、决策、解决问题的能力。评定方法：采用做 - 不做测验，即检查者出示 1 个手指；令被检者出示 2 个手指，正常者可以根据要求及时变换动作，如动作反复，或动作呈持续状态为异常。

第十节　日常生活活动能力评定

一、概述

（一）定义

日常生活活动能力（activities of daily life，ADL）是指人们为了满足日常生活需要所进行的必要活动，如穿衣、吃饭、如厕等。

（二）ADL 的分类

1. 基础性日常生活活动（basic activities of daily life，BADL）　是指人们为了生存所必需的每日反复进行的活动，包括自理及功能性移动，如翻身、上楼、行走等，是护理院老人重要的康复及护理重点。

2. 工具性日常生活活动（instrumental activities of daily life，IADL）　是指人们维持独立生活所必需的活动，如购物、做饭、理财、使用交通工具等。

（三）评定方法

1. 提问法　通过口头或问卷式提问的方法，了解其 ADL 情况，如你能上下楼吗？你能自己刷牙吗？

2. 观察法　通过直接观察患者完成 ADL 实际完成情况进行评定，观察其是否能独立完成吃饭、如厕、洗漱等。

3. 量表法　利用标准化设计的表格进行评定。

二、评定方法

常用 Barthel 指数量表（表 2-13），包括 10 项内容，根据需要程度分为 0 分、5 分、10 分、15 分 4 个功能等级，总分为 100 分，分数越高，独立性越强，依赖程度越小。达到 100 分并不意味着完全生活独立，60 分以上提示被检者生活基本能自理，40 ~ 60 分者生活需要帮助，20 ~ 40 分者生活需要极大帮助，20 分以下者生活完全需要帮助。

表 2-13　Barthel 指数评分标准

序号	评定内容	评定标准	评分（分）
1	进食（使用合适的餐具将食物送入口中、咀嚼、吞咽）	能独立使用进食工具，独立进食 需要帮助（如切割或搅拌食物） 完全依赖	10 5 0
2	洗澡（包括洗和擦干动作，不包括背部、盆浴及淋浴）	独立洗澡 完全依赖	5 0
3	修饰（包括挤牙膏）	独立完成洗脸、梳头、刷牙、剃须等 完全依赖	5 0
4	穿衣（包括取衣、穿、脱、系扣）	独立穿脱支具、系鞋带、扣纽扣等 需要帮助，但在适当时间完成一半的任务 完全依赖	10 5 0
5	大便（包括所需的器械和药物）	无失禁，能独立使用灌肠剂或栓剂 偶尔失禁，或需要器具帮助 失禁	10 5 0
6	小便（包括所需的器械和药物）	无失禁，能独立使用集尿器 偶尔失禁，或需要器具帮助 失禁，或需要他人导尿	10 5 0
7	如厕（包括会阴部的清洁、穿脱裤子）	独立使用厕所或便盆、穿脱衣裤、清洁 穿脱衣裤或清洁时需要帮助 完全依赖	10 5 0
8	床-椅转移（包括转移过程中的所有动作，站起、转身移动、坐下、合上车闸、拆扶手、提起足托等）	能独立进行轮椅-床之间的转移，并能刹住轮椅及抬起脚踏板 转移需要小量的帮助和监督 能坐，但需要最大的帮助才能转移 不能坐起，或需要提升机	15 10 5 0
9	行走	能在水平路面独立行走（或使用不带轮的助行器）45m 以上 在他人指导、监督或小量帮助下行走 45m 以上 能使用轮椅行走 45m 以上 不能行走	15 10 5 0
10	上下楼梯（上或下 12～14 级台阶）	独立或使用辅助器具上下一层楼 要帮助和监督上下一层楼 需极大帮助或完全依赖他人	10 5 0

第十一节　心肺功能评定

一、概述

（一）定义

1. 心功能　分广义和狭义之分，广义的心功能指心脏的机械功能、神经内分泌功能及电生理功能。狭义的心功能指心脏的机械功能，即心脏收缩和舒张功能。

2. 肺功能　主要是指进行内、外环境间气体交换的能力，为全身组织细胞供应氧气并清除其代谢产生的二氧化碳，维持最佳的人体内环境。

（二）临床常用的心功能评定指标

1. 左室射血分数　正常值为 50%～70%，＜40% 可诊断为收缩性心力衰竭。

2. B 型利尿钠肽　正常值＜100ng/L，升高提示心力衰竭早期。

二、评定方法

（一）心功能评定

1. 美国心脏病协会心功能分级　根据美国心脏病协会（NYHA）的心功能分级标准（表2-14），将心功能障碍由轻到重分为 4 级，该方法能简单判断心脏病变的严重程度，级别越低，功能越好，缺点是患者的主观陈述有时与客观检查有较大差别，个体间的差异也较大，在评定时应注意。

表 2-14　美国心脏病协会（NYHA）分级

分级	表现
Ⅰ级	体力活动不受限，一般的体力活动不引起疲劳、心悸、呼吸困难或心绞痛
Ⅱ级	轻度体力活动受限，一般的体力活动引起心悸、气促
Ⅲ级	体力活动明显受限，休息时尚正常，低于日常活动量也会引起心悸、气促
Ⅳ级	体力活动均完全丧失，休息时仍有心悸、气促

2. 6 分钟步行试验　患者如果日常活动的强度低于正常，可以采用 6 分钟步行试验，判断是否存在心力衰竭。令受试者在走廊里尽量行走，测定 6 分钟内步行的距离，步行距离＜150m，表示心力衰竭程度严重；150～425m 为重度心力衰竭；426～550m 为轻度心力衰竭。

（二）肺功能评定

根据日常生活活动能力肺功能分为 6 级（表 2-15）。

表 2-15　徒手肺功能评定

分级	临床特征
0 级	日常生活能力不受限（同正常人）
1 级	一般劳动较正常人容易出现气短
2 级	平地步行不气短，较快步行、登楼或上坡时气短
3 级	慢步行走不及 100m 就出现气短
4 级	讲话、穿衣的轻微活动即感觉气短
5 级	安静时出现气短，无法平卧

第十二节　人体形态学评定

一、概述

（一）定义

人体形态学测量指测定身体整体与局部的长度、周长、距离和容积，包括身高、体重、胸围、腰围、四肢长度和周径等。

（二）人体形态的标志

1. 前面观

（1）眶下缘中点与两侧耳屏上缘应处于同一水平面。

（2）左、右髂前上棘应处于同一水平面。

2. 后面观

（1）头后枕部、脊柱和两足跟夹缝线都应处于一条垂直线上。

（2）与脊柱相邻的两肩和两侧髂嵴，对称地处于垂直脊柱的水平线上。

3. 侧面观　耳屏、肩峰、股骨大转子、膝、踝应五点一线，位于一条垂直线上，同时可见脊柱的正常生理弯曲。

二、评定方法

（一）肢体长度的测量

1. 上肢长度测量　被检者取坐位或站位，上肢在体侧自然下垂，肘关节伸展，前臂旋后，腕关节中立位。

（1）上肢全长：测量从肩峰外侧端到桡骨茎突或中指指尖的距离。

（2）上臂长度：测量从肩峰外侧端到肱骨外上髁的距离。

（3）前臂长度：测量从肱骨外上髁到桡骨茎突的距离。

（4）手长：手指呈伸展位，测量从桡骨茎突与尺骨茎突连线的中点到中指指尖的距离。

2. 下肢长度的测量　患者仰卧位，骨盆水平位，下肢伸展，髋关节中立位。

（1）下肢真性长度：从髂前上棘到内踝尖的最短距离，或从股骨大转子到外踝尖的距离。

（2）下肢相对长度：从脐到内踝的距离。

（3）大腿长度：股骨大转子到膝关节外侧关节间隙的距离。

（4）小腿长度：膝关节外侧关节间隙到外踝尖的距离。

（二）身体围度（周径）的测定

1. 上臂围度　被检者上肢于体侧自然下垂，肘关节伸展或屈曲，分别在肘关节屈曲和伸展时，在上臂的中部、肱二头肌最膨隆部测量最大围度。

2. 前臂围度　前臂在体侧自然下垂。

（1）前臂最大围度：前臂近端最膨隆部测量的围度。

（2）前臂最小围度：前臂远端最细部位测量的围度。

3. 大腿围度　被检者仰卧位，下肢稍外展，膝关节伸展位，从髌骨上缘起向大腿中段每隔5cm、10cm、15cm 处的围度。

4. 小腿围度　被检者仰卧位或坐位。

（1）小腿最大围度：指小腿最粗的部位围度。

（2）小腿最小围度：指小腿内、外踝最细的部位围度。

5. 胸围　被检者坐位或站立位，通过胸骨中点和肩胛骨下角点，绕胸一周，分别在被检者平静呼气末和吸气末进行测量的围度。

6. 腹围　被检者站立位，确定第 12 肋骨的下缘和髂前上棘连线中点（最细的部位），将测量尺紧贴软组织，不得压迫。男性腰围＞ 85cm 为肥胖；女性腰围＞ 80cm 为肥胖。

（三）身高和体重的测量

1. 体重测定　利用体重计测量体重，通过体重指数（body mass index，BMI）判定体重是否在正常范围。测量时要求轻踏称重计的称台中央，身体不与其他物体接触，并保持平稳；指针停稳后读取数据。

体重指数（BMI）＝体重 / 身高的平方（kg/ m²）。

根据世界卫生组织的标准，亚洲人理想的 BMI 为 18.5 ～ 23.9kg/ m²，＞ 24kg/ m² 属于超重。

2. 身高测定　被查者脱鞋赤足，背靠立柱，足跟、骶骨正中线和两肩胛骨间三处与立柱贴紧，足尖分开 60°呈立正姿势。检查者站于被查者侧方，轻移滑动游标板贴紧被查者顶点。

第十三节　无障碍环境评定

无障碍环境指个体的居住环境、工作环境及社区环境不存在阻碍个体实施日常作业活动的消极因素，包括建筑物的结构设计、可利用空间、服务与公共交通以及安全问题等，以下着重介绍居住环境。

一、概述

（一）定义

1. 环境　人身体以外并对个人功能产生影响的一切事物统称为环境，包括物质环境、社会环境及态度环境等。

2. 无障碍环境　指残疾人能平等参与社会活动，在任何环境里进行活动都没有障碍的环境。

（二）评定内容

一般居住环境的评估包括住宅类型、入口、进入住宅的通道、户内入口和通道、客厅、卧室、餐厅、洗漱室、厨房、洗衣、打扫卫生、应急紧急情况 12 项内容。

二、评定方法

（一）住宅类型

1. 公寓、楼房：配有电梯。

2. 平房。

（二）住宅入口

1. 台阶

（1）宽度：25 ～ 28cm，高度≤ 15cm，钉防滑条。

（2）扶手：扶手高度为 85 ～ 95cm。

（3）斜坡：斜坡起止点的高度差与水平距离的比值＜ 1 ：12，宽度＞ 120cm，两侧有 85 ～ 95cm 高的护栏。

2. 门 自动门或摆动门，门宽要达到 80cm 以上；在入口处内、外都应有一个足够大的平台，平台至少 90cm×150cm。

（三）进入住宅的通道

1. 走廊和通道 宽大、畅通、无障碍、有指示标志；宽度≥ 90cm（满足轮椅使用者需要）。

2. 楼梯 楼梯两旁要有扶手，需要设置可供轮椅使用的斜坡。

（四）户内

1. 门 电子锁、磁卡锁、指纹锁或人脸识别锁，门锁离地面的高度为＜ 120cm，门宽度≥ 90cm（满足轮椅使用者需要）。

2. 门槛 无。

3. 地面 光滑、平坦、防滑，最好为木地板或防滑地砖；不建议使用小块地毯。

4. 家具 边角圆润；便于取放用物；无不安全区域或隐患。

5. 墙面 墙角有防撞条。

（五）电灯

1. 开关 触摸或声控开关，开关离地面高度 90 ～ 120cm。

2. 插座 离地面高度为 45cm。

（六）卫生间

1. 厕所 坐厕高 40 ～ 50cm，两边留有不小于 20cm 的空隙，要安装水平扶手，距地面高 85 ～ 90cm，宽度为 3 ～ 4cm，最好是具有冲洗和烘干功能的马桶。

2. 浴室 选用浴帘，提倡淋浴，安装可弯曲的、活动的淋浴喷头，软管长度至少 150cm。

（七）卧室、客厅、餐厅

1. 窗户 推拉式，质地轻巧。

2. 床 稍高或与轮椅同高，建议使用硬床垫；床边有扶手。

3. 衣柜 推拉式或折叠式门，挂衣杆不高于 120cm。

4. 餐桌 高度以 80cm 为宜，轮椅可以接近。

（八）电器

1. 电视机、空调或其他电器 使用遥控器控制。

2. 洗衣机 全自动洗衣机，具有烘干、免熨烫功能。

3. 晾衣架 电动升降衣架。

（九）厨房

1. 冰箱 建议双开门。

2. 洗菜盆 高度 80 ～ 90cm，深度≤ 16.5cm。

3. 水龙头 建议使用感应式水龙头。

4. 橱柜 U 形或 L 形，宽度≤ 60cm，配置滑动的抽屉和拉出式隔板、插入式把手，有条件者最好配置电动橱柜。

5. 台面 高 90cm，防火耐热，可安装抽屉式切菜板；台面光滑有利于重物移动。

6. 炉灶 最好配置电磁炉，规避使用燃气的不安全性，如需要燃气配置，最好是火熄灭后自动断气装置，配置触摸式电动开关，方便使用轮椅或手功能较差的老年人；最好配备透明的锅，方便老年人观察锅内食物烹饪状况，同时也有一定的提示作用；最好配置微波炉，以简化某些食物的制作流程。

（十）打扫卫生

建议使用自动挤水的拖把、吸尘器。

（十一）紧急情况处理

1. 电话的位置：可设在床头和沙发旁，最好是无绳电话。行动不便的老年人手机最好佩戴在胸前，以方便使用。

2. 知晓邻居、警察"110"、火警"119"及医疗急救电话"120"。

目前我国配套设施较成熟的社区，家庭安装的可视门镜具有紧急呼叫功能，可以通过紧急呼叫按钮通知物业，物业部门会自动显示业主的详细地址，从而更快地采取急救措施。

（董新春 卞 立）

第 3 章

运动疗法

第一节 概　述

一、定义

（一）运动疗法

运动疗法是为了缓解症状或改善功能，进行全身或局部运动，以达到治疗目的的方法，是指以徒手和应用器械进行运动训练，恢复或改善功能障碍的方法，属于物理治疗中力的范畴。

（二）物理治疗

物理治疗是指应用光、电、声、磁、冷、热、水、力等物理因素治疗疾病的方法，其中力指运动疗法，属于主动治疗。我们通常说的理疗主要是指除了力以外的物理治疗，属于被动治疗。

二、护理院康复中常用的运动疗法

护理院高龄老人居多，不适合应用复杂、幅度大的运动疗法，以基本适用为基础就可。

（一）维持和改善关节活动范围的训练

关节活动范围是日常生活基本活动的基础之一，可以扩大和保证日常活动范围。对于长期卧床的患者，保持关节活动范围，可以预防因长期关节制动导致的关节僵硬、疼痛，影响患者的睡眠。

（二）增强肌力与耐力的训练

随着年龄的增长，老年人的肌力及耐力自然会减退，尤其是耐力，这是一种自然生理现象，因此训练应以改善、维持肌力及耐力为主，不必进行超负荷及大的抗阻运动训练，应以维持日常生活的功能为中心，开展肌力及耐力训练。

（三）平衡与协调功能的训练

平衡是运动的最基本条件，失去平衡，连坐站都不可能，而协调是保证活动质量必不可少的条件，同时，较好的平衡也能规避跌倒的风险，尤其是高龄老人，跌倒会导致颅脑损伤、骨折等意外的发生，其直接危害就是卧床带来的合并症及失用性功能减退，因此，平衡的维持训练是老年人最重要的康复内容。即使没有疾病，平衡训练与协调训练也是必不可少的。

（四）体位摆放与移动训练

护理院多半为失能和半失能老人，长期卧床会导致坠积性肺炎、压疮、静脉血栓等，良好的体位摆放，对于预防合并症具有重要的作用。由于卧床老人不可避免地伴有骨质疏松，所以掌握移动技术很重要。

（五）步行功能训练

步行能力是每个患者最渴望得到的，维持良好的步行功能是老年人保持与他人良好的沟通、接触社会的必要条件，但步行功能并不是指单纯的独立步行，老年人借助手杖、助行器等辅助器具，同样能达到步行的目的，因此，如何正确使用辅助器具是老年人步行功能训练的重要内容。

（六）心肺功能训练

随着年龄的增长，人的生理功能逐渐减退，心肺功能也是如此。心脏如同发动机一样，为人体的运动提供动力，肺为人体的运动提供足够的氧气，并排出代谢产生的二氧化碳，因此，维持心肺功能，延缓心肺功能的减退，是每个老年人每天必须进行的练习，应主张自我训练。而对于慢性呼吸系统疾病的患者，通过康复训练，能及时有效地咳出痰液，预防坠积性肺炎，这对于长期卧床患者很重要。

（七）医疗体操

太极拳、五禽戏等体操锻炼，能提高肢体的灵活性、协调性和平衡性。生活能自理的老年人，坚持医疗体操锻炼，可延缓机体的衰老，提高生活质量。

第二节 护理院康复常用的运动疗法

一、肌力与耐力训练

（一）定义

1. 肌力与耐力　肌力是指肌肉收缩时产生的最大力量，耐力是指有关肌肉持续进行某项特定任务的能力，即骨骼肌重复或持续收缩的能力。肌力训练与耐力训练的区别：肌力训练的目的是增强肌力，应大负荷、快速度、短时间进行，例如举重、铅球等运动；而耐力训练的目的是增强肌肉的持久力，应小负荷、多重复、长时间进行，例如马拉松、短跑。

2. 最大重复值　是指单一肌肉一次收缩所能产生的最大肌力，也可以指某一肌群收缩一次能够抵抗重量的最大肌力。

3. 肌肉收缩的形式　肌肉张力发生变化，但肌肉长度不变，不引起关节运动的肌肉收缩称为等长收缩；张力保持恒定而长度发生变化的肌肉收缩称为等张收缩；骨骼肌收缩时，肌纤维长度也缩短称为向心性收缩；肌肉在收缩产生张力的同时被拉长的收缩称为离心收缩。

如股四头肌在完成蹲起动作时，需要向心和离心两种形式都发挥作用。下蹲时，股四头肌在收缩的同时被拉长，以控制重力对人体的作用，使身体缓慢下蹲，起到缓冲作用，因此肌肉做离心收缩，而向心收缩则发生在股四头肌由坐位到站立的过程中。

（二）训练原则

1. 阻力原则　施加阻力是增强肌力的重要原则，包括肌肉本身的力量、肌肉在运动过程中所受的阻力及外加阻力等方法（老年人要避免持续的握力训练，防止血压过度升高）。

2. 超常负荷原则　即运动训练必须超过一定的负荷量和超过一定的时间（避免长时间憋气，加重心肺负担，尤其是老年人，常有高血压、冠心病等，不适合超负荷训练）。

（1）训练强度：用最大肌力的比例，一般用 RM 测试来评价个人的最大肌力，用 1RM 或 10RM 为患者选择适合的训练强度。老年人肌力训练负荷应是最大负荷量的 70% ～ 80%。训练初期建议采用低负荷量练习（60% ～ 70% 最大负荷量）。

1RM 指仅能完成一次全关节活动范围的最大阻力重量，可每日 1 次，每周测定 1 次，逐渐增加运动的负荷。

10RM 指能连续完成 10 次运动时所能对抗的最大阻力，每周测定 1 次，逐渐增加运动的负荷。

（2）训练时间：指肌肉收缩时间和运动时间，等长收缩训练时常用肌肉收缩时间，肌肉收缩时间短，则需要较大的训练强度，肌肉收缩时间长，则需要较小的训练强度；运动时间指一次训练所需要的时间，通常以肌肉略感酸痛疲劳、但第二天酸痛及疲劳感消失为度。

（3）训练频率：分肌肉收缩的次数和每日、每周、每月训练的次数，通常为每周 3 次。

（4）训练见效时间：一般训练 40 天后，可见肌肉横断面积增加，即持续训练 6 周，才能取得明显效果。

3. 肌肉收缩的疲劳度原则　训练应以肌肉感到疲劳但不应过度疲劳为原则。如果运动速度减慢、运动幅度下降、肢体出现明显的不协调动作，或主诉疲乏劳累，训练后第二天疲劳感严重、不消失，出现过度疲劳表现，则说明为过度疲劳，应立即停止训练。

（三）训练方法

训练方法包括助力运动、主动运动、抗阻运动和等长运动。

1. 助力运动　在外力辅助下，患者主动收缩肌肉完成运动。适用于肌力较弱，不能独自完成主动运动的肌肉部位。辅助力量可来自治疗师、患者的健侧肢体、器械、引力或水的浮力。如老年人利用健侧手握住患侧手，带动患侧上肢进行肩的前屈、后伸、外展和内收等各个方向的助力运动。

（1）徒手助力运动：治疗师不需要任何器械而徒手进行肌力训练的方法，适用于肌力为 1 ～ 2 级者。

如股四头肌徒手辅助训练：当股四头肌的肌力接近 2 级时，令患者采取侧卧位，训练下肢在下，膝关节屈曲。治疗师面向患者，一手拖起上方肢体，另一手放在训练肢体小腿后方，并稍加辅助力量，令患者进行伸膝动作。

（2）悬吊辅助助力运动：利用绳索、挂钩、滑轮等装置，将运动的肢体悬吊起来，减轻自身的重量。也可在水面上进行训练。

1）股四头肌悬吊助力训练（图 3-1）：患者侧卧位，训练肢体在上，在膝关节垂直方向上方放置一挂钩，将膝关节用吊带吊起，

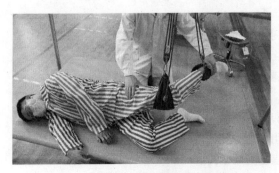

图 3-1　股四头肌悬吊辅助助力运动

另一端用吊带在踝关节处固定，用绳索悬吊，小腿悬空，令患者进行膝关节的屈伸运动（此训练禁忌患者借助惯性进行钟摆运动）。

2）髋关节肌群悬吊辅助助力训练：健侧卧位，健侧下肢屈髋屈膝位，患侧下肢伸展位，悬吊轴心落于髋关节，悬吊带悬吊膝和踝关节于伸髋 0° 位，进行屈曲髋关节（同时可屈膝，避免躯干旋转或弯腰代偿）和伸展髋关节（同时可伸膝）运动（避免躯干旋转或伸腰代偿）。髋关节外展训练时，可改为仰卧位，下肢自然伸直，悬吊轴心落于髋关节，悬吊带悬吊踝关节于髋关节外展 0° 位，进行外展髋关节运动。

3）滑面上助力运动：在光滑的平面上，如固定小滑车，减少肢体与训练平面之间的摩擦力。如需要增加难度，可通过加大滑板倾斜度的方法。

4）滑车重锤的助力运动：利用滑车和重锤训练，减轻肢体自身的重量，通过拮抗肌拉起重锤。适用于肩、髋、膝等大关节的训练，如膝关节的伸展练习。

2. 主动运动　将肢体置于抗重力体位，主动收缩肌肉完成运动。适用于肌力 3 级及 3 级以上者。训练要求肢体必须置于抗重力体位，如坐位伸膝，训练股四头肌的训练；如坐于床边，双下肢自然下垂，主动伸膝，训练股四头肌的力量。

3. 抗阻力运动　通过施加阻力完成主动运动，方法与辅助主动运动的形式相同，但作用力的方向相反，适用于肌力 4 级者。

（1）徒手抗阻力运动：取舒适体位，固定关节近端，在关节的远端施加阻力，阻力方向与运动方向成直角，开始时需用轻微的阻力完成主动运动 10 次（要求在 2～3 秒完成一次动作），然后加大阻力，完成主动运动 10 次。如卧位或坐位，肱二头肌的抗阻训练。

1）肩关节前屈肌群：仰卧位或坐位，手自然放于体侧，治疗师一手固定肩关节，阻力手放于上臂远端，患者做前屈肩关节运动（避免耸肩和躯干后仰代偿）。

2）肩关节后伸肌群：俯卧位或坐位，手自然放于体侧，治疗师固定躯干，阻力手放于上臂远端，患者肩关节抗阻后伸运动（避免弯腰代偿）。

3）肩关节外展肌：仰卧位或坐位，手自然放于体侧，治疗师固定躯干，阻力手放于上臂远端，患者做肩关节抗阻外展运动（避免耸肩和躯干侧屈代偿）。

4）肘关节屈曲肌群：仰卧位，肘关节伸直放于体侧，治疗师固定上臂，阻力手握住前臂远端，患者做肘关节抗阻屈曲运动（避免耸肩代偿）。

5）肘关节伸展肌群：仰卧位，肩前屈 90°，肘自然屈曲放于胸口，治疗师固定上臂，阻力手握住前臂远端，患者做肘关节伸展抗阻运动。

6）腕关节屈曲肌群：坐位或仰卧位，手置于桌面或床面上，手心向上，手指放松，治疗师固定前臂，阻力手放于掌骨远端，患者做腕关节抗阻屈曲运动（避免屈肘代偿）。

7）腕关节伸展肌群：坐位或仰卧位，手置于桌面或床面上，手背向上，手指放松，治疗师固定前臂，阻力手放于掌骨远端，患者做腕关节抗阻伸展运动。

8）髋关节屈曲肌群：仰卧位，下肢自然伸直，治疗师固定骨盆，阻力手放于大腿远端，患者做髋关节抗阻屈曲运动（同时屈曲膝关节）。

9）髋关节伸展肌群：俯卧位，下肢自然伸直，治疗师固定骨盆，阻力手放于大腿远端，患者做髋关节抗阻伸展运动（保持膝关节伸展位，避免抬骨盆代偿）。

10）髋关节外展肌群：侧卧位，下侧腿屈曲，上侧腿伸直与躯干成一直线，治疗师固定骨盆，将手放于大腿远端，做髋关节抗阻外展运动（保持膝关节伸直，避免腰椎旋转和屈髋下外展）。

11）膝关节伸展肌群：坐位，小腿垂于床边，治疗师固定大腿，阻力手放于小腿远端，患者做膝关节抗阻伸直运动。

12）膝关节屈曲肌群：俯卧位，小腿自然伸直，治疗师固定骨盆，阻力手放于小腿远端，患者做膝关节抗阻屈曲运动（屈膝时避免屈髋代偿）。

13）踝关节背伸肌群：仰卧位，踝关节置于床沿外侧，治疗师固定小腿或踝关节，阻力手放于足背远端，患者做踝关节抗阻背屈运动（避免背屈踝关节同时屈髋屈膝代偿）。

14）踝关节跖屈肌群：仰卧位，踝关节置于床沿外侧，治疗师固定小腿或踝关节，阻力手握住跟骨并用前臂支撑足底，患者做踝关节抗阻跖屈运动。

（2）加重物抗阻力运动（图3-2）：手拿重物，或将重物系在身体的某部位进行训练。如将沙袋绑在前臂，进行肱二头肌的肌力训练。

（3）重锤与滑车抗阻力运动：重锤为阻力，滑车用于改变牵引的方向（与肢体成直角），肌肉收缩到极限后停止2～3秒，动作缓慢进行，不可速度过快，如利用重锤进行膝关节的抗阻训练。

4.等长运动　临床中经常会用等长收缩练习，可采用"tens"法则进行训练，即训练中每次等长收缩持续10秒，休息10秒，重复10次为一组训练，每次训练做10组训练。也可以采用多点等长训练，在整个关节活动范围内，每隔20～30m做一组等长练习。

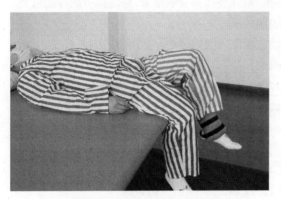

图3-2　加重物抗阻力运动

（四）老年人肌力训练注意事项

1.宣教　肌力训练依赖于患者的主观努力，训练前需做适当讲解，使患者了解肌力训练的目的和意义，消除可能存在的顾虑，提高其积极性，并掌握训练方法和要领，训练中与治疗人员密切配合。

2.训练前的准备　肌力训练前做若干次较低强度的肌肉收缩，训练后做放松及肌肉牵伸的练习，可防止肌肉损伤，促进肌肉疲劳的消除。

3.正确掌握运动量　一定程度的疲劳，达到超量恢复，肌力增加阻力相应增加，做到循序渐进。

4.无痛训练　如引起明显疼痛，应视为引起或加重损伤的信号。

5.注意老年人异常心血管反应　肌力训练可引起心率和血压适度的生理性升高，但用力收缩特别是等长收缩会引起显著的升压反应，运动中憋气对心血管活动造成额外负荷，伴有心血管疾病的老年人要特别注意，为减少对心血管的影响，可在用力时呼气而不是吸气，防止憋气用力。

6.肌力训练禁忌证　以下各种原因所致关节不稳（如肌腱断裂）、肌肉关节肿胀及炎症、骨折未愈合又未做内固定、骨关节肿瘤、全身情况较差、病情不稳定、严重的心肺功能不全、高血压病、有严重感染和高热患者、局部有活动性出血等，不可进行局部肌力训练。

二、关节活动范围训练

（一）定义

关节活动范围训练是指利用各种方法，维持和恢复因组织粘连或肌痉挛等引起的关节功能障碍的运动疗法。

（二）训练原则

1. 功能评定：通过评定决定训练的形式，如被动训练、主动 - 辅助训练和主动训练等。

2. 体位舒适：确保肢体处于正常的身体力线，必要时除去影响活动的衣服、夹板等固定物，找到能较好发挥治疗作用的功能位。被动活动结束后，要维持良肢位。

3. 活动从近端关节开始，所有关节及所有运动方向运动 3 ～ 5 次；握住将被治疗关节附近的肢体部位，以控制运动；对过度活动的关节、近期骨折的部位或麻痹的肢体等结构完整性较差的部位予以支持保护。

4. 活动须缓慢、轻柔地进行，快速运动会增加关节强直的风险，过度利用容易造成关节脱位或其他损伤，还可能产生疼痛。

（三）训练方法

徒手训练包括自身和他人徒手训练；器械训练包括主、被动运动训练。

1. 预防关节周围软组织挛缩　通过适当的关节被动运动，保持肌肉的生理长度和张力，保持关节的正常活动范围，适用于瘫痪的患者。

（1）躯干被动活动：患者仰卧位，患侧下肢膝关节屈曲。治疗师一只手固定患侧肩关节，另一只手固定患侧骨盆，使肩和骨盆向相反的方向旋转并停留数秒。

（2）肩关节被动活动

1）屈曲的被动活动：患者仰卧位，治疗师一只手握住患者肘关节上方，另一只手握住腕关节处，沿矢状面慢慢将上肢高举过头。

2）外展的被动活动：患者仰卧位，治疗师一只手握住患者肘关节上方，另一只手握住腕关节处，沿额状面慢慢将上肢高举过头（外展 90° 时，需将上肢外旋后再移动）。

3）内、外旋被动运动：患者仰卧位，肩关节外展 90° 伴肘关节屈曲，治疗师一只手握住患者肘关节，另一只手握住腕关节，以肘关节为轴，将上肢向内、外方向旋转。

（3）肘关节被动活动：患者仰卧位，上肢外展，治疗师一只手握住患者肘关节，另一只手握住腕关节，做肘关节屈伸运动。

（4）前臂和腕关节的被动运动：肘关节屈曲，治疗师一只手握住患者腕关节上方固定，另一只手抓握手指，做前臂旋前旋后运动；腕关节被动运动时，治疗师两手分别握住患者腕关节的上方和下方，做腕关节的屈伸运动。

（5）髋关节的被动运动

1）屈曲被动运动：患者仰卧位，治疗师一只手托住患侧小腿，另一只手托住足跟，沿矢状面缓慢将大腿向腹部方向运动，尽量接近患者腹部。

2）伸展被动运动：患者俯卧位，治疗师一只手托住患侧踝关节上方，另一只手从下方抓住膝关节前部，用前臂托住患者小腿和膝关节，用力向上方抬起。

3）外展被动运动：患者仰卧位，治疗师一只手放在膝关节下方，另一只手握住患侧踝关节上方，沿额状面移动下肢。

（6）踝关节背伸被动运动：患者仰卧位，治疗师一只手固定踝关节上方，另一只手握住患侧足后跟，前臂贴近脚掌及外侧缘，用力向上方拉动。

此外，关节松动技术适用于关节活动受限者，但对于有严重骨质疏松高龄老人慎用。

2. 预防神经肌肉挛缩

（1）等长运动：通过热疗软化关节周围的软组织后，通过牵伸将挛缩的关节活动到最大角度，并用矫形器固定，或采用专业的器械矫形固定，改善关节活动范围。

（2）被动运动：同前。

（3）体位变换：如翻身、坐起等，改善关节活动度。

3. 预防软组织粘连

（1）牵伸训练：可采用徒手牵伸、利用器械、患者自身的重量、体位的变化等方法进行训练，训练前最好先进行热疗，改善软组织的延展性，避免牵张训练引起损伤。

1）利用自身重量训练：如踝关节活动受限和足下垂者，可让患者站在踝关节矫正板上，利用自身重量进行牵拉，改善踝关节活动范围，如脑卒中站立位时，通过楔形板矫正足内翻。

2）利用重物的重量进行牵伸：如膝关节伸直受限，可在膝关节上放置沙袋，利用沙袋的重量，使膝关节伸展。

3）利用体位：如髋关节屈曲挛缩，患者仰卧位，利用髋部产生的自然下垂的压力，或在健侧下肢悬吊屈曲，患侧下肢挂一重物以加强髋部向下伸展的牵拉力，矫正髋关节屈曲挛缩。

4）徒手治疗：利用被动运动、辅助运动、主动运动及抗阻运动进行训练。如股骨干骨折内固定术后，膝关节活动受限，可令患者俯卧位，治疗师一只手固定股骨远端，另一只手的前臂支持小腿部位，缓慢用力向患者头部方向运动，改善膝关节的活动度。也可以令患者用力伸膝关节，进行膝关节的等长收缩运动，牵拉股四头肌。临床康复训练中常用双下肢屈膝肌群牵伸法，即患者长坐位，治疗师站于患者身后，双手放于患者肩部，指示患者双上肢向前伸展，尽量用手指触摸足尖（双膝伸展位，不可屈曲）（图3-3）。

5）利用器械牵伸：利用平行杠或肋木进行膝关节屈曲活动度训练，如患者双手扶持平行杠，利用自身重量下蹲，保持足跟着地。或利用肋木，保持稳定的体位，利用下蹲改善膝关节的屈曲功能。

6）利用拮抗肌收缩进行牵伸（图3-4）：①如髋膝关节屈曲动作的自我牵伸训练。患者长坐位，将手放在膝关节下方，用力将下肢拉起，尽量将膝关节屈曲靠近自己的胸部。②髋关节

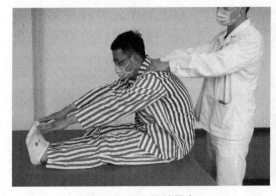

图3-3　长坐位触足尖

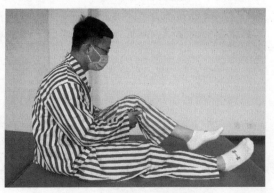

图3-4　利用拮抗肌收缩牵伸

外旋动作自我牵张练习。右侧髋关节为例，令患者将右侧足掌顶在左腿膝部，右手放在右侧膝关节部位，轻轻向下振动。③踝关节背伸动作的自我牵伸。以右侧为例，患者将左手掌根部放在右足前足掌的下方，并用力朝着膝关节方向拉动。

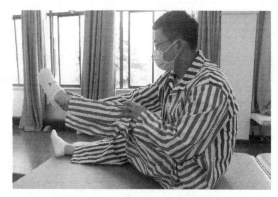

图 3-5 腘绳肌的自我牵伸训练

7）腘绳肌的自我牵伸训练（图 3-5）：以左侧腘绳肌为例，患者长坐位，用右手抓住踝关节部位，将左手放在膝关节前方，左手用力将小腿朝自己头部方向拉动，同时指导患者左手按压，确保膝关节的伸展位。患者自我牵伸训练可每日 1 次，如合并痉挛或关节挛缩可每日 3 ～ 5 次。

（2）摆动训练：是一种手臂和腿部前后摆动，放松肢体的训练。即将上肢或下肢置于下垂体位（或在肢体上加 1 ～ 2kg 的重物），做前后放松摆动，适用于减轻强直性震颤，多用于肩、髋、膝关节部位。

（3）自动滑轮训练：以肩关节上举训练为例，患者端坐在靠背椅上，通过滑轮拉动肢体快速轮流屈伸，带动受限的关节活动。

（4）持续关节功能牵引：手法牵伸困难或欠佳时，利用重锤滑轮进行长时间的牵引。

（5）利用器械进行的持续关节被动活动：如 CPM 训练。

（四）适应证与禁忌证

1. 适应证　骨折固定术后、关节脱位复位后、关节炎等关节挛缩僵硬的病症。

2. 禁忌证　肌肉、韧带、肌腱有撕裂，或肌肉、韧带、肌腱、关节囊、皮肤手术后初期；骨折未愈合者；心血管疾病不稳定期，如心肌梗死、心肌缺血、深静脉血栓、关节异位骨化等。

三、平衡训练

（一）定义

平衡训练是指为提高患者身体平衡能力所采取的各种训练措施，如激发姿势反射、增强前庭器官的稳定性，从而改善平衡功能的方法。

（二）平衡训练的基本原则

1. 支撑面积由大变小。

2. 从静态平衡到动态平衡。

3. 身体重心逐步由低到高。

4. 自我保持平衡到破坏平衡时的平衡维持。

5. 从睁眼到闭眼的训练。

老年人平衡功能训练可以省略正常平衡训练顺序中的爬行及跪位训练，重点是坐位平衡和立位平衡训练，主要是结合日常生活活动训练，不必苛求独立完成平衡。

（三）训练方法

1. 坐位平衡训练

（1）靠物辅助坐起：高龄老人、偏瘫早期、四肢瘫、损伤较重长期卧床患者，为预防直立性低血压，需要尽早坐起练习，不能坐起者可辅助坐起。一般从 30°开始，使用靠垫或摇床坐起，上、下午各 1 次，每次 5 分钟，隔日增加 10°，并逐渐延长坐位时间（膝下放置一毛巾卷），争取 2 周内完成坐立。

（2）长坐位的平衡训练：可用于偏瘫、四肢瘫及截瘫患者。

1）辅助平衡训练：长坐位，治疗师在患者身后，用身体和双手扶住患者保持平衡。获得平衡后，治疗师面向患者，双手拉住患者保持平衡。

2）静态平衡训练：患者双手扶腿保持平衡，逐渐过渡到单手扶腿保持平衡。

3）动态平衡训练：双上肢外展位保持平衡，逐渐过渡到双上肢前屈位保持平衡，双上肢上举保持平衡。

4）他动态平衡训练：治疗师面向患者，从不同的角度与患者进行抛球、传球训练，并调整抛球的距离。

（3）端坐位的平衡训练：端坐位，独立完成坐位静态平衡，逐渐过渡到动态平衡训练。治疗师可从不同的方向推动患者，直到患者能够达到维持平衡的能力，再练习从坐位站起，躯干左右侧屈、前屈、旋转，并不断强化。

2. 站位平衡训练

（1）辅助平衡站立训练

1）借助面前的桌子或助行架辅助站立练习。

2）平衡杠站立练习：患者双手扶持平衡杠，双足站立与肩同宽，面对镜子纠正自己站立的姿势。

（2）静态站立平衡训练：不借助任何工具保持静态站立平衡姿势。

（3）动态平衡：患者保持基本的站立姿势，进行上肢的前屈、外展、上举；也可以原地踏步、向前迈步、向侧方迈步、向后迈步等；当自动态平衡掌握后，逐步过渡到在外力干扰下，维持站立平衡。

3. 训练球（巴氏球）平衡训练　利用大号巴氏球进行各种体位的平衡训练，如患者端坐在床上，双腿放松完全接触地面，双上肢前屈放在球体上，躯干伸展，慢慢转动球体。

4. 增强前庭功能训练　患者双足分开，直视前方，逐渐缩小双足之间的距离。同时双上肢向前伸，然后放在体侧，再交叉于胸前。可以睁眼和闭眼交替进行训练。

四、协调训练

（一）定义

协调训练是指恢复平稳、准确、高效的运动能力的锻炼方法，即利用残存部位感觉系统及视觉、听觉和触觉来促进随意运动的控制能力。

（二）训练原则

1. 要有具体的练习任务　如练习使用手杖行走。

2. 单个动作练习　将任务分成若干部分，分别练习，最后将动作连贯起来。

3. 相关动作练习　如行走练习前，先练习髋、膝、踝的协调练习。

（三）训练方法

训练先从卧位开始，待熟练后再进行坐位、站立位、步行中训练；从简单动作到复杂动作；从睁眼到闭眼训练。

1. 上肢协调训练

（1）双上肢交替上举：左、右臂交替上举，高过头，并尽量伸直。

（2）双上肢交替摸肩上举：一侧鹰嘴朝下，屈肘，摸同侧肩，上举，完成后再进行另一侧。

（3）交替屈肘：双臂向前平举，前臂旋后，左右交替屈肘 - 拍肩。

（4）两臂前平举：左、右两臂交替旋前旋后，快速进行。

2. 下肢协调训练

（1）坐位，两足交替拍打地面，交替屈膝、交替伸膝。

（2）坐位，双小腿交替外展、内收，要求左足内收时放在右足前，再外展内收，内收时右足在左足前，轮替练习。

3. 整体动作练习　如原地踏步走、原地摆臂踏步练习、功率自行车练习等。

（四）注意事项

有严重认知损害不能理解训练目的者、骨折、脱位未愈合、严重疼痛、肌力及肌张力异常者禁用。

五、移动训练

（一）定义

移动训练指训练患者从一个位置变换到另一个位置，如翻身、从床到轮椅等。

（二）训练的原则

患者不能活动时，采取辅助的方法，随着活动能力的提高，减少辅助量，最后达到自己主动完成移动的目的。

（三）训练方法

1. 主动转移

（1）床上翻身：患者仰卧位，髋、膝屈曲，上肢握手伸肘，肩上举约 90°，先向一侧摆动，再向反方向摆动，借摆动的惯性翻向一侧。

（2）床上移动：患者仰卧位，双手放在体侧，双侧肘关节支撑床面，双足跟用力抬起臀部并移向一侧，臀部侧方移动完毕后，再向另一侧移动。

（3）独立坐起：患者侧卧位，一侧下肢跨过另一侧，用侧卧方前臂支撑，头、颈和躯干向上方侧屈，双腿移到床缘下，改用侧卧方手支撑，躯干挺直坐起。

（4）由坐位到卧位：患者坐在床边，双手放在床上，一侧前臂支撑床面上，另一侧手横过身体置于对侧髋部旁边的床面上，同侧腿置于对侧腿下方。双腿抬上床面，前臂和手同时用力支撑，臀部后移，逐渐将身体放低，最后躺在床上。

（5）由坐位到立位：患者坐在床边，双足分开与肩同宽，双足足跟略后于两膝，双臂前伸，躯干前倾，重心前移，臀部离开床面，双膝前移，双腿同时用力慢慢站起。

（6）由立位到坐位：患者背靠床站立，下肢平均负重，双臂前伸，躯干前倾并保持脊柱伸直，两膝前移，屈膝、屈髋，慢慢向后、向下移动臀部，坐下。

（7）由床到轮椅的独立转移：患者坐在床边，双足平放于地面，轮椅置于患者一侧与床成45°角，制动，移开近床侧脚踏板。患者一只手支撑于轮椅远侧扶手，向前倾斜躯干，另一只手于床面用力支撑，抬起臀部，以双足为支点旋转身体直至背靠轮椅，确信双腿后侧贴近轮椅后正对轮椅坐下。

2. 辅助转移

（1）辅助卧位：患者坐于床边，双手放在大腿上，治疗师站在其一侧，双膝微屈，用一侧上肢托住患者的颈部和肩部，将另一只手置于患者的腿下，令其侧躺并帮助其双腿抬到床上。患者将双侧前臂置于腰及大腿下方，手和足用力支撑床面，调整好姿势达到舒适的卧位。

（2）辅助坐起（图3-6）：患者侧卧位，屈膝。治疗师先将患者双腿放于床边，然后一只手托住下方的腋下或肩部，另一只手放在患者上方骨盆或两膝后方，令患者向上侧屈头部，治疗师抬起下方的肩部，以骨盆为枢纽转移成坐位。

（3）由坐位到立位（图3-7）：患者坐于床边，躯干挺直，双足平放地上，双手握住伸肘。治疗师坐在患者一侧，指引患者躯干充分前倾，髋关节尽量屈曲，引导患者将重心向前移到前足掌，一只手放在膝上，重心转移时帮助把膝向前拉，另一只手放在对侧臀部帮助抬起身体。患者伸髋伸膝，抬臀离开床面后挺直躯干，起立后下肢对称负重，治疗师用膝部顶住患者膝部以防患膝突然屈曲。

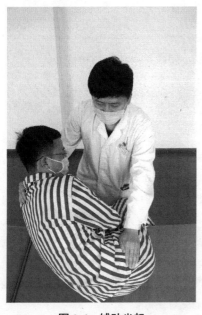

图3-6 辅助坐起

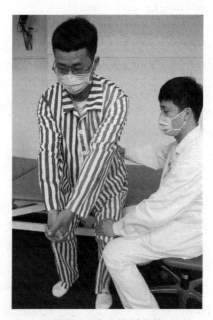

图3-7 由坐位到立位

（4）由立位到坐位与上述顺序相反。

（5）辅助下由床到轮椅的转移：坐在床边，双足平放于地面上，轮椅与床成45°角，制动，移开近床侧脚踏板。治疗师面向患者站立，双膝微屈，腰背挺直，双足放在患者一足的两边，用自己的膝部在前面抵住患者的膝部（防止膝关节外旋），一只手从腋下穿过置于患者肩胛上，将患者前臂放在自己的肩上，抓住肩胛骨的内缘，另一上肢托住患者另一侧上肢，使其躯干向前倾。将患者的重心前移至其足上，直至患者的臀部离开床面。治疗师引导患者转身坐于轮椅上。

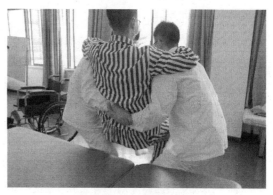

图 3-8 坐位移动

3.被动转移

（1）标准式

1）坐位移动（图 3-8）：患者坐直，双臂伸展，两名治疗师分别立于患者两侧，面向患者背侧，两腿分开，髋、膝微屈，头与腰背伸直，用肩抵住患者侧胸壁，患者上肢落在治疗者后背上，两名治疗者一手通过患者股后部互握对方之腕，保持搬运时患者的躯干正直，然后两人同时伸直腰腿将患者抬起放入移动工具中。

2）卧位移动（图 3-9）：患者仰卧位，双手置于腹部，治疗师分别站在患者两侧，单腿跪于床上，一只手拉住患者腰带，另一只手拉住肩部两端衣服将肩膀提起，两人同时用力移动患者。

（2）穿臂搬运法（图 3-10）：患者坐位，前臂互握，一名治疗师站在患者椅或床的后面，身体贴近他的背部，两手穿过患者腋窝伸至患者胸前，分别握住患者两前臂；另一名治疗师站在患者的侧面，双手分别置于患者双侧大、小腿之后。两人同时将患者抬起并搬到需要的位置。

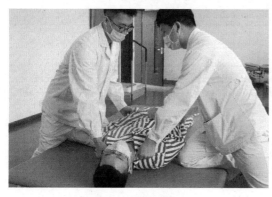

图 3-9 卧位移动

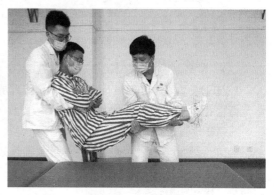

图 3-10 穿臂搬运法

六、牵伸训练

（一）定义

牵伸训练是指通过徒手、沙袋、牵伸带、牵伸支架等方法，重新获得关节周围软组织的伸展性、降低肌张力，改善或恢复关节活动范围的方法。

（二）牵伸的原则

1.明确牵伸和限制的肌肉和关节，充分固定好近端，牵伸动作缓慢可控制。

2.牵伸后一般肌肉酸痛不应持续 24 小时以上，否则需调整牵伸的强度。

3.为避免牵伸中挤压关节，可对关节先稍加分离牵引，力度适中、缓慢、持久。

4.避免过度牵伸已长时间制动或不活动的组织，容易造成软组织损伤。

5.避免牵伸出现水肿的组织和过度牵伸肌力较弱的肌肉。

（三）牵伸方法

1. 患者体位舒适、放松，被牵伸部位处于抑制反射、易于牵伸的肢体位置，充分暴露牵伸部位，去除绷带、夹板或较多的衣服。

2. 如果是软组织挛缩引起，选用肌肉牵伸技术；如果是关节本身的原因，可选用关节松动术或两者兼顾，肌肉牵伸时，方向与肌肉紧张或挛缩的方向相反。

3. 牵伸的强度在关节无痛或微痛的范围内实施，低强度长时间的牵伸效果优于高强度短时间的牵伸。

4. 被动牵伸持续时间一般为每次 10～15 秒，也可达 30～60 秒，重复 10～20 次，使被牵伸肌肉在长度上延伸，局部有紧张牵拉感；每次间隔时间为 30 秒，同时配以手法按摩来放松。

5. 机械性牵伸为每次 15～20 分钟，每日 1～2 次，10 天为 1 个疗程，一般需要 3～5 个疗程。

（四）禁忌证

关节内或关节周围组织炎症，如结核、感染，特别是在急性期；新近发生的骨折、肌肉韧带损伤；组织内有血肿或有其他创伤；神经损伤或神经吻合术后 1 个月内，关节活动或肌肉被拉长时剧痛；严重骨质疏松症等忌用。

七、呼吸及咳嗽训练

（一）定义

呼吸训练是指通过改善呼吸肌的肌力、耐力及协调性，以保持或改善胸廓的活动度，激励有效呼吸方式，增强肺部整体功能的方法。

（二）呼吸训练的原则

1. **超量恢复**　通过加载负荷后达到负荷前的初始水平，并在短期内超过初始水平，达到超量负荷恢复能力。

2. **超量适应**　运动训练后身体会经过负荷、疲劳、恢复、超量恢复过程，即从不适应、疲劳、适应、超适应阶段，从而进一步提高训练效果。

3. **特定激活训练**　根据个体情况，选择适合的运动负荷，避免损伤，并积极主动休息，补充能量，恢复体力。

4. **全身性训练**　呼吸训练不仅仅单纯指呼吸肌训练，还包括全身的肌肉共同参与。

（三）呼吸训练方法

1. **横膈肌阻力训练**　患者仰卧位，头略抬高，在上腹部放置 1～2kg 的沙袋，深吸气同时保持胸廓平静，沙袋重量以不妨碍膈肌活动及上腹部鼓起为宜，逐渐延长患者阻力呼吸时间，当能够保持横膈肌呼吸模式且吸气不会影响辅助肌约 15 分钟时，可增加沙袋重量。

2. **腹式呼吸训练**　患者斜躺坐姿位，放松。治疗师将手放在前肋骨下方的腹直肌上，令患者用鼻缓慢地深吸气（但胸廓及肩部保持平静，腹部鼓起），有控制地呼气，将空气缓慢排出体外，重复 3～4 次后休息（不可过度换气）。

3. **有效咳嗽及咳痰训练**　患者坐位，身体稍前倾，双臂可支撑在膝上，以放松腹部肌肉利于其收缩。治疗师立于患者体侧，指导患者用腹式呼吸深吸气，屏气 3～5 秒后，进行 2～3 次短促有力咳嗽，运用腹肌的有力收缩将痰液排出。

4. 辅助咳嗽训练（图 3-11） 患者仰卧位，放松。治疗师坐于患者一侧，一只手放于患者剑突远端的上腹部，另一只手压在前一只手上，交叉，手指张开，嘱患者深吸气，即将要咳嗽时，治疗师向内、向上压迫腹部，将膈肌上推。

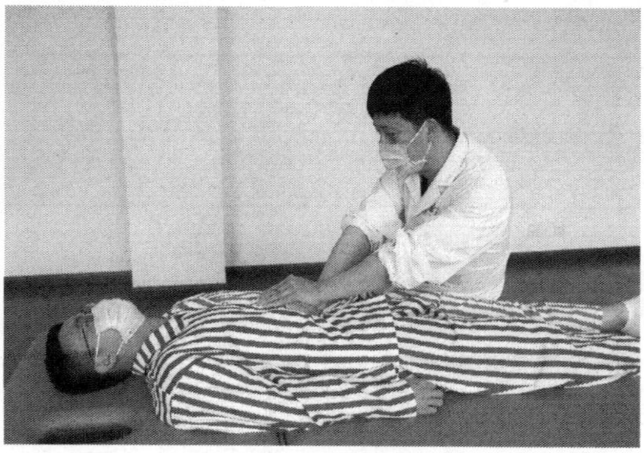

5. 自我咳嗽训练 患者坐位，手臂交叉放在腹部，或手指交叉放在剑突下方，深吸气，双手将腹部向内向上推，即将咳嗽时身体前倾。

图 3-11 辅助咳嗽训练

（四）适应证

适用于急性 / 慢性肺疾病、手术 / 外伤所造成的胸部或肺疾病、支气管痉挛或分泌物滞留造成的继发性气道阻塞、中枢神经系统损伤后肌无力等病变。

（苏 彬）

第 4 章

物理因子治疗

第一节 概 述

一、定义

物理因子治疗，简称理疗，是指应用天然的或人工的物理因子作用于人体，通过人体神经、体液、内分泌及免疫机制，达到预防、保健、治疗的目的。

二、物理因子治疗内容

包括光、电、声、磁、冷、热、水、力8种物理因子，其中力就是指运动疗法。此外，还有传统物理治疗方法。

三、理疗的治疗作用

（一）抗菌消炎

紫外线对多种细菌均有杀灭作用，可以用于室内空气、物体表面和水及其他液体的消毒。也可以用来照射感染的伤口，帮助伤口愈合，如小剂量紫外线照射、锌离子导入等有促进伤口愈合的作用。

（二）镇痛、镇静

高频电治疗可消炎止痛；缺血性或痉挛性疼痛可采用温热疗法、磁场疗法，改善血液循环，放松肌肉，消除痉挛；神经痛可用药物离子导入疗法或应用低、中频电疗。

（三）兴奋神经肌肉

低、中频电疗法有兴奋运动神经、肌肉的作用，用于治疗周围神经麻痹及肌萎缩，如神经损失的神经肌肉电刺激疗法。

（四）缓解肌肉痉挛

生物电能渗透到人体后，使血管扩张，血流阻力及血液黏稠度降低，改善血液循环。有缓解痉挛作用的物理因子有短波、超短波和微波疗法等，作用较深；作用于浅部组织的有石蜡疗法、红外线疗法，此外还有作用于全身的热水浴等疗法。

（五）软化瘢痕，消散粘连

音频电疗法、石蜡疗法、超声波疗法、碘离子导入疗法，有明显软化瘢痕和消散粘连的作用，如手术后的瘢痕，可采用音频电疗法用于软化瘢痕，松解粘连。

（六）其他疗法

生物反馈疗法可治疗心身疾病，理疗的综合作用可提高机体免疫力、预防骨质疏松、抗癌等。

四、理疗的特性、疗程、剂量

（一）理疗的特异性作用

理疗在小剂量条件下作用最明显，使用较大剂量时，由于热运动，可掩盖其特异性作用效应。小剂量或中等剂量具有兴奋促进作用，大剂量起抑制作用，超大剂量则产生破坏作用。

（二）疗程

急性病疗程较短，3～8 次为 1 个疗程；慢性病 12～20 次为 1 个疗程，疗程间歇期为 1～2周，每年不宜超过 3～4 个疗程。

（三）两种以上的理疗同时应用

1. 作用基本相同的理疗方法不能同日综合应用，如短波和超短波不能同日应用。

2. 具有拮抗作用的理疗不可同时应用，如同一部位，不可先紫外线照射后，再做红外线治疗。

（四）禁止使用理疗的部位

鼻黏膜、颈动脉窦、下颌区等部位不能使用理疗。

五、理疗技术操作流程

（一）治疗前

1. 核对信息　包括患者姓名、疾病诊断、理疗目的、理疗种类、治疗部位、有无过敏史、身上是否有金属内置物、有无理疗的禁忌证。

2. 物品管理　高频电治疗前，应除去患者身上一切金属物品（手机、手表、项链、皮带、钥匙等），并存放在安全的地方，有条件者可以放在柜子里，上锁管理。

3. 治疗部位检查　包括皮肤有无破损，是否潮湿，有无汗液，是否外涂药膏，感觉是否正常。

4. 仪器安全检查　开机前，检查仪器按钮是否处于零位，仪器连接是否正确，仪器有无故障。

5. 告知　初次治疗者，应告知治疗中正常的感觉和反应，嘱咐患者治疗中勿触碰仪器及随意变换体位，如有不适，及时告知理疗师。

（二）治疗中

1. 开机，预热，选择治疗处方，设定治疗时间，调整治疗强度，开始治疗。

2. 治疗过程中，经常询问患者感觉，及时调整治疗剂量。

3. 加强巡视，注意仪器运行状态是否正常。

（三）治疗结束

1. 仪器按钮归零，关闭电源，整理仪器。

2. 检查患者治疗部位皮肤，有无红肿和破损。

3. 如患者不能耐受或不配合，应及时与医师沟通，及时调整理疗方案。

（四）理疗流程

见图 4-1。

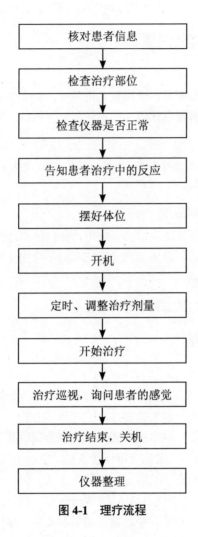

图 4-1　理疗流程

第二节　电疗法

一、直流电疗法

（一）定义

直流电疗法是指在导体中，电荷流动的方向不随时间而改变，用此方法治疗疾病，称直流电疗法。

（二）治疗作用

1. 对组织兴奋性的影响：组织在阳极下兴奋性下降，在阴极下兴奋性升高，并可扩大到周围 2cm 左右。

2. 促进局部血液循环。

3. 改善局部营养和代谢。

4. 加快骨折愈合，调整神经系统功能等。

（三）操作方法

直流电疗法的治疗技术包括衬垫法、水浴法和眼杯法等。

1. 检查患者皮肤有无知觉障碍或破损。

2. 根据治疗部位选择金属极片及衬垫，衬垫温湿，极板平坦，导线连于机器输出端。

3. 金属电极放于尘垫上，然后将衬垫置于治疗部位，用沙袋或塑料搭扣、绷带将电极固定。

4. 检查电疗机，确保输出按钮在零位，转向开关正确，导线连接无误。

5. 打开总开关，再开分开关，缓慢旋转电位器，调节电流，使电流表指针平稳上升，一般先达到所需电流强度的 2/3，然后逐渐增加至所需电流强度。

6. 电流密度以衬垫面积来计算，成人治疗的电流为 $0.03 \sim 0.1 \text{mA/cm}^2$。

7. 治疗结束后，缓慢将电位器旋回到零位，取下电极与衬垫，检查皮肤有否灼伤，关闭电源。

8. 治疗时间一般为 $15 \sim 25$ 分钟，每日或隔日 1 次，$15 \sim 20$ 次为 1 个疗程。

（四）适应证与禁忌证

1. 适应证　神经痛、神经炎、疼痛、慢性炎症、皮肤缺血性溃疡、血栓性静脉炎、骨折、神经损伤等。

2. 禁忌证　恶性血液系统疾病、恶性肿瘤、急性湿疹、皮肤感觉障碍、电流不能耐受者。

（五）注意事项

1. 治疗前除去治疗部位及其附近的金属物。

2. 电极插入衬垫的套后，务必使衬垫的厚层紧贴患者的皮肤。

附：直流电药物离子导入疗法

直流电药物离子导入疗法是使用直流电将药物离子通过皮肤、黏膜或伤口导入体内进行治疗的方法，选择离子导入用药的原则如下。

1. 药物易溶于水，易于电离。

2. 明确需导入的药物有效成分及其极性。

3. 成分纯，不得同时应用几种药物或单味、多味中草药煎制导入，或阴阳极交替导入。

4. 局部用药有效。

5. 一般不选用贵重药。

二、低频电疗法

（一）定义

低频电疗法是指应用脉冲频率在 1000Hz 以下的脉冲电流作用于人体治疗疾病的方法，包括神经肌肉电刺激疗法（NMES）、经皮电刺激神经疗法（TENS）、功能性电刺激疗法等。

（二）治疗作用

低频电的特点是电压低，电流小，可调节，作用较浅；对感觉神经和运动神经有较强的刺激作用；有一定的电解作用，但无明显热作用。

1. 预防肌萎缩   规律性收缩和舒张会产生"唧筒效应",促进静脉和淋巴回流,改善代谢和营养。

2. 镇痛   通过血液循环的改善,促进致痛物质的代谢,达到镇痛的效果。

3. 抑制肌肉的纤维化   电刺激可以防止肌肉结缔组织变厚和变硬。

(三)操作方法

分双极法和单极法,一般主张用双极法,能使电流集中于病肌而不影响邻近肌肉,但当肌肉过小或刺激整个肌群时,应采用单极法。

1. 暴露治疗区域皮肤,仪器电流输出调零后开机,选择合适的电极,采取并置法或对置法或交叉并置法,电极紧密平整接触皮肤。

2. 选择恰当的处方,缓慢调节刺激强度,治疗剂量以感觉阈或运动阈为标准,治疗中可根据需要调节强度。

3. 治疗结束后,输出调零,取下电极后检查治疗部位皮肤,关机。

4. 消毒电极衬垫,备下次使用。

治疗初期,每次治疗肌肉收缩 10 ～ 15 次,休息 3 ～ 5 分钟进行第二次治疗,反复 4 次,要求每次治疗肌肉收缩达到 40 ～ 60 次,逐渐增加到 80 ～ 120 次。治疗的肌肉要求收缩足够强,没有疼痛感或疼痛很轻,肌肉收缩幅度每次接近,邻近肌肉反应小;如果出现肌肉收缩先强后弱,伴有明显的颤抖,或每次治疗数小时后仍有僵硬感,说明电刺激过度,应减小电流或立即停止治疗。

(四)适应证与禁忌证

1. 适应证   偏瘫、周围神经损伤、失用性肌萎缩、尿潴留等,适用于失神经支配后 1 个月之内,预防肌萎缩。如患者失神经支配数月,可用于预防肌纤维化。

2. 禁忌证   急性化脓性炎症、出血性疾病、严重心脏病、高热、出血倾向、佩戴心脏起搏器患者及恶性肿瘤部位。

(五)注意事项

1. 避免电流集中引起灼伤。

2. 电极与皮肤应充分接触。

3. 综合治疗,先采用温热治疗法,再行 TENS 进行镇痛,可以提高效率。

4. 电极部位保持清洁。

附:TENS 疗法

1. 治疗作用   镇痛。

2. 操作方法   电极置于疼痛点、运动点、扳机点或穴位上,或置于病灶同节段的脊柱旁,或放置在术后切口两边,电极可以是并置或对置,每次 30 ～ 60 分钟,每日 1 ～ 2 次,老年人如果疼痛部位明显,可放在疼痛部位镇痛,如老年人患骨性关节炎,可放在髌韧带两侧(内、外膝眼穴)镇痛效果较好。

3. 适应证   各种急、慢性疼痛,如软组织损伤、骨折及骨折术后疼痛、神经痛(带状疱疹)、内脏痛及慢性疼痛(腰背痛、关节炎、神经源性疼痛、头痛等)。

4. 禁忌证   佩戴心脏起搏器者及颈动脉窦、孕妇的腹部和腰骶部、眼睛、脑血管意外患者的头部禁用。

三、中频电疗法

（一）定义

应用频率为 1 ～ 100kHz 的脉冲电流治疗疾病的方法，称为中频电疗法，包括音频电疗法、干扰电疗法、调制中频电疗法等。

（二）治疗作用

中频电的特点是无电解作用；组织电阻低，电流强度大，作用较深；对运动神经的综合刺激效应；有一定热作用；调制中频电流兼有低、中频电流的作用。

1. 镇痛。
2. 促进血液循环。
3. 促进骨骼肌收缩。
4 软化瘢痕。

（三）操作方法

1. 选择适宜的硅胶电极，温而略湿的衬垫，置于治疗部位，对置或并置，颅脑区不能用对置法（心前区禁用），用沙袋或绑带固定。

2. 选择相应的处方。

3. 按下"启动"（或开始）键，调节电流强度，边调节边询问患者，直至能耐受为止。由于人体对电流开始时比较敏感，几分钟后可做适当调节，输出电流增大到患者能耐受为止。

4. 治疗完毕，仪器自动停止电流输出，并发出提示音，这时可取下电极，关闭电源。

5. 中途停止可先电流强度按钮归"0"，再按"停止"键，治疗暂停。

6. 每日 1 次，每次 20 分钟，必要时上、下午各 1 次，每次 10 ～ 20 分钟，12 次为 1 个疗程。

（四）适应证与禁忌证

1. 适应证　颈椎病、肩周炎、腰椎间盘突出症、骨性关节炎、瘢痕、粘连、扭挫伤、注射后硬结、慢性盆腔炎、带状疱疹、声带小结、失用性肌萎缩、颞颌关节紊乱、胃下垂、便秘、网球肘、肌腱炎、面瘫、周围神经损伤、肌筋膜炎等。

2. 禁忌证　出血倾向、金属异物局部、有心脏起搏器、心前区、孕妇腰腹部。

（五）注意事项

1. 治疗前，需告知治疗的正常感觉，使患者更好地配合治疗，如皮肤微细损伤，局部可用绝缘衬垫后使用中频电疗法。

2. 局部感觉障碍区域治疗时，需采用小剂量，电极固定，保证治疗过程中电极不滑落。

3. 治疗中电极下不应有疼痛感，如出现疼痛，可能为电极与皮肤接触不良、电流集中于某一点所致。

4. 等幅中频电疗仪不应与高频电疗仪同放一室，更不能同时工作。

四、高频电疗法

（一）定义

高频电疗法是指应用频率高于 100kHz 的电流作用于人体治疗疾病的方法，常用的高频电疗法有短波疗法，超短波疗法、微波疗法等。

（二）治疗作用

高频电的特点是无电解作用；对神经、肌肉无兴奋作用；治疗时电极可以离开皮肤。高频电具有热效应，即作用于人体组织时，由于组织内产生传导电流的欧姆耗损及位移电流的介质耗损，产生明显的热效应，其"非热"效应是由于高频电作用于人体组织，产生离子移动，影响人体的生物学。

1. 改善血液循环。
2. 消炎、镇痛。
3. 缓解痉挛，降低肌张力。
4. 加强组织代谢。
5. 增强机体免疫能力。

（三）操作方法

1. 检查：开关旋钮放在指定位置，电流输出为"0"位，电极导线的插头牢固。
2. 预热：接通电源，预热 2 ～ 3 分钟，然后将电极放置于治疗部位，电极对置摆放时需要注意以下几点。

（1）两电极与体表平行放置。

（2）电极之间的距离大于一个电极的横径。

（3）体表凸凹不平部位可用软垫铺平。

3. 按照治疗仪的输出功率、病灶部位的深度与患者的温热感觉调节，调节电极与体表之间的间隙，如超短波微热量治疗时，小功率治疗仪电极与体表间隙为 0.5cm，大功率治疗仪电极与体表间隙为 4 ～ 5cm，温热量、热量治疗时适当减小间隙。

4. 将输出挡调至"治疗"挡，仪器输出处于谐振状态。

5. 设置治疗剂量：治疗剂量分 4 级。

Ⅰ级，无热量：无温热感，适用于急性炎症、水肿显著、血液循环不良者。

Ⅱ级，微热量：微热感，适用于亚急性、慢性炎症。

Ⅲ级，温热量：有明显温热感，适用于慢性炎症、慢性疾病。

Ⅳ级，热量：有可耐受的灼热感，适用于恶性肿瘤。

6. 治疗中应经常询问患者，出现不适如头晕、心慌，应停止治疗。

7. 治疗结束后，将输出挡调回到"0"位，关闭电源，取下电缆，移开电极。

（四）适应证与禁忌证

1. 适应证　亚急性及慢性炎症、疼痛，如呼吸系统炎症、消化系统炎症、泌尿系统炎症、生殖系统炎症、关节炎引起的疼痛、急性肾衰竭等，也可配合化疗及放疗治疗肿瘤。

2. 禁忌证　出血倾向、结核病、身体局部有金属物、佩戴心脏起搏器患者。

（五）注意事项

1. 治疗室需绝缘环境，需木制的地板、治疗床及治疗椅，暖气水管加隔离灶，治疗仪需接地线。

2. 除去身上所有金属物，身体有金属异物者禁用。

3. 治疗部位干燥，如有伤口需除去湿敷料及分泌物。

4. 治疗部位需平整，如有凸凹不平应适当增大治疗间隙；双膝或双踝对置治疗时需要放置衬垫。

5. 电极面积需大于病灶，并平行于体表。电极电缆线不可交叉打卷（用毛巾隔开），治疗中患者不得移动体位，不能触摸仪器。

第三节　光疗法

一、红外线疗法

（一）定义

红外线疗法为肉眼看不到的光线，应用红外线治疗疾病的方法，称为红外线疗法。

（二）治疗作用

红外线不接触患者体表；对伤口治疗安全、无感染风险；但光线易刺激眼睛。

1. 消肿止痛：红外线可改善局部的血液循环，促进肿胀消退，镇痛。

2. 降低肌张力，缓解肌痉挛。

3. 减少渗出，使表面干燥，促进组织再生。

（三）操作方法

1. 检查灯泡、辐射板有无碎裂，灯头安装是否牢固，支架是否稳妥，然后接通电源，预热5 ～ 10 分钟。

2. 取舒适体位，充分暴露治疗部位。

3. 移动灯头，将灯头对准病灶部位，患者以有舒适温热感为度（或专业人员将手放在照射局部上面，以有温热感为宜），辐射器距离病变部位 30 ～ 60cm。

4. 保持皮肤干燥，如出汗，需拭去汗水，防止烫伤。

5. 治疗结束，移开灯头，检查皮肤，是否有灼伤。

6. 关机。

红外线治疗一般每日 1 次，每次 20 ～ 30 分钟。

（四）适应证与禁忌证

1. 适应证　风湿性肌炎、非特异性关节炎、关节痛、扭挫伤、腰肌劳损、周围神经痛、冻伤、骨折后遗症、滑囊炎、术后粘连。

2. 禁忌证　急性损伤、化脓性炎症、循环障碍、局部皮肤感觉障碍、血栓性深静脉炎、认知功能障碍、恶性肿瘤、水肿及出血倾向、老弱年幼失能者等。

（五）注意事项

1. 头、面、肩、胸部治疗时，患者应戴墨镜或以布巾、纸巾或浸水棉花覆盖眼部，避免红外线直射眼部。

2. 治疗部位有伤口时，应先给予清洁擦净处理。

3. 治疗过程中患者不得随意挪动体位或拉动灯头，以防烫伤。

4. 治疗过程中如出汗过多，感觉头晕、心慌等应适当加大灯距，治疗后休息、饮水。

5. 神志昏迷者或局部有感觉障碍、血液循环障碍、瘢痕者治疗时应适当加大灯距或关闭部分灯泡，以防灼伤。

6. 多次治疗后治疗部位皮肤可出现网状红斑和色素沉着。

二、紫外线疗法

（一）定义

紫外线为不可见光，波长为 400 ～ 100nm，位于紫光之外。紫外线作用于人体组织后主要产生光化学效应，故又有光化学射线之称，应用紫外线治疗疾病的方法称紫外线疗法。紫外线依波长可分为长波紫外线（UVA），中波紫外线（UVB）和短波紫外线（UVC）。

（二）治疗作用

紫外线根据波长不同，治疗作用也有所区别。长波紫外线：波长 400 ～ 320nm，有明显色素沉着，可产生荧光反应，可与光敏剂配合治疗白癜风。中波紫外线：波长 320 ～ 270nm，有明显红斑反应，可使维生素 D 原转化为维生素 D，促进组织再生，有抗佝偻病作用。短波紫外线：波长 270 ～ 180nm，具有很强的杀菌作用。

1. 红斑反应：以一定剂量的紫外线照射皮肤后，经过一定时间，皮肤上呈现边界清楚、均匀的充血反应，此种红斑反应是一种光化学皮炎，属于非特异性炎症。

紫外线照射的剂量以最小红斑量（minimal erythema dose，MED）表示，即紫外线在一定距离下垂直照射人体一定部位，皮肤引起最弱红斑所需要的时间。MED 反映机体对紫外线的敏感性，故又称生物剂量，其计量单位为秒（s）。

2. 色素沉着

（1）直接色素沉着：紫外线照射后立即出现，1 ～ 2 小时达到高峰，之后逐渐消退，6 ～ 8 小时恢复正常。

（2）间接色素沉着：即延迟色素沉着，于照射数日后出现，是皮肤中色素小体和黑色素增多的结果。

3. 杀菌、消毒、清洁创面

（1）对 DNA 的影响：大剂量紫外线照射可以使 DNA 严重受损，结构改变，引起细胞生命活动的异常，甚至死亡，从而达到杀菌的作用。临床用紫外线照射、消毒、清洁创面、黏膜、伤口、窦道、瘘管等各种感染。

（2）对 RNA 的影响：大剂量紫外线照射可以使 RNA 破坏、蛋白质分解和蛋白变性，与对 DNA 破坏作用一致，可以杀菌、消毒、清洁创面。此外，紫外线可以使皮肤某些酶的活性降低，达到杀菌的作用。

4. 脱敏作用：大剂量紫外线可以引起 RNA 破坏、蛋白质分解和变性，从而治疗过敏性哮喘等。

5. 促进钙磷代谢：紫外线可使人体皮肤中的 7- 脱氢胆固醇转变成维生素 D_3，进入人体促进肠道对钙磷的吸收及骨组织的钙化。小剂量紫外线照射可促进钙的吸收，预防骨质疏松，消除炎症，如毛囊炎、甲沟炎、皮肤的感染等；大剂量紫外线照射可治疗局部化脓性感染等。

正常人体每天需要 20 分钟的紫外线照射，如果每天的照射量不足可以在周末补充照射时间。长期卧床患者每天给予紫外线照射，对于预防骨质疏松具有重要的意义。

6. 提高人体免疫力。

（三）操作方法

1. 全身照射法 全身暴露（可穿短裤），戴好护目镜，灯距 50～100cm，剂量一般从 1/8、1/6、1/4 或 1/2MED 开始，每日 1 次。紫外线照射剂量分级如下。

0 级，红斑量：照射剂量 1MED，照射后无肉眼可见的红斑反应。

Ⅰ 级，红斑量（弱红斑量）：照射剂量 1～2MED，照射后出现轻微的红斑反应，但 24 小时消退。

Ⅱ 级，红斑量（中红斑量）：照射剂量 3～5MED，照射后出现明显的红斑反应，伴有皮肤水肿，2～3 日消退，皮肤有脱屑及色素沉着。

Ⅲ 级，红斑量（强红斑量）：照射剂量 6～10MED，照射后 2～3 周红斑消退，皮肤大片状脱皮，色素沉着明显。

Ⅳ 级，红斑量：照射剂量 20MED 以上，主要用于炎症及感染的创面。

2. 局部照射法 舒适体位，暴露治疗部位，将光源照射治疗部位，非照射区用治疗巾遮盖，根据局部皮肤的敏感性选择照射剂量。

3. 中心重叠照射法 即病变中心区的重叠照射，达到中心区大剂量、周边区小剂量的方法，一般病变中心区 10～20MED 以上，周围区 3～5MED。

（四）适应证与禁忌证

1. 适应证 感染、呼吸道炎症、关节炎、附件炎、佝偻病等。

2. 禁忌证 恶性肿瘤、出血倾向、活动性结核、急性湿疹、红斑狼疮、日光性皮炎、血卟啉病、色素沉着性干皮症、皮肤癌变、血小板减少性紫癜、光过敏症。

（五）注意事项

1. 准确掌握照射时间，时间过长会导致皮肤灼伤。

2. 操作者应戴护目镜，保护皮肤。

3. 非照射区必须以布盖严，予以保护。

4. 如发现紫外线照射过量，应立即停止治疗。

三、激光疗法

（一）定义

激光疗法是指利用激光的特性，照射人体的局部以治疗疾病的方法。

（二）治疗作用

激光的特性：亮度高，可集中能量，可用于切割、气化和凝固治疗；方向性好，可用于定位、导向、测距；单色性好，可引发某些特殊的化学反应，可选择性破坏某种化学键，但也容易导致角膜损伤等。

1. 热作用 引起组织升温，随激光能量的增加而上升。热至温热（37～39℃），热至红斑（43～45℃），热至水疱（47～48℃），热至凝固（55～60℃），热至沸腾（100℃），热至炭化（300～400℃），热至燃烧（500℃），热至汽化（5000℃以上）。

2. 压强作用　用激光的压力击碎色素颗粒、结石、打通狭窄的房角等。

3. 光化作用　如杀菌、色素沉着、维生素合成、红斑效应等。

4. 电磁作用　使细胞损伤和破坏，治疗肿瘤。

5. 生物刺激作用　低强度激光对机体免疫功能起双向调节作用，增强白细胞的吞噬功能。

（三）操作方法（低强度激光）

1. 接通电源，启动激光管，调整电压电流，使发光稳定。

2. 取舒适体位，充分暴露治疗部位，如为穴位治疗应找好穴位。

3. 移动激光器或光导纤维，使输出的光斑对准治疗部位，每个穴位治疗 3～5 分钟。

4. 照射结束后，移开激光管、光导纤维。

（四）适应证与禁忌证

1. 适应证　低强度激光可治疗皮肤及皮下组织炎症、伤口愈合不良、慢性溃疡、口腔溃疡、过敏性鼻炎、带状疱疹、支气管炎、神经痛等；高强度激光可用于治疗皮肤赘生物、宫颈糜烂等。

2. 禁忌证　恶性肿瘤、皮肤结核、高热、出血倾向。

（五）注意事项

1. 光导纤维不得扭曲和挤压，以防折断。

2. 激光管有激光输出时，不得直接照向任何人的眼部或经反射区反射至人的眼部，操作者需戴激光防护镜。

3. 治疗过程中，不得随意挪动体位或挪动激光管。

4. 3～6 个月检查激光器的输出强度，强度过弱时应停止使用，更换灯管。

第四节　冷疗法与热疗法

一、冷疗法

（一）定义

冷疗法是利用低于体温与周围空气温度、但高于 0℃ 的低温，使机体发生一系列功能性改变而达到治疗目的的方法。

（二）治疗作用

冷疗的特点是可使局部血管收缩，降低炎症反应，使神经传导速度减慢，抑制致痛物质释放。

1. 消肿止痛。

2. 解痉镇痛。

（三）操作方法

1. 冰袋(1.5～13℃)　进行局部冷疗，间隔 1～3 分钟更换 1 次，冷敷累计时间 8～10 分钟。也可根据患者耐受情况，将碎冰放入塑料袋中，持续冷敷 15～20 分钟，每日 3～4 次，或缓慢移动摩擦，持续 15～20 分钟；也可将毛巾浸入冰水后拧出多余水分，敷于患部，每 3 分钟更换 1 次，每次 15～20 分钟。

2. 冰水浴　将病变部位直接浸入 4～10℃ 的冰水中数秒，可浸入 3～5 次。

3. 氯乙烷喷雾疗法　握住冷喷雾剂，在距离皮肤 3～5cm 处，压住按钮，喷射 3～5 秒，每日 1 ～ 3 次，适用于急性软组织损伤。

（四）适应证和禁忌证

1. 适应证 高热、急性软组织损伤、急性关节炎、骨折术后肿胀疼痛、出血、关节粘连康复牵拉后。

2. 禁忌证 缺血性疾病、高血压、冠心病、雷诺病、感觉丧失者。

（五）注意事项

1. 严格控制治疗温度和时间，防止冻伤。

2. 冷气雾喷射禁用于头面部。

3. 对冷过敏者，皮肤出现瘙痒、潮红、水肿、荨麻疹、心动过速、血压下降等现象时应立即中止治疗。

4. 治疗前检查制冷设备、检查局部皮肤是否破溃。

二、热疗法

（一）定义

热疗法又称传导热疗法，是指利用加热的各种热源作为介质（如蜡、泥、中药等），直接接触人体将热传递至体内以治疗疾病的方法，包括蜡疗、干热敷、湿热敷、药物热敷、泥疗、中药热熨等。本书着重介绍蜡疗法。蜡疗法是利用石蜡作为介质作用于人体治疗疾病的方法，属于热疗法范畴。

（二）治疗作用

蜡的特点：是医用石蜡，熔点 50 ～ 60℃，热容量大，热效应好；具有良好的黏滞性和可塑性。

1. 温热作用 促进人体新陈代谢，人体的代谢随温度的增加而加快，一般温度每升高 10℃，机体酶的活性增加 2 ～ 3 倍，表现在消化系统更为突出，温热可以使胃黏膜血流量增加，增加消化液的分泌。

2. 机械作用 石蜡的可塑性及黏滞性使之与皮肤紧密接触，当冷却后体积缩小，对治疗部位起到机械压迫作用，有利于水肿的消除及淋巴的回流。脑卒中后由于肢体运动功能障碍，导致肢体末端循环不良而肿胀者，采用蜡疗有利于肿胀的消除。

3. 松解粘连、软化瘢痕 石蜡的机械压迫可增加胶原纤维的延展性，软化瘢痕，松解粘连，常用于骨折术后的康复治疗。

（三）操作方法

1. 蜡饼法 充分暴露皮肤，并用清水清洗，将石蜡从恒温箱中取出（恒温箱温度一般 42 ～ 45℃），将加热熔化的蜡液倒入瓷盘或铝盘内，蜡液厚 1 ～ 2cm，待冷却至初步凝结时，敷于治疗部位，外用塑料布、棉垫包裹保温，绷带固定 20 分钟，此法多用于躯干或肢体等面积较大部位的治疗。

2. 刷蜡法 将加热后完全熔化的蜡液冷却到 55 ～ 65℃时，用毛刷蘸蜡液后在病患部位均匀涂刷，使蜡液在皮肤表面冷却凝成一薄层蜡膜，如此反复涂刷，直到蜡膜厚 0.5 ～ 1cm 时，外面再包一块热蜡饼，或继续将蜡涂刷到 1 ～ 2cm 厚，然后用塑料布、棉垫包裹保温。

（四）适应证和禁忌证

1. 适应证　关节退行性病变、软组织损伤、坐骨神经痛、皮肤瘢痕等。

2. 禁忌证　恶性肿瘤、高热、急性炎症、急性损伤、皮肤感染及有开放性伤口部位。

（五）注意事项

1. 将治疗部位清洗干净，剃去毛发，检查皮肤感觉、血液循环情况，防止过热烫伤。

2. 注意避免温度的累积，如刷蜡不要超过前一次蜡膜边缘，如果出现皮疹、瘙痒等过敏症状，或红斑、水疱等，需中断治疗。

3. 石蜡属易燃物品，不得直接加热，注意防止石蜡变质、燃烧，定期检查恒温箱的安全性能，有故障时要及时更换，防止火灾。

4. 每 1 ～ 3 个月更新或增加新蜡 10% ～ 20%，也可根据用量确定。

第五节　其他物理因子疗法

一、磁疗法

（一）定义

磁疗法是指利用磁场作用于人体治疗疾病的方法，亦称磁场疗法，分为静磁场疗法和动磁场疗法。

（二）治疗作用

磁疗的特性是具有磁化的特点，即物体因直接接触得到磁性；磁感应指在磁体周围的物体因间接接触被磁化的过程。

1. 止痛：治疗创伤性疼痛、神经性疼痛、炎性疼痛、肿瘤所致的疼痛，其止痛机制包括 4 个方面。

（1）磁场能降低感觉神经末梢对外界刺激的反应，减少感觉神经的传入。

（2）通过磁场感应电流的形成，改善机体血液循环，促进炎性物质的吸收与消散，降低钾离子、缓激肽、5- 羟色胺、乙酰胆碱等致痛物质的浓度，达到消肿止痛的目的。

（3）通过缓解平滑肌痉挛而止痛。

（4）刺激机体分泌类似吗啡样物质而止痛。

2. 镇静，改善睡眠，降压，用于神经衰弱及高血压。

3. 消炎消肿，促进伤口愈合，并使良性肿瘤缩小。

4. 促进骨折愈合。

（三）操作方法

1. 直接敷磁法　将磁片同名极并置直接敷贴于患部，多用表面磁感应强度为 0.05 ～ 0.2T，磁片分为单磁片法、双磁片法、多磁片法。

2. 间接敷磁法　将磁片缝在棉织物间接作用于人体。

（四）适应证与禁忌证

1. 适应证　磁疗可用于保健，对人体的心血管功能、胃肠功能、免疫功能等具有良好的调节作用，适用于高血压、风湿性关节炎、肠炎、慢性气管炎、神经痛、睡眠障碍等。

2. 禁忌证　白细胞总数 $< 4 \times 10^9/L$、危重患者、体质极度衰弱、孕妇下腹部、局部出血倾向、危重患者及内置心脏起搏器者。

（五）注意事项

1. 用 75% 乙醇定期消毒磁片，不得用高热消毒。

2. 磁过敏者，禁止使用磁疗。

二、超声波疗法

（一）定义

超声波疗法是指利用声源的机械振动，引起周围弹性介质的振动，振动沿着介质由近及远传播，形成机械波并作用于人体治疗疾病的方法。

（二）治疗作用

1. 机械作用　超声波的机械振动使介质内部发生有节律的疏密变化，对人体组织细胞产生细微的按摩作用，从而减轻肿胀，促进积液的吸收。

2. 热作用　机械振动导致组织摩擦产生热量，改善组织的血液循环，有利于神经损伤的修复、生殖细胞的增加、骨痂的生成。

3. 空化作用　超声波在介质中传播产生声压，当声压超过液体内聚力时，液体中产生细小空腔，即空化现象。稳定的空腔在声压作用下来回振动，在治疗中起重要作用，而暂时的空腔容易破灭，产生高热、高压、发光、放电等现象，对机体有破坏作用。

（三）操作方法

1. 充分暴露治疗部位，在治疗部位均匀涂耦合剂。

2. 将超声波声头与治疗部位紧密接触，超声波探头不可空载。

3. 打开治疗仪开关，以 $2 \sim 4cm/s$ 的速度移动声头。

4. 治疗时间以 $5 \sim 15$ 分钟为宜，治疗面积为 $1min/cm^2$，每日 1 次，或隔日 1 次，急性病 $5 \sim 10$ 次为 1 个疗程，慢性病 $15 \sim 20$ 次为 1 个疗程。

5. 治疗结束后，将超声输出调回零位，关闭电源。

（四）适应证和禁忌证

1. 适应证　血栓性静脉炎、消化性溃疡、脑血管疾病、神经痛、软组织扭挫伤、关节炎等。

2. 禁忌证　恶性肿瘤、急性全身性感染、高热、出血倾向、严重支气管扩张、化脓性炎症、活动性结核局部、出血倾向局部、置入心脏起搏器。

（五）注意事项

1. 治疗人员自我保护，治疗师可戴双层手套操作，不可用手直接持声头，避免过量超声引起疼痛。

2. 治疗仪器连续使用时，检查声头温度，避免烫伤或损坏仪器。

3. 声头不能空载，声头置于空气中（空载），石英片发出的超声能量会全部被反射，导致声头内晶片过热而损坏。

4. 声头正对治疗部位，并尽可能垂直于治疗部位表面。

三、压力疗法

（一）定义

压力疗法是指在人体外部施加压力，预防或抑制皮肤瘢痕增生及肢体肿胀的治疗方法，包括正压力疗法和负压力疗法。

（二）治疗作用

1. 消肿：压力可提高组织液静水压，促进肢体末端静脉及淋巴管的液体回流，预防下肢静脉血栓和减轻肢体肿胀。

2. 预防瘢痕挛缩、肥厚。

（三）操作方法

1. 正压顺序循环疗法

（1）仰卧位。

（2）选择适合的气囊套在肢体，拉好拉链。

（3）设定压力和时间一般末端压力在 100 ～ 130mmHg。

（4）打开电源。

（5）治疗时间每次 20 ～ 30 分钟。

2. 弹性绷带加压法　肢体包扎时，由远端向近端缠绕，均匀做螺旋形或"8"字形包扎，近端压力必须小于远端压力，每圈间相互重叠 1/3 ～ 1/2，压力以绷带下刚好能放入二指为宜，每层缠绕在肢体的压力 10 ～ 15mmHg，4 ～ 6 小时更换一次。

（四）适应证与禁忌证

1. 适应证　增生性瘢痕、肢体肿胀、截肢残端塑性、预防性治疗（如烧伤预防瘢痕、长期卧床预防下肢静脉血栓、长期站立预防下肢静脉曲张等）。

2. 禁忌证　治疗部位有感染创面、脉管炎急性发作、下肢深静脉血栓等。

（五）注意事项

1. 治疗前向患者说明治疗作用，解除其顾虑，鼓励积极参与并配合治疗。

2. 检查设备是否完好，询问患者有无出血倾向。检查患肢，若有尚未结痂的溃疡或压疮应加以隔离保护后再行治疗，若伤口有新鲜出血则应暂缓治疗。

3. 治疗应在患者清醒的状态下进行，患肢无感觉障碍。

4. 治疗过程中应注意观察患肢皮肤颜色变化情况，并询问患者的感觉，根据情况及时调整治疗剂量。

四、生物反馈疗法

（一）定义

生物反馈疗法（BFT）是指将控制系统的输出信号以某种方式返回控制系统，从而调节控制系统的方法。即将人体正常意识不到的肌电、皮温、心率、血压等体内功能变化，借助电子仪器将其转变成可以意识到的视听信号，并通过指导和自身训练，学会控制自身不随意功能的康复训练方法。

（二）治疗作用

生物反馈的特点是要有将生物信息转换为声、光、图像等信号的电子仪器；要有人的意识（意念）参与，才能构成完整的反馈环。

1. 放松肌肉，缓解痉挛，锻炼肌肉，促进运动功能恢复，增强自主随意控制功能活动的能力。

2. 增加患者的主观能动性。

3. 调节情绪，缓解紧张和焦虑情绪，调节血压和心率。

（三）操作方法

1. 检查治疗仪各开关旋钮是否处在正确位置，保证正常运行。

2. 取舒适体位，暴露治疗部位。

3. 清洁皮肤，将电极固定于治疗部位皮肤上。

4. 将导电膏涂在电极上，固定于治疗部位。治疗头痛时电极置于额部，治疗肢体瘫痪时将电极置于患侧肢体。将两个肌电记录电极并列置于治疗部位，另将地极置于特定位置。将电极导线与治疗仪相连。

5. 接通电源，启动后调节输出旋钮，显示肌电数值，发出灯光及声音信号。

6. 用治疗师或设备的指导语引导患者学会根据视听反馈信号，通过自我控制调节肌电电压，从而使治疗部位的肌肉放松或紧张，进行训练。

7. 治疗完毕，关闭电源，取下电极。

（四）适应证与禁忌证

1. 适应证 头痛、偏瘫、截瘫、颈椎病、腰椎病、高血压、失眠、焦虑症等。

2. 禁忌证 意识障碍及认知障碍者。

（五）注意事项

1. 选取最佳的治疗电极与参考电极放置部位，治疗后在皮肤上做好记号，便于下次治疗时参考。

2. 治疗环境安静，患者注意力集中，仔细体会肌肉放松与紧张的感觉，注意视听信号和治疗师或设备的指导语。

3. 治疗师指导语的速度、音调、音量要适宜。

4. 经过多次治疗后，让患者尝试默诵指导语。在家中不用治疗仪进行自我训练，以强化认识和记忆，巩固疗效，最后过渡到脱离治疗仪进行自我训练，每日可训练多次。

（谢玉宝）

第 5 章

作业治疗

第一节 概 述

一、定义

作业治疗（OT）指有目的的、经过选择的改善躯体和心理功能障碍的方法。

二、作业治疗的目标

作业治疗的目标为恢复实用功能目标、恢复辅助功能目标、获得功能目标、发挥代偿功能。

作业治疗的内容要与目标相对应，选择患者能完成 80% 以上的作业活动。

第二节 作业疗法的常用工具

一、作业疗法常用的治疗工具

（一）感觉与运动训练工具

1. 手的精细活动及上肢活动常用训练器械 计算机辅助系统、打字机、七巧板、套圈用架子、立式套圈（图 5-1）、木钉板（图 5-2）、解扣练习器、手指抓握练习器、手指屈伸牵拉重量练习器、磨砂板、加重的画笔、编织机、悬吊带、臂托、上肢支撑架等。

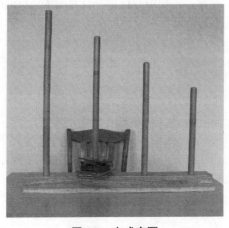

图 5-1 立式套圈

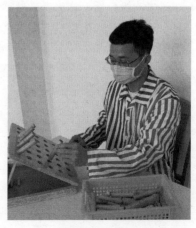

图 5-2 木钉板

2. 改善关节活动范围的工具 滚筒、木钉板、滑板（图 5-3）、落地型织布机、磨砂板（图 5-4）、乒乓球板。

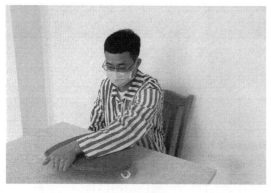

图 5-3 滑板 图 5-4 磨砂板

3. 位置保持工具 分指板（图 5-5）、桌、椅、板凳、垫子、吊床等。

4. 用于感觉整合和运动的常用工具 障碍物、巴氏球、平衡晃板（图 5-6）、晃椅、电动玩具等。

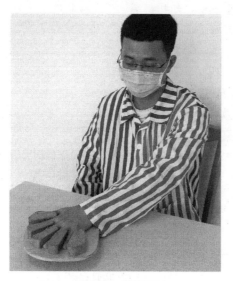

图 5-5 分指板

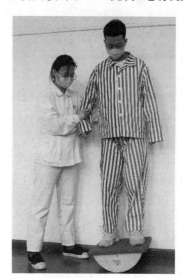

图 5-6 平衡晃板

（二）高级脑功能训练工具

1. 认知功能训练 用具卡片、课本、图形拼图（图 5-7）、训练用计算机程序、计算机游戏等。

2. 语言功能训练的工具 言语板、打字机、录音机、语言交流机等。

（三）作业游戏工具

1. 各种球类 篮球、排球、乒乓球、足球等。

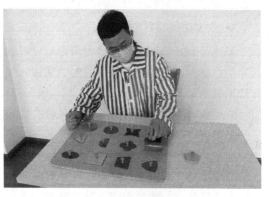

图 5-7 图形拼图

2.各种棋牌类　象棋、跳棋、围棋、军棋、扑克、麻将等。

（四）作业活动工具

皮革、铜板、马赛克、编绳、木工、织布、黏土及陶艺制作、刺绣、书法、绘画、竹编或藤编、雕刻等工艺的工具、材料和参考书籍等。

（五）日常生活活动训练工具

一般生活设施，如餐具、厨具、家用电器、梳子、毛巾、模拟厕所、浴室、厨房设备，以及改造后的餐具、化妆具和穿着具、各种开关、各种水龙头等。

1.交通工具　驾驶助具、改造的车辆、行走助具、自行车助具、供上下车用的升降台、修改后的三轮车、轮椅及其配件等。

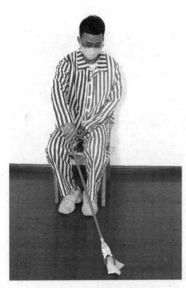

图5-8　长柄持物器

2.自助具和矫形器　各种日常生活活动用自助具，如两端带环的毛巾，长柄、粗柄/弯柄的梳子，牙刷，粗柄笔，长柄持物器（图5-8），纽扣钩等，手夹板制作工具及材料，各种上肢用矫形器。

3.预防压疮的工具

（1）聚氨酯泡沫塑料制成外包棉布套的塑料海绵垫、高弹力棉防压疮垫，柔软、易滑移、有一定的透气和散热性，与海绵垫配合用效果较好。

（2）羊剪绒垫有良好的吸湿、散热性，适于做各种防压垫的表面层。

（3）气囊式坐垫由排列整齐的小气囊构成，有相当好的均压性、透气性。

（4）凝胶均压垫在一高强、弹性的密闭袋中冲入凝胶体，受压后变形，达到坐位时均压作用。

4.职业前训练　器械打字机、缝纫机、电子元件组装器械、简易织机、模拟驾驶系统等。

二、自助具

自助具是为了最大限度提高患者的日常生活能力而设计制作的，用来加强或代偿其已丧失的功能，辅助完成自理、工作或休闲娱乐等活动的一类专门器具。自助具结构简单，不需要借助外界能源，可以在原有工具的基础上改造，也可以为患者专门设计。

（一）选用和制作原则

以实用、经济、可靠为选用原则，可以利用患者现有的生活工具，适当加以改造，制作成简单的自助具。例如，将进食的勺子加长、加粗，或将把柄折弯便于患者进食使用。选用和制作应遵循的原则如下。

1.达到改善患者日常生活活动自理的目的。

2.简便、易学，容易制作。

3.美观、轻便、坚固、耐用、舒适。

4.使用材料对患者无损害，容易清洗。

5.价格便宜，购买方便，容易维修。

6. 大小、松紧可调，便于多人使用。

（二）种类

1. 进食类自助具（图 5-9）

（1）刀、叉、勺、筷子类自助具：根据功能障碍特点，进行相应的改造。

1）把手加长：适用于肩、肘关节活动受限，够不到碟、碗或嘴的患者。

2）把手加粗：适用于手指屈曲受限或握力较弱的患者，易于患者把持并增加把持的稳定性。

3）把手弯曲：适用于腕、手控制差，叉或勺与碗碟或嘴之间无法达到合适角度的患者。

4）多功能叉、勺：尖端可当叉，后部可当勺用，避免了患者频繁更换叉、勺的麻烦。

5）带有"C"形把手的叉、勺：适用于手指抓握功能差，不能握住叉、勺柄的患者，用时四指一起戴入"C"形的中空部分。

6）插在万能袖带内的叉、勺：同样适用于手指抓握功能差，不能握住叉、勺柄的患者，利用万能袖带将叉、勺固定在掌心。

腕关节和手指抓握功能同时低下的患者，可以将腕关节背伸位固定夹板，与万能袖带的配合应用。

7）加装弹簧的筷子（图 5-10）：在筷子的上端加装弹簧片，松手后由于弹簧片的张力而使筷子自动分开，适用于手指屈肌肌力存在而伸肌无力或力弱，不能自行释放筷子的患者。

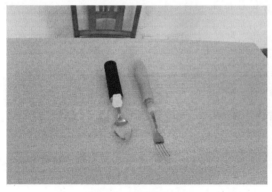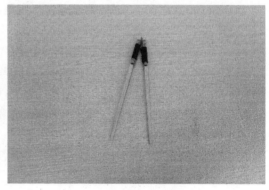

图 5-9　进食用刀叉　　　　　　　　　　图 5-10　改良筷子

（2）碟盘、碗和杯子类自助具

1）分隔凹陷式碟子：可将盘中的菜分开，其边缘深陷而且接近垂直，这样用勺盛取时食物不易被弄出碟外，适用于只能用一只手持勺进食的患者。

2）碟挡以及一端侧沿加高的碟子（图 5-11）：作用是防止食物被患者推出碟外。

3）带负压吸盘的碗（图 5-12）：碗底部装有负压吸盘，可防止碗被推动，碗的一侧边缘加高，可防止食物被弄出碗外。

4）带有"C"把的杯子：适用于握力不足的患者，使用时四指一起穿入"C"的中空部分。

5）带有"T"形把的杯子：同样适用于握力较差的患者，将中指、环指分别置于"T"形把水平横梁的上下，夹住即可拿起杯子。

6）带吸管夹及吸管的杯子：吸管夹固定于杯的边缘，吸管从夹中穿过，吸管的长度和形态可以根据患者的需求调整，适用于无法持杯的患者。

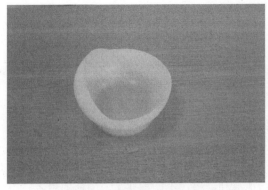

图 5-11　一端侧沿加高的碟子

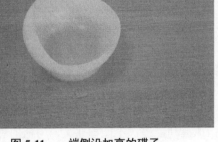

图 5-12　带负压吸盘的碗

7）盖上带吸口的杯子：适用于上肢有震颤或协调性低下的患者。

（3）特殊类型的刀具：手指力弱，不能以示指掌面下压力背切物时，可以借助整个手和臂的力量来进行切割，此类刀在厨房切菜时亦可使用。

1）倒"T"形锯刀：利用因重力而增大的压力和呈锯齿状的刀刃来克服切割的困难。

2）"工"形摇切刀：既可以利用下压的力量，又可以利用向两边摇动的力量进行切割。

3）"L"形刀：可以利用手握住刀柄进行摇动。

4）锯刀：可以利用手和臂的力量及刀刃呈锯状的优势克服切割的困难。

2.穿衣类自助具

（1）穿衣棒：棒端带有"L"形钩，可把要穿的衣服拉上来，也可以把要脱的衣服推下去。

（2）系扣器（图 5-13）：由钢丝环和手柄构成，使用时用手持柄，先将钢丝环穿过纽孔后套住纽扣，再将钢丝环带着纽扣从纽孔中拉出，最后将钢丝环与纽扣脱开，扣纽扣动作完成。

（3）拉链环：为一穿入拉锁孔内的环，患者将手指伸入环内即可拉动拉链，适用于手指抓握功能不佳的患者。

（4）穿袜自助具（图 5-14）：为一弹性塑料片，下窄上宽，宽口缘系有两根带子，使用时将袜子，由窄口向宽口方向套住塑料片，脚从宽口处穿入，待脚进入袜子后将塑料片拉出即完成穿袜动作。

（5）系鞋带自助具。

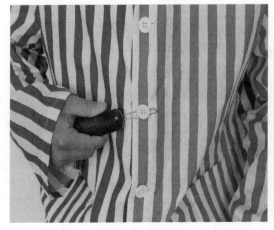

图 5-13　系扣器

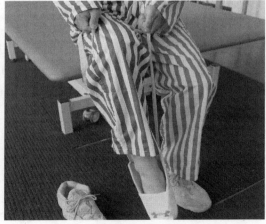

图 5-14　穿袜器

3.梳洗修饰类自助具

（1）镜梳类自助具

1）有延长手柄并弯曲成一定角度的梳子：适用于肩、肘关节活动受限，手不能够到头部的患者。

2）有延长把手的镜子：患者可以用来检查自己皮肤的完整性。

3）用蛇形管制成把柄并在柄上配有"C"形夹的镜子：易于抓握，角度也可以根据需要而调整。

4）插在万能袖带内的梳子：适用于手指抓握功能差不能握住梳子的患者。

（2）清洁卫生自助具

1）插在万能袖带内的牙刷（图 5-15）：适用于手指抓握功能差、不能握住牙刷的患者。

2）有底座的指甲剪（图 5-16）：适用于不能完成手指对掌或对掌力量弱的患者，利用手掌或腕关节按压指甲剪来完成剪指甲的动作，底座用吸盘固定于桌子上。

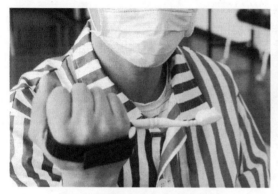 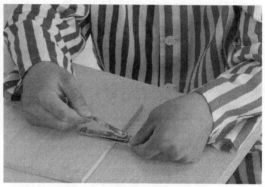

图 5-15　插在万能袖带内的牙刷　　　　图 5-16　有底座的指甲剪

3）带有"C"形把手的电动剃须刀：适用于手指抓握功能差，不能稳固握住剃须刀的患者。

4）取物自助具：适用于不能下床或离不开轮椅等移动有困难的患者。常用的取物器一端为扳机式控制把手，另一端为叉状的夹子，扣动控制把手时，另一端的夹子即闭合，可以抓取需要的物品，长度依患者需求选择。

4.如厕类自助具

（1）肛门刺激器：排便功能障碍时用手持此刺激器刺激肛门引起排便，其顶部插有肛门栓子。

（2）卫生纸夹持器：是特制的金属夹子，以便上肢活动功能差的患者夹持卫生纸进行会阴部的清洁。

（3）易开式导尿管钳：利用杠杆原理，用较小的力就可开放导尿管。

（4）助起式便器：下肢力弱或年老体弱患者久坐后难以站起，此便器站起时，可用上肢按压竖在便器两侧的横杠，座圈即抬起，有助于患者站起和离开便器。

5.入浴类自助具

（1）"U"形擦背刷（图 5-17）：是带有延长手柄和角度的海绵擦或刷，用于擦说后背部。

（2）沐浴椅（图 5-18）或沐浴床：沐浴困难的患者，可用专用的沐浴椅或沐浴床（用塑料和不锈钢制成），坐板中间有孔或制成栅栏式，患者借助水温控制阀用单手操作带有软管的龙头自己沐浴。

（3）沐浴用轮椅。

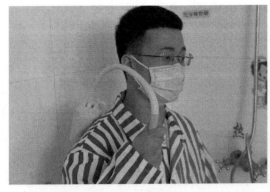

图 5-17 "U"形擦背刷

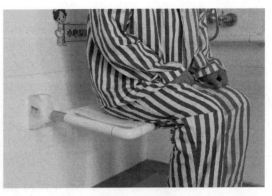

图 5-18 沐浴椅

6. 阅读书写类自助具

（1）翻页器：有"C"形夹再插入一带橡皮头的铅笔制成，可用腕关节控制翻动书页。手功能不灵活、翻书困难的患者，可在示指上套半截橡皮指套有助于翻书。

（2）打字自助器：手指运动不灵活或手指无力时利用"C"形夹插入带橡皮头的铅笔制成。

（3）用乒乓球加粗的笔。

（4）用塑料制成的握笔器：分别将笔、拇指和示指插入相应的孔内。

（5）易于保持手指对掌的握笔器。

（6）床上阅读架：从床两侧向上支撑于卧床患者目视的前方，可以夹持书本，便于卧床患者阅读；长期卧床患者还可以带一种菱形眼镜，患者仰视天花板，通过棱镜折射原理，让患者看到放在床脚侧的电视和书等。

7. 通信类自助具

（1）带"C"形夹的电话：适用于抓握困难不能握住听筒的患者。

（2）由蛇形管支撑的话筒。

（3）拨号器：适用于手指不灵活而拨号码困难的患者。

8. 厨房自助具

（1）特制切菜板（图 5-19）：带有竖直向上的钉子，用于固定蔬菜如马铃薯、洋葱等，其边缘可加装直角形挡板，防止蔬菜滑出。

（2）固定在洗涤槽壁上的刷子：适用于只有一只手有功能的患者。将带负压吸盘的刷子固定在洗涤槽壁上，用一只手就很方便地完成清洗土豆、黄瓜和其他水果的动作。

（3）开瓶盖器：上下均为防滑垫，适用于握力减弱的患者（如周围神经损伤、脊髓损伤等患者）。

（4）锅柄固定器：防止搅拌时锅的移动。

（5）倒水器。

9. 移动类自助具

（1）转移板：由硬的材料如木头或玻璃纤维制成，转移过程中架在两转移面之间。

（2）绳梯（图 5-20）：固定在床尾的绳制梯子，辅助由仰卧位至坐位的体位变化。

10. 文娱类自助具

（1）纸牌固定架：为一个有条形沟的木托架，应用时将纸牌插在沟中，适用于手握力差、不能持扑克牌的患者。

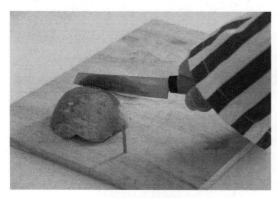
图 5-19　特制菜板

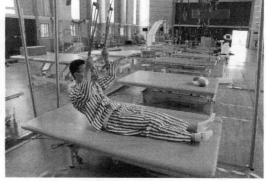
图 5-20　绳梯

（2）园艺用自助具。

11. 四肢瘫常用自助具

（1）口棒与头棒：口棒为一木棒或铝合金杆，一端有咬合片可用口咬住，另一端为可更换的多个接插件，如前部、毛笔、翻书页的橡皮头等，不用时可放在架子上。四肢瘫患者可以利用口棒触动各种按键、翻书页，可写字、绘画等。

头棒由固定于头部的环状固定箍中伸出、并指向前下方的棒制成，棒端的结构同口棒，应用对象与口棒类似，唯独操作时不用扣而是用头。

（2）环境控制系统：是一种帮助重度残疾患者选择性控制和使用家用电器或其他设备的中央控制系统，可以利用手指、口棒、呼吸（通过一根吸管）、声音等方式，触动各种按钮，对周围环境中的电灯、电话、收音机、电视、电动门、电动床、电动窗帘等进行控制，适用于四肢瘫痪可以应用头棒或口棒的患者，或手指功能很差，仅能触动按键的患者。作业治疗师负责对环境控制系统进行评价、选择和对患者进行训练，在环境控制系统中，触点与终端电器之间的连接，可以是无线的也可以是有线的。

第三节　临床常用的作业活动

一、改善感觉功能的作业活动

（一）感觉再训练技术

1. 早期训练

（1）移动性触觉训练：用橡皮或指尖在治疗区域上下移动，嘱患者观察刺激，闭眼，将注意力集中在刺激上，然后睁眼，证实发生的一切，并口述感觉到什么，如"我感觉到一个柔软的东西在我的手掌移动"。

（2）持续触压觉训练：用橡皮持续压在手指或手掌的一个地方，程序同（1）。

（3）触觉定位训练：闭眼，治疗师触碰手掌的不同部位，令患者用健手示指指出每次触碰的位置，如反应错误，可注视触碰的部位。用橡皮压在手掌上，或来回移动，嘱患者注意压点，用视觉协助判断压点的位置，然后闭眼感受压点。

（4）触觉的灵敏性训练：让肢体触摸或抓捏各种不同大小、形状和质地的物品来进行反复训练，刺激强度逐渐从强到弱，增加分辨能力，可分 3 个阶段进行。

第一阶段：患者注视治疗师用物品分别刺激其健侧和患侧肢体的皮肤，努力去体验。

第二阶段：先注视上述操作过程，然后闭眼，治疗师继续上述过程，努力体会，或患者先闭眼，治疗师进行上述过程，然后睁眼，注视治疗师进行的相同操作过程，再仔细体会。

第三阶段：闭眼，治疗师刺激健侧和患侧皮肤，患者比较和体会，训练每日4次，至少每次5分钟。

2.后期训练　能分辨触觉后，可进行实体觉的训练。

（1）形状辨别：从辨别形状明显不同的大物体开始，逐渐过渡到形状只有细微差别的小物体。从患者熟悉的物体开始，先注视抓握物体，然后闭眼，将注意力集中在感知上，再睁眼看物体，加强感知。如患者闭眼，将一个木块放在患手，要求患者感觉并描述形状，另一个木块放在健手，比较重量，如果患者给出不正确的信息，允许患者注视木块，重新上述的操作，整合触觉和视觉信息，再用健手去感觉信息，用不同形状的木块，反复练习。

（2）质地辨别：形状辨别掌握后，进行质地辨别练习，如用羊皮、皮革、丝、帆布、橡皮、塑料、毛线和砂纸等，患者闭眼识别，如果识别错误，可睁眼注视识别物体，叙述识别的感觉，每日训练2～4次，每次10分钟。

（3）日常物品辨别：患者闭眼识别形状和质地不同的日常物品，如果反应错误，可睁眼识别物体，用健手比较感觉，进行视觉和触觉的整合，如多米诺骨牌、棋子、从小到大的普通物体，可以将这些物体藏在米或豆子中，进行触摸识别，每日训练3～4次，每次45分钟。

（二）脱敏治疗

脱敏治疗从正在经历疼痛耐受的刺激开始，每日3～4次，每次5～10分钟；先在患者健侧示范，开始时用胶布或橡胶保护患区，开始刺激较弱，以后逐渐加强。

1.脱敏再教育　在过敏区涂上油或霜，以维持过敏区的皮肤潮湿，预防皮肤脱落和裂开，脱敏区的任何刺激应重复和连续完成，每日2～3次，每次20～30分钟，治疗从最小敏感区开始，逐渐到较敏感区，再到敏感区，治疗期间要求患者保持放松。

2.敏感区逐渐增加刺激量

（1）摩擦训练：先用无刺激的介质，待脱敏后，用不同的接触措施刺激，如用柔软的、光滑的及粗糙的材料在过敏区交替摩擦，先轻擦1～2分钟，再用较强力擦1～2分钟，最后用柔软力擦1～2分钟，以提高神经痛阈。根据需要可重复摩擦，治疗开始用柔软的、刺激作用小的材料。随着脱敏效果的产生，增加摩擦力、时间、频率及选用刺激效果较强的材料。

（2）振动：使用振动治疗时，振动器放置、活动时间及振动等级以每秒次数为基础预先设置，用轻力或重力敲打，也能减少感觉过敏。因过敏区不能出现划痕，建议使用机械振动器或敲打器，自正常区开始逐渐移向患区，由间歇性刺激开始逐渐增至持续性刺激，每日1～2次，每次10～30分钟。

（3）将手插入大米、念珠或爆米花中，逐渐摆脱敏感向正常感觉发展。

（三）触觉功能训练

借助触觉刺激器实施触觉刺激，刺激的范围要大，或在其他训练中加入对皮肤的刺激，使患者在气氛轻松的环境下进行训练，训练后没有疲劳感，有利于维持时间较长，并在一定时期内持续进行。

1.花生球滚压训练　患者取俯卧位或仰卧位，治疗师将球体放置于躯体上进行动态和静态的滚压,此种方法适用于长期卧床的老年人。

2. **弹力球按摩训练**　选取小型弹力球,充气不必太足,以便于抓握为准,患者可一只手或双手持球,在体表可触及的部位(皮肤充分暴露最佳)进行滚压、按摩,治疗师给出节律性口令,如"轻、重、向左、向右"等。此种方法适用于能进行主动运动的患者,可团体训练,增加训练的趣味性。

3. **多种形状路面的步行训练**　养老机构可以设置一段由不同形状及性质的路面,如条形砖、水泥地面、鹅卵石、波纹路面、塑胶地面、地板组成的路面,患者在特殊设置的路面上行走,通过接触不同感觉的刺激,达到预防和改善触觉功能减退的作用。

4. **团体训练**　患者可以围成一圈,在音乐背景下,根据治疗师的口令进行相互之间的拍手、勾手、抛接球等运动,此种方法有利于训练的持续进行。

(四)前庭功能训练

老年人由于受动脉硬化、颈椎退行性病变、高血压、椎 - 基底动脉供血不足等疾病的影响,经常会伴有头晕、恶心等症状,因此,前庭功能的训练不可违背其生理特点的要求,可选择动作幅度小、频率慢的训练方式。

1. **旋转练习**　适合采取集体训练,方法是 8 ~ 10 名患者手拉手围成大的圆圈,治疗师选配适合的音乐,最好是"慢四"或"慢三"舞曲,患者根据治疗师的指令进行顺时针和逆时针旋转运动,以 10 ~ 15 分钟为宜,每日 1 次。此项运动要求圆圈不宜过小,转动速度不宜过快,并在训练中时刻观察患者的变化。

2. **荡摆练习**　适合单人训练,采用摇椅或秋千进行前后左右的摆动,每日 1 次,每次 15 ~ 20 分钟。

(五)本体感觉功能训练

老年人本体感觉训练主要以提高动作的精细程度及肢体平衡及协调性为主。

1. **彩球训练**　将各种颜色的气球悬挂在空中,气球的高度不同,治疗师给出指令,患者根据指令指点相应颜色的气球,如"请用右手指点黄色的气球,以手碰到气球为准",可以训练在变动中感受空间的位置。

2. **运球训练**　患者坐位或站位,将装有各种颜色的弹性球或橡皮泥块的容器(盆或小蓝)放在其前面,治疗师给出口令,要求其将彩球从一侧传到另一侧,如"请用左手拿红色的弹性球,然后传入右手放在你的右前方"。要求指定放置位置,并保证放置位置的准确性。

3. **抛接球及拍球训练**　通过集体进行传接球练习,或个人拍球,或端乒乓球过程,调节肢体在空间的位置,控制肢体的运动,同时也有利于平衡的练习。

4. **体操**　通过做医疗体操、打太极拳、练五禽戏、跳健身舞等,体会肢体在空间位置的变化。

二、维持和改善关节活动范围的作业活动

(一)改善肩关节活动的作业活动

1. **肩关节训练器(彩虹桥)**　将彩虹桥平行于患者的冠状面摆放,患者捏住塑料片,逐个把它们从彩虹桥的一端沿着轨道移到另一端,可改善肩关节的前屈、水平内收及外展,同时伴有一定的肩关节旋转和前臂旋转。彩虹桥沿矢状方向摆放于离患者一手臂远的地方,要求患者捏住塑料片并逐个移动塑料片,可以改善肩关节的前屈、后伸、内旋及外旋功能。

2.上肢抬举训练器   患者面向训练器，双手分别握住木棒的两端，用健手把木棒的一段向上移动一个梯级，然后往下压木棒，通过杠杆的作用抬高木棒，然后患侧端可以向上一个梯级，逐级抬高木棒，直到肩关节可屈曲到最大范围。双手握住木棒，使木棒在最大限度的高度上停留20秒，然后逐级往下移动木棒。如此反复数次后，争取可以攀爬到更高的梯级上。如果患者已经可以到达最高梯级了，可以把患者的座椅调低，增加难度。

3.肩梯   正面对着肩梯，把肩关节前屈到最大位置，利用手指逐个梯级向上爬，以改善肩关节前屈活动度；侧面对着肩梯进行操作可以改善患者肩关节的外展活动度。

4.肩轮   正面对着肩轮进行练习，可以改善患者肩关节前屈和水平内收外展；侧面对着肩轮操作可以改善肩关节前屈和后伸。

5.滚筒   站立架前站立位或桌前低椅坐位，台面上放一滚筒，屈肘，前臂放在滚筒上，用上臂推动滚筒，可以改善肩胛骨的活动度。在上述姿势下，半蹲或把椅子往后推，向前弯腰，维持20秒，复原体位，如此可增加肩关节的前屈角度。如果患侧对着滚筒，肩关节外展、肘屈曲90°放在滚筒上，进行同样的操作可以改善肩关节的外展角度，也可以在上述姿势下用力向下压海绵滚筒，维持5～10秒，然后放松，再往上抬高手臂。两种方法互相结合可以更好地增加肩关节的活动度。

6.轨道式斜板   调节斜板的角度，推到最高点时患者可以弯腰向下，使肩关节角度加大。

（二）改善肘关节活动范围

手功率自行车、打乒乓球、拖地、擦桌子、投篮等可以改善肘关节屈伸活动度。

（三）改善腕关节活动范围

手腕屈伸、旋转训练器可改善腕关节活动范围，还可因地制宜地设计类似的娱乐性作业活动。

1.屈伸腕训练

（1）斜板上练习：将前臂安置于斜板上，腕关节位于顶端的外方，跳棋放置于桌面，毗邻斜板高的一端，患者必须尽最大可能屈腕才能捡起跳棋。再将捡到的跳棋放入另一个盒子中。

（2）木插盘练习：把可调节倾斜角的木插盘调到较大的倾斜度，患者将木钉插入插盘的孔中时，需要背伸腕关节，有助于扩大腕关节背伸角度。

（3）烹饪：用模拟刀具模仿做饺子馅，用刀剁肉，需要反复屈伸腕，刀的重量和惯性可以带动腕更好地屈伸。

（4）文体活动

1）体育运动：羽毛球运动中，正、反手击球有助于提高腕的屈伸活动度。

2）文艺活动：击打非洲鼓和手鼓、拍皮球等，有助于腕屈伸度的提高。

3）保龄球：送球阶段的动作对腕关节的屈伸也有一定的帮助。

（5）画素描：打阴影可以训练腕关节屈伸的灵活度。

2.腕关节桡偏和尺偏的训练

（1）工艺作业活动：用木制小锤子，模仿金工和皮革工艺品制作，用小锤子敲打金属胚和金属铆钉，可利用锤子的重量加大腕关节桡偏和尺偏的角度。

（2）娱乐活动：鼓槌敲鼓、弹奏扬琴、投掷飞镖等都有利于增加腕桡尺偏角度。

（3）模仿家务活动：用木制小刀削胡萝卜，可以改善腕桡尺偏。

3.腕关节环转训练   将套有垫圈的铁丝制成形状各异的环圈，让患者设法将垫圈从铁丝的一端移至另一端。这个过程可以诱导患侧腕关节做出各维度的运动，在运动过程中注意控制前臂，避免前臂过多地代偿。

4. 前臂旋前或旋后训练

（1）倒水练习：可通过杯子倒水练习，如并排放置 3 个杯子，上臂不动，通过前臂旋前和旋后动作，将中间的水分别倒入左边和右边的杯子中，前臂旋前或旋后功能的训练。

（2）模拟开车：转动方向盘可以加强前臂旋前或旋后功能。

（3）翻书、翻纸牌等动作，均有利于前臂旋转动作的完成。

（四）改善掌指关节和指间关节活动范围

1. 按按钮练习　将轻触式按钮放在患指掌指关节的掌侧，即对应掌横纹的位置，要求患者努力用患指指尖去按按钮。刚开始可以选择厚度大一点的按钮，随着手指屈曲角度的提高可以选用厚度小的触发按钮。

2. 泡泡薄膜练习　将包装用的泡泡薄膜放在患手手掌上，要求患者用患指将泡泡薄膜上豌豆大的圆气泡摁破，移动薄膜使气泡刚好位于患指正对的掌横纹处。

3. 橡皮泥练习　抓握中等硬度的橡皮泥，即将橡皮泥放在桌子上，患者屈曲掌指关节，用近端指节背面去按压橡皮泥，可以改善掌指关节活动范围；屈曲指间关节，用中间指节背面去按压橡皮泥，可以改善近端指间关节活动范围。

（五）自我训练

长期卧床者可进行被动运动和辅助主动运动为主的关节活动，每日 2 次，每次 15 分钟。运动时指示患者眼睛随运动方向进行运动确认。

1. 仰卧位，双手交叉握在一起，肘关节伸直，进行肩关节屈曲伸展的运动。

2. 肩关节成 90° 屈曲位下，向一侧做肩关节水平内收的运动，带动肩胛骨充分前伸，两侧交替进行。

3. 卧位下的医疗体操

（1）梳头：头转向一侧，手从额部开始向头后颈部梳理，要求手指紧压头皮，缓慢向后推动，重复 20 次。

（2）捏挤手指：手臂置于胸前，用拇指、示指沿各手指两边由远端向近端捏挤，并在手指近端根部紧压 20 秒，每个手指重复 5 次，预防手指关节僵硬和水肿。

（3）环绕洗脸。

（4）翘腿摆动：屈髋屈膝，由他人固定足部，一腿翘在对侧膝上，摆动髋部，重复 20 次。

（5）直腿抬高：下肢伸直位抬高 30°，保持 10 秒，重复 5 次。

（6）手足相触：用手去触及足背，重复 10 次。

三、日常生活活动训练（以偏瘫患者为例）

（一）进食训练

进食活动包括饮水，进食固体 / 半固体食物等，使用合适的餐具，将食物由容器中送到口中，包括咀嚼及吞咽。

1. 进食的基本常识

（1）进食训练的必备条件：能依靠靠背保持平稳坐位，心肺功能无明显不适，无明显疲劳感。如平衡不够稳定，进食容易引起误咽。

（2）进食训练的准备工作

1）将食物放在患者面前一个平稳的台面上。

2）给予患者安全、稳固的座位，患者有良好的头颈部支持。

3）提供对进食有帮助的辅具，包括防滑垫，万能袖带，合适的勺子、筷子或刀叉及带把手的水杯。

4）治疗师应在患侧或正前方。

（3）进食动作的训练

1）半卧位进食：如患侧是利手，为失用手，可利用健手进食，对患者进行利手交换训练，鼓励患者使用勺子和叉子独立进食；如患侧手是利手，并保持握力，可进行手的抓握和伸展训练，可利用自助具进食（如加粗的勺子），当手的精细运动出现后，改用筷子进食。

2）床上长坐位或短坐位进食：如无法在床边坐稳，可调整座椅与桌面的距离，或将躯干固定在椅背上，保持平衡，将肘关节置于桌面上，进食的方法同卧位进食。

（4）进食的步骤

1）在桌边坐稳。

2）握住餐具或水杯。

3）夹取食物（喝水不需要这个步骤）。

4）将食物送入口中。

5）咀嚼吞咽。

2.饮水训练

（1）用防滑垫或患手稳定饮水杯。

（2）从热水瓶里往水杯里倒水，最好使用电热水瓶，水出口处直接注入杯子中。为防止水外流，建议患者只盛半杯水。

（3）用健手或双手（如果可能）握住杯，直接饮水或用吸管饮水。

（4）在吞咽期间任何漏水或呛咳均提示有吞咽问题，需要更全面地评估和做特殊处理。

3.进食固体／半固体食物

（1）桌边坐稳，注意食物及食具。

（2）伸手拿起食具（筷子、匙）。

（3）将食具放入有食物处的碗／碟中，夹住食物。

（4）将食物运送到口部，张开嘴，将食物送入口中，然后合上嘴，进行咀嚼和咽下。

（5）放下食具。

（二）修饰

修饰包括梳头、洗脸和口腔卫生（刷牙、漱口）、剃胡须等。脑卒中患者仅用一只手或一侧身体就可完成个人卫生和修饰，鼓励使用双手，用患侧手帮助。

1.修饰的必备条件

（1）充分训练构成每个洗漱活动的基本动作，如上肢的关节活动范围、肌力、协调性等。

（2）训练稳定的坐位和立位姿势的保持能力。

（3）根据患者的需要，准备相应的辅助用具。

（4）必要的生活环境改造。

（5）教会患者洗漱的技巧。

2. 个人卫生训练的准备　训练最好在洗漱间里完成（洗漱间地面的干燥和光线的充足，防止跌倒），患者坐在或站在洗手台前（应有稳定的静态和动态平衡），将工具放在患者容易拿到的地方，调试好水温。男性患者鼓励使用充电的电动剃须刀，准备好毛巾、带吸盘的刷子等。

3. 口腔卫生（刷牙、漱口）的步骤

（1）打开水龙头，口杯装满水。

（2）将牙膏挤在牙刷上。

（3）拿起漱口杯漱口。

（4）拿起牙刷刷牙。

（5）漱口。

（6）将牙刷冲洗干净。

4. 洗脸的步骤

（1）打开水龙头，脸盆里盛水。

（2）冲洗毛巾。

（3）拧干毛巾。

（4）擦脸。

（5）再冲洗毛巾并且拧干。

以上步骤中，因手部力量差或协调性差的患者，只能使用单侧肢体，所以，拧干毛巾比较困难，如需要双手配合，往相反的方向转动以拧干毛巾；也可以选用小毛巾以单手挤毛巾取代双手拧毛巾。偏瘫患者可将毛巾绕过水龙头将其作为一端的固定点，使用健手转动毛巾来拧干。

其中（4）和（5）可以根据自己的习惯重复几次，直到自己觉得干净为止。

5. 梳头

（1）靠近一个台子并安全坐下。

（2）面对镜子，拿起放在台上的梳子。

（3）先梳前面的头发，然后再梳后面的头发。如果鼓励患者使用患侧手来梳头，建议加粗或加长梳柄。

（三）穿衣训练

包括穿上、脱下、扣好衣物、佩戴腰围、假肢和矫形器。衣服的种类包括上衣、胸罩、裤子、鞋、袜等。

1. 穿衣动作训练的必备条件

（1）首先进行坐位和立位的平衡训练，确保更衣动作的稳定性和安全性。

（2）穿衣裤的顺序为先穿患侧再穿健侧；脱衣裤的顺序为先脱健侧后脱患侧。

（3）服装样式及材料的选择应以操作简便、样式宽松、材质顺滑为原则。

（4）对服装进行必要的改良，如用尼龙搭扣替换纽扣等。

（5）选择适合的辅助器具。

2. 训练的准备工作

（1）平衡障碍的患者，最好是坐在轮椅上（刹车），或带有扶手及靠背的稳固的椅子。

（2）衣服、辅助用具放在患者容易够取的地方。

（3）双足平放在稳定的平面上，躯干坐直。

（4）治疗师位于患者患侧或正前方。

3.穿脱步骤及方法

（1）穿脱开衫

1）患者将上衣里面朝外、衣领向上置于其膝上。

2）用健手帮助露出里面的袖口。

3）把患手穿进相应的袖口。

4）将上衣沿患侧上肢拉上并跨到健侧肩和颈部，用健手将衣领从患侧拉到健侧时，患者也可用牙咬住衣领的另一端。

5）将健侧手和上肢穿进另一个袖口。

6）用健手抓住上衣的后襟将其拉开展平。

7）整理上衣使其对称，纽扣对准相应的扣眼。

8）稳定纽扣边缘，用健侧拇指撑开扣眼套上纽扣。

脱上衣动作与上述步骤基本相反。

（2）穿/脱套头衫

1）解开套头衫的纽扣。

2）将套头衫的背面朝上、衣领向下放于膝上。

3）用健手将套头衫的后襟拉到一起直到里面的袖口露出。

4）拉起患侧上肢并将其穿入相应的袖口。

5）拉上衣袖到患肘以上。

6）将健侧上肢穿入相应袖口，并穿到肘部以上。

7）将套头衫从衣领到衣襟拉在一起，低头套过头。

8）拉衣襟整理好套头衫。

脱套头衫的动作与上述步骤基本相反。

提示：建议选择宽松的开襟衫或套头衫，鼓励患者尽可能地利用患侧主动穿衣，不穿带拉链的衣服，因为用一只手难以控制。如果患者不能用一只手系纽扣，可用魔术贴替代，用穿衣钩和扣钩可帮助穿衣和系纽扣，但要试着尽可能地不用辅助设备。2）和6）在患者的后背和椅背之间要留有一定空间，否则会令穿后襟困难。

（3）穿/脱裤子：穿/脱裤子练习需要患者有好的坐位平衡能力，能独立完成卧坐转移，但在没有支撑的情况下不能独自站立。

1）将裤子放在身旁健手容易够到的地方。

2）患者通过抓住患侧小腿使其交叉放置于健侧大腿上。为了防止患腿从健腿上滑下，可采取：①足趾向大腿倾斜；②将患腿放到凳子上；③在健侧大腿放防滑垫。

3）将患侧裤腿穿到患腿脚踝，如果可能，应拉到膝上防止其滑下。

4）将交叉的患腿放到地板上。

5）将健腿裤子穿上，并尽可能拉到臀部附近。

6）患者通过坐卧转移，躺到床上，通过桥式运动或转身将臀部离开床面，把裤子拉过臀部直到腰。

脱裤子与上面的步骤正好相反。

穿脱裤子可以细分为从足部到大腿、从大腿到腰部两个部分，每个部分可以采用不同的体位完成，在不同体位下完成的安全性和难易程度不同（表 5-1）。

表 5-1　各种体位穿脱裤子的风险比较

体位	站立位	坐位	卧位
从足部到大腿	危险	安全	安全但较难
从大腿到腰部	快捷但需要较好的站立平衡能力	较困难	安全及适合不能站立的患者

　　根据不同的功能状况，可以组合体位来进行穿脱裤子，如卧 - 坐位，适合于有较好的坐位平衡能力，能独立完成卧坐转移，但在没有支撑的情况下，不能独自站立的患者；坐 - 站位方式适合于站位平衡稍好，且能独自完成坐站转移的患者，不适合年长患者。

　　（4）穿 / 脱鞋子：患者必须具备可坐在扶手椅上或床边完成此动作的能力，取决于患者动态坐位平衡能力。

　　1）将患脚的鞋子从地上拿起，鞋面向下放在床上或身体旁边的椅子上。

　　2）将健腿放在身体的正中线，将患腿提起交叉放于健腿上。

　　3）拉开鞋面部分（有时拿住鞋跟才可以这样做）。

　　4）将患脚"穿进"鞋里，一脚趾先穿进鞋里，特别要当心小脚趾；然后穿脚掌；再用健侧手指钩上鞋跟。

　　5）用健手系上鞋带或贴上魔术贴。

　　6）放下交叉的患腿。

　　脱患脚的鞋子与上面的连续步骤基本相反。

　　提示：如果有必要，建议用松紧鞋代替普通的系带鞋，鞋子不宜太重或太硬，鞋跟应是平底而非高跟，建议穿用魔术贴扣住的运动鞋。

　　（四）转移活动

　　1. 床上翻身　床上翻身是 ADL 的开始，患者应学会向健侧和患侧翻身，通常先学习向患侧翻身，这比翻向健侧更容易。

　　（1）患侧翻身

　　1）仰卧于床上，双上肢放于身体两侧，双下肢伸直。

　　2）将患侧上肢和手放于腹部上，避免转身时被压在身体下面。

　　3）屈曲健侧下肢使足底平放于床面上。

　　4）先将头和颈转向患侧。

　　5）将健侧上肢和手"伸向"患侧，放于床上或者抓住床边护栏。

　　6）再将躯干和腰转向患侧。

　　7）最后将骨盆和健腿转向患侧，完成患侧翻身。

　　从患侧卧位翻回到仰卧位时，与上面的步骤正好相反。

　　（2）健侧翻身

　　1）仰卧于床上，双上肢放于体侧，双下肢伸直。

　　2）将患侧上肢和手放于腹部。

　　3）用健足足跟钩起患腿使其屈曲并保持患足足底平放于床上。

4）先把头和颈转向健侧。

5）健手抱住患侧肩膀帮助患侧上肢转向健侧。

6）再把躯干和腰转向健侧。

7）将骨盆和患侧下肢转向健侧，完成健侧翻身。

从健侧卧位翻回仰卧位时，与上面的步骤正好相反。

提示：不管健侧还是患侧翻身，都应先转头和颈，然后正确地连续转肩和上肢躯干、腰、骨盆及下肢；确认床边留有足够的空间给患者翻身，以确保翻身后的安全和舒适；要确保患侧肩膀有足够支撑，而并非只拉患侧上肢。

2. 卧—坐转移　从仰卧位转向两侧→将下肢移开床沿→支撑起上身到半坐位→抬起躯干坐起到坐直位→维持坐位平衡→自我控制地躺下→将下肢放回床上，并调整身体在床上的位置。

（1）从健侧卧位坐起：相对比较容易，也比较安全，然而它可能引起患侧肢体的"协同运动"，甚至有可能造成患侧忽略。

1）仰卧位翻向健侧卧位（患侧上肢和手"伸"向健侧而不要留在身后）。

2）用健腿足背钩住患腿足跟带动患腿尽可能地远离床外，然后分开双腿。

3）先从卧位移动身体，患者即可用健手握住床边把身体"拉"起，但这并非是理想的方法。

4）头颈侧屈，轻微地抬起健侧肩膀，移动健侧上肢于身体下，通过外展和伸直健侧上肢，将身体从卧位撑起。

5）患侧躯干肌肉收缩，同时双下肢像钟摆一样下"压"，协同躯干坐起到直立位。

（2）从患侧卧位坐起：此方法可鼓励患者更清楚地意识到其患侧的存在，促进使用患侧肢体，但需要有较好的调节能力、坐位平衡和患侧肢体的控制能力。

1）从仰卧位转换为患侧卧位（记住要保持患侧上肢和手向外"伸"，以防压在身体下）。

2）用健腿足背钩患腿的足跟，带动患腿尽可能地远离床外，然后分开两腿。

3）健手撑住患侧肩膀下的床面上，通过伸直健侧上肢把肩和身体从患侧撑起。

4）健侧躯干肌肉收缩，同时双下肢像钟摆一样下"压"，协同躯干坐到直立位。

5）躯干正在"移"向直立位置，健侧上肢和手逐渐向患侧身体靠近，有助于保持平衡直至其能稳定地坐于直立位。

3. 床—椅转移　臀部抬离床面→向椅子处转身→坐到椅子上→调整坐姿→抬起臀部离开椅面→移臀部到床上→移动身体到开始位置。

（五）如厕

指采用合适的如厕设备完成如厕的一系列活动。独立如厕的必要条件是患者应能够独立完成从卧位到坐位的转移，并能够独立或在帮助下行走至少 5m；偏瘫患者需要以下步骤。

1. 如厕训练的准备工作

（1）选择坐厕，坐便器的高度要保证患者双足有稳定的支持平面。

（2）有足够的空间，便于患者进行体位转移。

（3）坐厕的一侧或两侧应在恰当的地方安装扶手。

（4）采取适当的防滑措施，如防滑垫等。

（5）有条件者选用智能马桶，自动清洁；需要卫生纸清洁者，卫生纸放置的位置应易取得，避免转身、左右摆动等易跌倒的动作。

2. 如厕的步骤

（1）从健侧将轮椅靠近坐便器，轮椅与便器成 30°～45° 角，拉起制动杆，向两侧旋开足踏板，身体重心前移，以健侧下肢为主负重站起。

（2）用健手抓住扶手，如无扶手，扶在远端的坐便器盖上。

（3）以健侧下肢为轴转动身体，使臀部正对坐便器。

（4）脱下裤子，坐在坐便器上。

（5）二便结束后，够取厕纸。

（6）完成清洁。

（7）站起，穿上裤子。

（8）冲洗马桶。

（六）沐浴

指用适当的方法清洁、冲洗和擦干由颈至足的部位，包括在浴室内的体位转移或步行。沐浴方法包括盆浴、淋浴、擦身，用具包括桶或盆、冲凉椅或浴床。

1. 沐浴训练的准备工作

（1）准备沐浴更换的衣服，放在浴室中容易拿到的地方。

（2）将沐浴液置于易拿到的位置，并调试水温。

（3）坐在淋浴凳上、椅子上及地面上铺防滑垫（如用浴盆，底部也需有）。

（4）脱掉衣服。

2. 沐浴的步骤

（1）坐到淋浴凳上。

（2）使用喷头淋湿身体。

（3）使用肥皂或沐浴液擦洗身体，包括颈部、身体前部、后部、双上肢及双下肢。

（4）使用喷头冲洗身体。

（5）使用毛巾擦干身体。

3. 沐浴工具的选择

（1）手部握力差者选用按压式沐浴露，或将肥皂放在网袋内，以增加摩擦力。

（2）上肢肌力弱者使用沐浴专用手套，以增加与身体之间的摩擦力，便于洗净身体。

（3）上肢关节活动受限难以清洗到后背的患者，可以使用弯柄浴刷或长柄刷（海绵）。

（4）双手握力差或仅能使用单侧身体的患者，可以使用两端或一端带有套环的长条毛巾，将环套进手腕来擦洗后背。

（5）使用大浴巾来擦拭身体，避免重复拧毛巾的动作。

ADL 训练可以一对一进行，也可以小组形式进行。一对一形式，选择活动中的一个步骤来促进患者基本功能的恢复；以小组活动的形式，利用整个活动的过程来促进人际互动和生活意志的重建。

在活动开展前，治疗师可以通过访谈让患者选择想要参与的日常活动，以调动其主动参与训练活动的积极性，并评估患者的能力，经过细致的活动分析，设计患者参与的活动步骤及参与的方式。活动结束后，治疗师宜组织患者进行总结，分享活动过程中的感受，如该训练是否达到预期的目标、活动过程中是否愉快等。通过患者成功的体验，引导其进行下一个 ADL。

四、烹饪能力作业活动

包括准备食材（清洗、切割、搅拌等）和烹调（包括操作煤气灶、电磁炉和电饭煲等电器、操作锅具，操作锅铲、汤瓢和勺子，开瓶盖等）。

（一）准备食材

到超市或菜市场购买已经处理好的食材，并选择适当的辅具帮助准备食材。

1. 特制切菜板　切菜通常需要两只手来完成，对于只能使用一只手的患者来说（如偏瘫），操作刀具和固定食材很难同时做到。特制切菜板设计成砧板上有两根竖起的不锈钢钉，方便固定食材，其边缘加装直角形挡板防止食材滑出，切菜板可以放在防滑垫上或自带吸盘，防止使用过程中滑动。

2. 刀具　上肢肌肉力量弱的患者，可采用带有"C"形弹片的剪刀，弹片的回弹作用可以使剪刀自动张开，帮助手伸展有困难的患者使用剪刀。

3. 开瓶器　可采用固定式的开瓶器，使用摩擦力系数高的防滑材质或齿轮防滑省力设计，手部力量弱的患者可以较为轻松地打开瓶盖。

（二）烹饪工具

1. 锅　肌力减退或单侧肢体的操作者（如偏瘫者）采用轻便的锅；协调障碍的患者考虑较重的厨房用具。

2. 不易摔碎的工具　不锈钢或塑料的碗碟，尤其是对于有协调障碍的患者。

3. 穿戴的手套　适用于感觉减退或消失的患者，避免在烹调的过程中烫伤。

4. 锅柄固定器　防止烹调过程中锅具移动，方便单手操作的患者使用。

（三）环境改造

坐轮椅的患者，可以考虑使用升降的洗手台、灶台或储物柜，尽可能减少身体倾斜、弯腰、够取及抬举的范围，灶台或洗手台下方有空间容许轮椅使用者的双腿放入。

五、打扫地板卫生的作业活动

打扫地板通常会用到扫帚、簸箕或撮箕、垃圾桶、拖把或抹布。

（一）扫帚打扫地板的步骤

1. 取出扫帚。

2. 打扫地板。

3. 取出簸箕或撮箕。

4. 将垃圾扫进簸箕时通常需要双手完成，对于只能使用单侧肢体的患者来说，可以使用单足或双足固定簸箕，或将簸箕抵住墙或其他固定的物体，一只手将垃圾扫进簸箕。

5. 将垃圾倒进垃圾桶等。

（二）拖把打扫地板的步骤

1. 取出拖把。

2. 放入水池或水桶中，弄湿拖把。

3. 拧干拖把。

4. 拖地。

5. 清洁拖把只能使用单侧肢体的患者，清洁拖把时，可以先将拖把杆用身体的其他部分固定（如上半身、双足等），然后使用单手拧干拖把。

（三）其他

1. 智能扫地机器人或吸尘器扫地板，适用于力量较弱者。
2. 取物夹夹取地板上的垃圾，适用于单手操作或弯腰困难者等。
3. 加长柄的拖把，便于轮椅使用者拖地。
4. 使用免手动拧干的旋转桶拖把，适合双上肢无力或只能使用单侧肢体的患者。

六、购物能力的作业活动

购物方式包括市场、集市或超市购物，步骤包括明确需要购买的物品，前往的市场、集市或超市，挑选物品，有的物品需要称重，结账，离开等。

（一）网络购物

需要一些网络计算机知识，需要培训。

（二）超市购物

记忆力较差的患者，可以事先将要买的物品列出清单，按清单一一购买。治疗环境中设置一个模拟超市的区域，大致包括水果区、日用品区、冷饮区等，根据患者的需要，带着患者在模拟超市的区域进行训练。

七、认知功能的作业活动

（一）注意力训练

1. 改善信息处理的训练

（1）兴趣法：应用患者感兴趣的物品和熟悉的有兴趣的活动来吸引其注意力，如电子游戏、专门编制的软件、虚拟现实技术等。

（2）奖赏法：训练中，当患者出现期望的注意反应时，给予称赞或奖励，激发其训练热情，以增加所期望的注意行为出现的频率和持续的时间。

（3）代币法：根据患者的年龄、爱好等情况灵活运用"小红花""五角星""记分""点数"等"代币"，编制一套相应的激励系统，当患者出现期望的注意反应，或做出符合要求的目标行为时，给予肯定和奖励。

具体操作：在 30 分钟的治疗中，每 2 分钟 1 次，记录患者是否注意治疗任务，连记 5 天作为行为基线。治疗中应用代币法，当患者能注意治疗时，就给予代币，如每次治疗患者得到的代币数达到给定值后，可以换取患者喜爱的物品，当注意力改善后逐步提高上述的给定值。

（4）示范法：治疗师示范要求患者做的活动，用语言提示，应用多种感觉方式将要做的活动展现在患者眼前，如进行穿衣训练时，一边让患者观看穿衣动作，一边讲解动作要领，通过视觉、听觉两种感觉方式加强注意力。

（5）电话交谈法：通过家人、亲友给患者打电话，交谈其所感兴趣的问题，提高患者的注意力。

2. 注意类别的训练　如进行注意连续性、选择性、交替性及分配性注意训练，通常以纸笔练习形式进行，或对录音带、电脑中的指示做出适当的反应。

（1）注意的连续性训练：常用的有视觉注意连续性训练和听觉注意连续性训练。

1）视觉注意连续性训练：可采取视觉跟踪训练、删除作业、猜测作业等。

①视觉跟踪训练：令患者注视固定的目标，如治疗师的目光；或用视觉追视移动的目标，如治疗师手中移动的物体，根据移动目标的速度、数量及变化的方向等，选择适宜的难易度。

②删除作业：准备好有汉字、字母或图形的白纸或卡片，令患者用笔删除指定的汉字、字母或图形，能够完成者可增加汉字或字母、图形的数量或将单个的汉字或字母改为词组，或增加图形的复杂程度；也可以在汉字、字母和（或）图形混合在一起的白纸或卡片上，令其删除指定的汉字、字母或图形。

③猜测作业：取两个杯子和一个弹球，令患者注意观看，治疗师将一个杯子反扣在弹球上，令其指出球在哪个杯子里，反复练习，能够完成后可逐渐增加难度，如增加杯子的数量弹球的数量和颜色，加快或变换扣球的速度等。

2）听觉注意连续性训练：可以进行听数字、字母或单词进行辨认等作业活动，如"击鼓传球"游戏，或治疗师读一串数字、字母或单词，让患者听到指定的数字（如"3"）或字母（如"A"）或单词（如"火车"）时，举手示意，能够完成后逐渐增加难度，如让患者在听到其中的两个数（如"3"或"6"）或字母（"A"或"D"）或单词（如"火车"或"鸡蛋"）时举手示意等。

（2）注意的选择性训练　主要通过增加干扰来实现。

1）视觉注意训练：如让患者从报纸中选取有关健康科普的文章，或者让患者从众多彩球中选取红色的球等。

2）听觉注意训练：从有背景声音（音乐或噪声）中辨别出指定的数字、字母或单词。

（3）注意的分配性训练：通过听写练习或在穿衣训练时跟患者谈论时事的方式，进行注意的分配性训练，如脑卒中患者要实现边走路边聊天，必须首先提高步态和姿势的稳定性及协调性。

（4）注意的转移性训练：指能够主动地、有目的地及时将注意从一个对象或活动调整到另一个对象或活动上。如删除作业时，删除偶数后，再删除奇数，再删除偶数。

3.计算机辅助训练　利用游戏软件中丰富多彩的画面、声音提示，使者主动参与活动。

（二）记忆力障碍的作业训练

1.改善内在性记忆的训练

（1）助记术

1）复述法：让患者复述要记住的信息，复述的内容可以为数字、名字、词汇、图形或地址等，对患者记住时间安排有效。

2）图像法：即将需要记忆的字词或概念，幻想成图像，或为其画一幅"记忆图"，如要记住主治医生为"马医生"时，在其床头贴上一个"马"。对遗忘症者而言，这种方法优于其他方法，主要用于记住人的姓名。

3）故事法：把即将需要记住的信息编成简单的故事，适用于信息量不多的情况。如要记忆爆米花、图书馆、狼狗、书包、救护车等，这些词没有关联，可以编成一个故事，"我吃着爆米花，去图书馆，路上碰一只狼狗，我就跑，结果将书包丢了，还让狼狗咬了，被救护车送到了医院。"

4）关键词法：也称首词记忆法，即记住某一活动的第一个字，编成熟悉或易记的成语或句子，用于训练记忆购物清单一类的物品，如出门前检查是否带上"身份证""手机""钥匙""钱包"等重要物品，按顺序记住每个单词的第一个字，"伸手要钱"，代表"伸—身份证""手—

手机""要一钥匙""钱—钱包"。

5）联想法：又称关联法，即当回忆一件事情时，可联想与其有关的信息，或将新学的信息联系到已存在和熟悉的记忆中，如要记住曾经到过"汶川"旅游时，可以用"大地震"信息联系起来帮助记忆。

6）倒叙法：即按事件发生的步骤逐步向后推，回忆起一件事或找到遗漏的物品，如忘记手表放在什么地方了，可以回想自己什么时候看过时间，在什么地方洗过手，可以帮助找到手表。

7）数字分段记忆法：是记忆数字的一种有效方法，如要记住 13903126397 的手机号可以分为"139""0312""6397"三组数字，记忆单位由 11 个组块减少到 3 个块可以有效提高记忆效率。

（2）PQRST 练习法：PQRST 是预习（previewing）、提问（questioning）、评论（reviewing）陈述（stating）和测试（testing）的英文首字母大写的缩写，"P"即预习要记住的内容；"Q"即提问有关内容；"R"为回答问题而再次仔细阅读；"S"即陈述阅读过的资料；"T"通过回答问题的方法来测试是否记住有关信息。

（3）无错性学习：指保证严重记忆障碍者要强化的行为是正确的，如在学习词汇时应给予正确的意思，避免猜测以防出现错误。

（4）计算机辅助记忆训练　该方法主要是即时反馈、多感官视听刺激及人机互动，不仅趣味性强，还可以控制训练的难易度，实现记忆训练的定时、定量、分级等，对改善脑外伤和痴呆患者的记忆有显著效果。

2. 外在辅助记忆工具　是利用身体外在的辅助物品或提示，帮助记忆的方法，适用于年轻、记忆问题不太严重的患者。

（1）记事本：用记事本（挂历或台历）记下约会、地址、电话号码、交通路线、要做的事情等，有效减轻因记忆力下降而带来的问题。

（2）电子记忆辅助工具：很多数码电子产品可以存储文字信息、语音信息、编制计划、约会、工作程序、设置重要日期，设置各种报时、定时间铃等，其功能可供记忆障碍者选择使用，可代替记事本。

3. 建立活动常规　培养患者养成良好的生活习惯，如总是忘记钥匙存放位置者，可以训练其每次开门后，将钥匙放在一个固定的地点，出门时到那里去取钥匙，经过反复多次训练，使患者建立一个"存放地点"和"钥匙"的活动常规，每当要出门时就从那个地方取钥匙。或将每天有规律的活动制成时间表，贴在患者经常活动的场所（如床头、卧室门），提醒患者在不同的时间完成不同的活动。开始时需要家属经常提醒患者看日程表，逐渐让患者养成自己看日程表的习惯。

4. 环境调整

（1）家用电器的选择：选用有自动关闭装置的电水壶、电炊具、电灯等，以免忘记关掉电源而造成危险。

（2）避免常用物品遗失：如将眼镜架系上线绳挂在脖子上，将手机、电子助记产品别在腰带上等。

（3）简化环境：突出要记住的事物，房间的家具杂物不宜过多，将重要的物品，如笔记本、钱包、钥匙等放在室内显眼固定的地方，如进出家门必经之地，以提醒其出门时不致遗忘。

（4）物品放置有序训练：患者每次使用物品后放回固定的地方，如每天以同样的次序收集衣服、穿衣服，在同一个地方脱鞋子。

（5）张贴各种提示：在患者经常活动的场所，张贴各种提示（如清单、标签、记号等），以代偿丧失的记忆功能，如在橱柜、衣柜及抽屉上贴标签，表明内置物品及位置；在大门上张贴颜色鲜明的大字帮助患者找到自己的家；在日历牌上做记号，以帮助患者记住重要的约会和事情；在大门旁边设立一个"记事栏"，安装一个壁柜，将第2天需要记住带走的东西记在"记事栏"里，并在壁柜里专门放上这些物品等。

（6）学习并使用绘图：对于伴有空间、时间定向障碍的患者，可用大地图、大罗马字和鲜明的路线标明常去的地点和顺序。

八、失认症的作业活动

半侧空间失认

1. 治疗师站在患者忽略的一侧与其谈话，向忽略侧提供触觉，如拍打、按摩及冷热等感觉刺激，或将患者急需感兴趣的物体放在忽略侧，让患者用另一侧手越过中线去取。

2. 鼓励患者用患侧肢体向前探伸，如不能完成也可以用健侧手帮助完成。

3. 用颜色鲜艳的物体或手电筒光提醒患者对该侧的注意，但容易损伤或碰倒的物体还应放在健侧。

4. 阅读时，可在忽略侧的边缘放上颜色鲜艳的规尺，指导患者用手触摸书的边缘，从边缘处开始阅读。

5.ADL 训练

（1）进食：挑选显眼的容器，将食物放在忽略侧，必要时在忽略侧标上显眼的标记，提醒患者注意，进食过程中可以给予提醒。

（2）整容：指导患者一边照镜子，一边完成忽略侧的整理动作，确认动作全部完成。

（3）穿衣：训练初期，可在衣服上贴上"左手""右手""前""后"等标志，即设计一些患者容易理解和记忆的标志。

（4）移动：一侧空间失认的患者，使用轮椅时常常忘记拉起患侧的制动杆，或者一侧脚还未踏上脚踏板时就开始驱动轮椅，危险性极高，因此要严格训练，在患侧使用醒目的标记。

九、能量保存技术

不同活动可引起不同的心血管反应，是能量保存技术的基础，主要针对心血管疾病康复的患者，患者从发病开始，就应该了解能量保存技术。

1. 上肢活动较下肢活动可产生更强的心血管反应：手持重物或上肢用力过猛，都会增加心脏负担，移动物品时使用手推车拉杆箱，尤其是重物移动时，上肢持续用力会加重负担，同时，由于过度用力容易诱发颈椎病、腰椎病等。

2. 站位比坐位心血管反应大：尽量采取坐位作业活动，避免不必要的能量消耗。

3. 等长活动影响肌肉内的血流及较高的心血管耗氧：老年人不适合超负荷肌力耐力训练，尤其是某些活动中避免憋气的动作，避免增加心脏耗氧量。

4. 温暖的环境使心率增加，能耗增加：生活的环境温度适宜，不可过热过冷。

5. 饭后血液从肌肉回流至胃，所以，饭后进行任何活动都可出现更快的心率和更高的氧耗。

6. 穿鞋技巧：穿鞋时，将脚放在对侧的大腿上，不要弯腰穿鞋、系鞋带。

十、轮椅使用

（一）轮椅转移

以偏瘫患者为例，轮椅转移训练的重点是：身体重心转移。

1. 床到轮椅的转移

（1）辅助从床到轮椅的转移：患者坐在床边，双足平放于地面上，轮椅从健侧靠近患者，与床成 30°～45° 角。拉起制动杆，向两侧旋开脚踏板，治疗师面向患者站立，双膝微屈，腰背挺直，双脚放在患侧足的两边，用自己的膝部在前面抵住患者膝部（防止膝关节外旋），一只手从腋下穿过置于患者肩胛骨上，将患者前臂放在自己的肩上，抓住肩胛骨的内缘，另一上肢托住患者的另一侧上肢，使其躯干前倾。将患者的重心前移至其脚上，直至患者的臀部离开床面，治疗师引导患者转身坐于轮椅上。

（2）床到轮椅的独立转移：患者坐在床边，双脚平放于地面上。轮椅置于患者健侧，与床成 30°～45° 角，制动，移开近床侧脚踏板，患者用健侧手支撑扶住近侧轮椅扶手支撑站起，头向前伸出；以健侧下肢为轴心转动躯干，健手扶轮椅远侧扶手维持平衡；转动身体，调整重心，使臀部正对轮椅后缓慢坐下。

2. 轮椅到坐厕的转移

（1）辅助由轮椅到坐厕的转移：患者坐于轮椅中，正面接近坐厕，制动，移开脚踏板，轮椅与坐厕之间留有一定空间。治疗师站在患者侧方，同侧手穿拇握法握住患者的手，另一只手托住其肘部，患者另一侧手支撑于轮椅扶手，拉住治疗师的手站起，将手移到坐厕旁的扶栏上。治疗师和患者同时移动双脚向后转身，直到患者双腿的后侧贴近坐厕，脱下裤子。治疗师协助患者臀部向后、向下移动坐于坐厕上。

（2）轮椅到坐厕的独立转移：患者驱动轮椅与坐便成 30°～45° 角，制动，移开脚踏板；健手支撑扶住轮椅近侧扶手，健腿站起，重心稳定后，用健手扶住轮椅远侧扶手，转身，背向坐厕，脱下裤子，然后坐下。

3. 轮椅到床的转移　轮椅斜向停至床旁（健侧靠近床），轮椅与床成 30°～45° 角，制动，移开脚踏板，用健侧手支撑扶住近侧轮椅扶手支撑站起，头向前伸出；以健侧下肢为轴心转动躯干，健手扶床沿维持平衡；转动身体，调整重心，臀部正对床缓慢坐下。

（二）轮椅减压

轮椅减压是减轻坐位压力，以达到预防坐骨、股骨粗隆和骶骨骨性突起部位压疮的方法，每 30 分钟进行一次，抬起持续时间约每次 15 秒。

1. C_5 损伤患者　大部分此类患者能独立完成臀部的减压动作，可指导患者学会使用系于轮椅靠背柱子上的套索进行前倾式臀部减压。

2. C_6 损伤患者　在轮椅上给臀部减压时，可将一侧上肢后伸至轮椅靠背的后方，利用轮椅把手卡住上肢上抬同侧臀部减压，然后用同样方法，交替给对侧臀部减压。

3. C_7～C_8 损伤患者　可做撑起动作，可通过单侧上肢支撑交替减压，也可双上肢同时支撑，给臀部减压。

十一、增强呼吸功能的作业活动

（一）呼吸训练

呼吸训练包括腹式呼吸、臀高位呼吸、吹蜡烛、缩唇呼吸、深呼吸等。

1. 腹式呼吸方法　见第 2 章。

2. 臀高位呼吸　患者取臀高位，类似胸膝位，利用内脏对横膈的压力，在呼气时增加横膈运动幅度。

3. 吹蜡烛、吹瓶练习　即对一排蜡烛吹气，从近到远，逐渐增加吹灭蜡烛的根数；串联两个瓶子，瓶内置水，用力将甲瓶内的水吹向乙瓶。

4. 缩唇呼吸　用鼻吸气，用口呼气，呼气时口唇收拢，做吹口哨样，呼吸须按节律进行，吸与呼的时间之比为 1 ：（2 ～ 3）。这使肺内残留气减少，吸气量增加，肺泡内氧分压增进，使氧气吸入增加，提高气道内压，防止气道过早闭合，增加呼吸的有效性。

5. 深呼吸　患者处于放松体位，经鼻深吸一口气，在吸气末，憋气几秒，以便使部分塌陷的肺泡有机会重新扩张。然后经口腔将气体缓慢呼出，可以配合缩唇呼吸，使气体充分排出。

（二）有效排痰

有效排痰包括气道湿化、雾化、叩击、震颤、有效咳嗽、体位引流、机械振动排痰等。

1. 叩背排痰　在餐前 30 分钟和餐后 2 小时，采取侧卧或坐位，叩击部位垫薄毛巾，手似杯状，掌指关节屈曲 120°，指腹与大、小鱼肌着落，利用腕关节的力量，有节律叩击，每个部位叩击 1 ～ 3 分钟，频率为 100 次 / 分左右，按从下至上、从外向内的顺序，自背部第 10 肋间隙，胸部第 6 肋间隙开始。根据其耐受情况，操作可持续 5 ～ 10 分钟，每日 2 ～ 3 次。

2. 震颤排痰　通过手的快速震动，使胸壁间断压缩，利于小气道分泌物的排出，震颤紧跟叩击进行，患者深呼吸，在患者深吸气末呼气初缓和地压迫，急速地振动胸壁，频率为 120 ～ 130 次 / 分。双手交叉或重叠位于肺底部，患者缓慢呼气，随患者呼气做自下而上轻柔地上下抖动，每个部位重复最多 6 ～ 7 个呼吸周期。根据其耐受情况，操作可持续 5 ～ 10 分钟，每日 2 ～ 3 次。

3. 体位引流　根据病情抬高患肺位置，使引流支气管开口向下，引流过程中鼓励患者做深呼吸及有效咳嗽，并辅以叩背震颤。引流每次 15 分钟，每日 1 ～ 3 次；5 分钟保持重力引流位，5 分钟拍背震颤，5 分钟咳痰，直到将分泌物排出。

4. 机械振动排痰　体位可灵活摆放，操作力度和频率可调控，低频冲击力可到达细小支气管，易于排出痰液，感染的部位多停留时间，操作可持续 5 ～ 10 分钟，每日 1 ～ 2 次。

十二、手工艺作业活动

轻、中度运动功能障碍者，主要以轻体力活动为主，避免大体力活动及需要大量移动的活动。手工艺活动包括编织、织染、刺绣、剪纸、折纸、布艺、粘贴画、插花、雕刻等，也适用于老年人及认知功能障碍者。

（一）编织

患者站立位、坐位、轮椅坐位，训练站立或坐位平衡、下肢力量和 ROM、轮椅上的耐力，如为扩大肩关节或躯干的 ROM，可将编织框挂于墙上较高处。手功能稍差者，选用较粗的线进行操作；增加肌力，可选用较粗的藤条；扩大上肢 ROM，则可利用较大编织框进行大件物品的编织，可采取团队编织的形式，增加趣味性。

（二）剪纸

坐位或立位，剪纸的基本形状包括小圆孔形、月牙形、柳叶形、锯齿形、花瓣形、逗号形、水滴形等，为增强肌力可选较硬和较厚的纸；为增强手的灵活性可选择折叠剪纸、刻纸训练；为发泄不满情绪，可选剪纸或撕纸；为训练耐心提高注意力最好选择刻纸。

手抓握功能欠佳者，可选用加粗手柄工具；手指伸展不良者使用带弹簧可自动弹开的剪刀；不能很好固定纸者可使用镇尺协助固定。

注意：手感觉障碍者及有攻击行为者，不要选用此种方法训练。

十三、艺术作业活动

艺术作业活动包括音乐、绘画、舞蹈、戏剧、书法、诗歌等。

（一）绘画

坐位或站立位，也可调整画纸的位置为平放、斜放、竖放而改变上肢的活动范围，适合进行肘关节活动范围练习、耐力练习、调节情绪等，包括素描、水粉画、水彩画及中国画等。

手功能不佳者，可加粗画笔手持的部分；不能抓握者可使用自助具固定画笔于手上，或通过自助具用头、口或脚进行绘画；不能很好固定画纸的可使用镇尺或用画夹固定。

初学者可选素描，有一定基础者可选水彩画、水粉画；上肢协调障碍者选用不需使用颜料和特殊工具的素描进行训练，训练协调性或颜色识别能力则可选水彩画、水粉画进行训练。

（二）书法

坐位或站立位，写字，通常以坐姿为主，写大字和毛笔字时以站姿为主。正确的坐姿需头身正、腿展、臂开、足安；正确的站姿为头俯、身躬、臂悬、足开；训练上肢耐力和关节活动范围可用毛笔，训练手的精细运动可用钢笔。

手功能不佳不能抓握者，可使用自助具固定笔于手上；双上肢功能障碍者，可使用脚书写或通过自助具用头、口书写；不能很好固定纸的可使用镇尺固定。

（三）音乐活动

1. 音乐欣赏　节奏明快的乐曲可使情绪消沉的患者精神兴奋，节奏缓慢的乐曲可使烦躁的患者安静，并具有降低肌张力的作用。

2. 乐器演奏　可改善手的灵巧性和自理功能，敲打手鼓等击打乐器可改善手的灵活性和上肢 ROM，吹笛子等管乐器可提高呼吸功能和改善手的协调性。

3. 声乐歌唱　卡拉 OK 可训练呼吸功能并增进人际交流，也可以缓解情绪和放松精神，提高治疗积极性和生活的信心，最好选用集体方式进行此项训练。

手灵活性稍差的患者，选用击打乐器而不是弦乐器或管乐器，选择相对独立和安静的环境下进行训练。

十四、休闲、娱乐作业活动

包括游园、棋类游戏、牌类游戏、拼图、迷宫、套圈、电脑游戏及大型互动游戏等。

（一）棋、牌类游戏

1. 象棋　常用来改善注意力，调节情绪。为增强手部肌力，可在棋盘和棋子上加上魔术贴以增加阻力。

2. 跳棋　用来改善手的灵活性、注意力和耐力的训练，可使用筷子夹持跳棋进行训练，以提高手的灵活性和 ADL 能力。

3. 扑克　适用于认知功能的训练，如"拱猪""升级""斗地主"等。

4. 麻将　改善手的灵活性，改善认知功能，调节情绪，可改变麻将的重量和粗糙程度以改变活动难度。

老年人以坐位为主，手功能不佳或截肢者可使用持牌器代替抓握；失明者可在牌上打上宫文，游戏时间不能太长（一般 60 分钟为宜），避免影响正常生活及治疗；注意情绪的控制，防止过于激动；注意基本礼节，尊重对手；避免大声喧哗。

（二）迷宫游戏

可用于协调训练和思维、记忆等训练。

1. 简单迷宫　是指用手或脚来控制旋钮，使板面前、后、左、右倾斜，板上的小球沿迷宫的路线达终点的游戏过程，用于手或下肢灵活性训练和思维训练，对于抓握不佳者或力量不足者，可对手柄或控制旋钮进行改装，以适合使用。

2. 组合迷宫　通过手脚并用的方式完成的训练方法，可训练肢体的协调及增强肌力。可选用手迷宫、脚迷宫，组合迷宫；也可通过小球的数量和路线改变训练难易程度，如可选项单个小球训练，也可训练使多个小球同时到达终点。

（三）园艺活动

花木种植

（1）播种育苗：包括营养土的配制、苗床（箱）的准备、净种、种子消毒、播种、覆土保湿、移苗、定植等过程。

（2）花卉的养护管理：包括上盆、换盆、盆花摆放、转盆、倒盆、松盆、施肥、浇水、整形修剪等，可选择不同活动或不同工序进行训练，如可仅选浇水、松土、修剪中的一个或多个活动进行训练。

手抓握功能差者，使用加粗手柄工具或自助具，改变手柄形状利于使用。身体功能较好者可选室外训练，而体弱者或活动不便者宜进行室内训练，可通过改变工作位置（如花架的位置和高度）来使训练更具针对性。

注意：园艺场地可能不平整和有其他障碍物，要注意防止跌倒；部分工具较锋利，使用时注意避免造成人体伤害；有自伤和伤人者慎选此活动，不宜选用名贵花卉进行训练。

（四）景观欣赏

1. 花木欣赏　选择不同的花草种类达到相应的治疗作用，如欣赏红花使人产生激动感；黄花使人产生明快感；蓝花、白花使人产生宁静感；绿色植物给人积极向上的感觉。丁香花有止痛、杀菌、净化空气的作用；茉莉花有理气解郁作用；菊花有清热明目的功效；仙人掌可以吸收大量的辐射污染；艾草具有安神助眠的功效。

2. 游园活动　通过集体游活动方式进行，如到附近的花园、公园进行游玩并开展相关活动（如写生、摄影等），可改善心理状态，强化运动功能，增加人际交往能力。

尽量选取户外场地进行，但对于行动不便者可在室内进行，甚至置于床边的一盆小花或一束鲜花也会给患者带来生活的勇气和信心。

注意：户外活动时注意温度对患者的影响，尤其是烧伤和脊髓损伤会出现体温调节障碍而发热或发冷，户外活动不宜到较远的场所进行。

（五）体育活动

1. 乒乓球　适合灵活性、手眼协调性和上肢 ROM 训练，常用的工具有乒乓球、球拍、乒乓球台，抓握功能不良者可加粗球拍手柄，可在站立位、轮椅坐位进行。

2. 飞镖　适合进行肩部及手部关节的活动度训练、平衡训练、协调训练、耐力训练等。

注意：最好使用吸盘式飞镖进行训练，也可选用粘贴性飞镖或用吸盘式羽毛球取代飞镖；患者可取站立位、坐位和轮椅坐位。

3. 体操　通过医疗体操，如打太极拳、练五禽戏、练健身舞等，体会肢体在空间位置的变化。

（陈永桃）

第6章

言语与吞咽康复治疗

第一节 概 述

一、定义

（一）失语症

失语症指后天获得性障碍，是大脑受损后已经获得的语言能力重新丧失或受损，即大脑受损致使患者口语或书面语的理解、表达过程中信号处理发生了障碍。

（二）构音障碍

构音障碍是指在言语活动中，由于构音器官的运动或形态结构异常，环境或心理因素等原因导致的言语不准确的现象。

（三）吞咽障碍

吞咽障碍是由于下颌、双唇、舌、软腭、咽喉、食管等器官结构和（或）功能受损，不能安全有效地把食物输送到胃内的过程。

二、临床常见失语症的表现

（一）听理解障碍

指患者对口语的理解能力降低或丧失。

（二）口语表达障碍

指患者的口语表达能力受损或丧失，包括发音困难、说话费力、错语、语言刻板、言语持续现象、模仿语言、复述障碍、言语不流利等。

（三）阅读障碍

因大脑病变导致阅读理解能力受损，称为失读症。阅读包括朗读和对文字的理解，这两者可以出现分离现象。只有对文字的理解发生障碍，才称为失读症，可伴或不伴朗读障碍。汉字的阅读障碍可表现为形、音、义的联系中断。

（四）书写障碍

表现为书写不能、构字障碍、镜像书写、书写存在语法错误等。

第二节 失语症的康复治疗

一、康复评定

（一）失语症严重程度分级

国际上采用波士顿诊断性失语症检查法（Boston diagnostic aphasia examination，BDAE）（表 6-1）。

表 6-1 BDAE 失语症严重程度分级标准

分级	标准
0 级	无有意义的言语或无听理解能力
1 级	言语交流中有不连续的言语表达，大部分需要听者去推测、提问或猜测；可交流的信息范围有限，听者与其言语交流感到困难
2 级	在听者的帮助下，可以进行熟悉话题的交流，但对陌生话题常常不能表达自己的意思，患者与检查者都感到言语交流困难
3 级	需少量帮助或不需要帮助下，患者可以讨论大部分生活问题，但由于言语和理解能力的减弱，某些谈话出现困难
4 级	言语流畅，但仍可观察到有理解障碍，但言语表达无明显受限
5 级	有极少可分辨得出的言语障碍，患者主观上可能有点困难，但听者可能感觉不到

（二）失语症报告要点（表 6-2）

表 6-2 失语症报告记录要点

项目	内容
听	有无听理解障碍，听理解障碍的程度；有无认知障碍，认知障碍的程度
说	有无自发性言语（自发性言语的量）；言语的流利性；有无命名困难；是否存在复述障碍
读	阅读理解障碍的程度；有无构音障碍
写	自发书写、抄写及听写的能力
计算	是否保留数的概念，笔算能力如何

（三）失语治疗的目标（表 6-3）

表 6-3 失语治疗的长期目标

分度	BDAE 分级	长期目标
轻度	4、5	改善言语功能，尽最大可能恢复到接近正常
中度	2、3	充分利用残存功能，尽量恢复到交流基本自如
重度	0、1	利用残存功能和代偿方法，进行简单的日常交流

（四）常用的评估技术

1. 听理解检查

（1）听词 - 图匹配：呈现 3 ～ 6 张图片（或实物），检查者说出词，患者指出相应图片（或实物），判断是否有选择性损害，测验内容可以是植物、动物、动作、颜色、躯体部位等。

（2）句子理解：呈现 3 ～ 4 张图片，检查者说出句子，患者指出是哪张图片。

（3）语段理解：检查者朗读语段，患者听后回答问题，测试题由具有故事情节的短文构成。

（4）执行指令：准备 3 ～ 4 个实物，检查者发出指令，患者执行，执行指令由长度不等的句子组成，如"旁边""前面""里""之间"，观察患者对方位词的理解能力及听语保持广度。

2. 言语表达

（1）对话：检查者询问患者的姓名、年龄等信息，了解患者的言语流利性、发音的灵活性，是否存在找词困难，有无构音障碍等。

（2）图画描述：呈现一张有故事情境的图画，让患者尽可能多说，观察患者的言语表达能力。

（3）系列言语与自动语序：要求患者自己数数，或跟着检查者一起数数；背诵熟悉的诗词或诗歌，观察重度失语症患者是否保留简单的自动语序。

（4）复述：包括词复述和句子复述。检查者说一个词，患者复述，检查者可以重复一次，复述的词汇长度由 1 ～ 3 个字组成；如能够顺利完成，可进行句子复述，短句 3 个字，长句 20 个字左右。

（5）命名：呈现一幅图画或一个物体，要求患者说出它的名称，呈现的时间 ≤ 30 秒，如果患者无反应，进行下一个项目测验。

（6）句子完形命名：呈现一副图画，患者听一个需要完形的句子，如："这是我们坐着休息的一把——"，患者说："椅子"。

（7）反应命名：检查者提问，患者回答，如"铅笔是干什么用的？""写字的"。

（8）列名：要求患者在 1 分钟内尽量多说动物或水果名称。

3. 阅读与朗读

（1）字词辨认：出示一个"靶"字，患者从 4 ～ 5 个近形字中选出与"靶"字相同的字，不论是朗读还是阅读，前提是辨认熟悉的符号。

（2）字词朗读：呈现一个字或一个词，患者朗读，朗读中的词应该与听词辨认、命名测验的部分词汇相同。

（3）语句阅读：呈现一个语句，患者朗读，朗读的语句一般与复述测验内容相同，如能顺利完成，则呈现一个不完整的语句及 4 个答案，患者阅读，根据句子的意思选出正确的 1 个词。

（4）词 - 图匹配：呈现 3 ～ 6 张图片，检查者出示一个词，患者说出相应的图片。

（5）执行文字指令：摆放 3 ～ 4 物体并呈现文字指令，患者按文字要求移动物品。

4. 书写检查

（1）简单书写及抄写：要求患者写出自己的姓名和住址，如果不能书写，则抄写。

（2）初级水平听写：检查者说出数字、偏旁、部首、笔画少的文字，患者书写。

（3）看图书写：呈现图片，患者写出图中事物的名称，图片可包括人物、植物、动作，书写内容与听理解、视图命名、阅读、复述测试部分内容相同。

（4）描述书写：给患者看 1 张情景图画，要求患者尽可能多地写出看到的事情。

（5）听写语句：检查者朗读句子，患者书写，听写语句的内容与看图书写的内容相同。

二、失语症康复治疗

（一）语言理解训练

1. 语言辨识　准备一组或多个词语，如犬吠、鼓掌声、哭声、汽车鸣笛声、雷声等，让患者分辨出语音。

2. 听词指图　治疗师将若干张图片摆放在桌面上，说出一个单词的名称，让患者指出所听到单词。

3. 听语记忆广度练习　治疗师将若干张图片摆放在桌面上，每次说出两张或两张以上卡片的内容，让患者按先后顺序，指出所听到单词的图片。

4. 句篇听理解　以语句或短文叙述情景画的内容，令患者指出对应画面或让患者听一段故事后再回答相关问题。

5. 执行口头指令　如张嘴、敬礼、皱眉等。

以上练习，可以根据患者的言语障碍程度，从易到难，选择相应的练习方法。

（二）口语表达训练

1. 语音训练　在语音辨别训练基础上，运用功能重组法训练，如患者会说"人"，可以扩展教其说"工人""老人""敌人""人民"等。

2. 自动语训练　利用序列语（如1、2、3……）、唱熟悉的歌曲等来引导出言语。

3. 复述训练　根据患者复述障碍的程度选择复述的内容，包括直接复述、看图或实物复述、延迟复述等。

4. 命名训练　用图片或实物让患者命名，如有困难，可给予词头音、姿势语、选词等提示，亦可利用关联词（成语、谚语、诗词等）引导。如令患者命名太阳，直接呼名不能时，可用"东方红，太阳升"这句歌词诱导说出。

5. 叙述训练　采用情景画叙述、提问叙述等训练，如患者出现错误，不能中断患者，应在其叙述完成后给予纠正。当患者出现叙述困难而中断时，可给予提示，让其继续。

6. 日常生活能力交流训练　采用日常生活方面的内容或患者熟悉的、身边的事情或人物进行提问，如问"你早上吃饭了吗？""早上吃了什么？"。

（1）姿势语言（如手势、点头、摇头等）训练：治疗师边说名称边做动作；治疗师说名称并与患者同时做动作；患者模仿动作，听动作名称后患者独立完成动作；阅读指令后完成动作，自行用行动回答相应问题或表达自己的需求。

（2）交流板的应用：适用于重度表达障碍的患者，设计交流板时，应根据患者的具体情况和未来交流的实际需要，选择设计替代言语交流的一些方法，如画图板、词板、句子板、复合板等。如画图板上画有多幅日常生活活动的画面，对于文化水平较低和失去阅读能力的患者会有帮助。

无论是画图板、词板还是句子板，首先，交流板应满足患者最基本的生理需求，如饮食、饮水、睡觉、大小便等，其次再扩展到活动、爱好及常用信息、亲友照片等。如阅读理解能力相对较好时，可在交流板上补充一些文字。

7. 阅读理解和朗读训练

（1）朗读障碍的康复：朗读障碍常与口语表达障碍并存，治疗应在阅读理解的基础上进行，每次训练时，均让患者阅读训练内容后，再行阅读理解训练。

（2）阅读理解训练

1）词的辨识和理解：视患者残存的词辨识和理解能力，选择适当的视觉匹配作业和阅读理解匹配作业进行训练。

2）句的辨识和理解：当患者能够理解常用词后，就可运用词和短语匹配、执行文字指令、找错、问句的理解、双重否定句的理解、加标点符号、组句等课题来进行训练，以加强患者对语句的辨识和理解。

3）语句、篇章的理解：当患者对一般的语句理解不感到困难时，则可运用概括阅读段意、语句组段等进行语段阅读训练，当患者对单一语段的理解达到80%的水平，则可将阅读材料增至2～3个语段，再逐渐增至篇章的理解。

8. 书写障碍的训练　书写训练可设计为3个阶段。

（1）临摹与书写：适用于重度书写障碍、非利手书写者、视空间性失写、中或重度智力障碍、失用症。通过临摹和抄写（看图抄写、分类抄写、选择抄写）的练习，促进了视觉文字到复制式书写表达，提高患者对文字的理解能力。

1）分类抄写作业

水果：苹果（　　）；交通工具：火车（　　）。

备选答案：苹果、火车、汽车、橘子、自行车、香蕉、三轮车、梨。

2）选择抄写作业：如选择适当的词填空。

给学生上课的人（　　）。

备选答案：学生、老师、工人。

（2）提示书写：适用轻、中度书写障碍者及中度智力障碍者，患者按提示要求组织文字，促进患者逐渐向自发性书写过渡。如按要求填空（患者书写中可给予笔画或文字卡片等提示）。

姓名（　　）；地址（　　）。

（3）自发书写：适用于轻度书写障碍、轻度智力障碍，运用便条书写、信件书写、作文等作业，训练患者书写出完整的句子及章节，促进患者的自发性书写，如在没有任何提示的情况下，将未完成的语句书写完整。

今天中午我（　　）。

第三节　吞咽障碍的康复治疗

一、康复评定

（一）口面部评定

适用于各种中枢神经系统、周围神经系统损伤或病变等，操作步骤为颊→唇→颞下颌关节→颊黏膜→牙齿→舌→软腭。

1. 唇颊部

正常：闭合良好，可以做抿嘴动作。

异常：唇颊部闭合不良（齿颊沟食物残留、鼓腮漏气）。

2. 嘴角

正常：无流涎，鼓腮不漏气，可完成吹口哨和露齿动作。

异常：流涎、鼓腮漏气、不能完成吹口哨和露齿动作。

3.颞下颌关节

正常：主、被动活动正常，可顺利张口并且咬合有力。

异常：颞下颌关节活动受限（如张口受限或咬合无力）。

4.颊部黏膜

正常：无破损，齿颊沟内无食物残留。

异常：口腔黏膜破损或溃疡。

5.舌部

正常：活动灵活有力。

异常：舌部运动受限或力量不足。

6.软腭

正常：上抬有力。

异常：上抬不良，恶心反射发生时舌根上抬力量不足。

（二）吞咽肌功能分级（表6-4）

表6-4 吞咽肌功能分级标准

分级	舌肌	咀嚼肌及颊肌	咽喉肌
Ⅰ级	可紧抵上腭及牙龈	可左右充分偏口角，鼓气叩颊不漏气，上、下牙咬合有力	双软腭上抬有力
Ⅱ级	可紧抵上腭但不能抵左、右牙龈	鼓气可紧缩，叩颊漏气，上、下牙咬合一侧有力，一侧力弱	一侧软腭上抬有力
Ⅲ级	可上抬但不能达上腭	鼓气扣不紧，有咬合动作但力弱	软腭上抬无力
Ⅳ级	不能上抬	鼓气完全不能，咬合动作不能	软腭上抬不能

注意：评估时颈部放松、微屈，可采取30°仰卧位；并脱卸义齿，如有牙齿松动，需警惕压舌板检查导致牙齿脱落进入气道；颞下颌关节被动活动时，检查者双手环指与小指着力部位应为患者乳突，避免压迫颈动脉。

（三）吞咽功能评定

指通过饮水、唾液吞咽试验等方法评价吞咽功能障碍的程度，适用于中枢神经系统、周围神经系统损伤或病变等引起的吞咽功能障碍的筛查，昏迷或低反应状态者禁用。

1.反复唾液吞咽试验　患者采取放松体位，检查者将手指放在患者的喉结和舌骨位置，令患者尽量快速反复吞咽，观察喉结及舌骨随着吞咽运动越过手指，向前上方移动再复位的次数，当患者口腔过于干燥而无法吞咽时，可在舌面上注入约1ml水后再让其吞咽。

评定标准:计算30秒内完成的次数，健康成人至少能完成5～8次，如果30秒内少于3次，那就提示需要进一步检查。

此项检查尤其适用于高龄老人，在护理院中是老人必须评定的内容。

2.简易吞咽激发试验　将0.4ml蒸馏水滴注到患者咽部的上部，观察患者的吞咽反射和从注射后到发生反射的时间差。

评定标准:滴注蒸馏水后3秒内能够诱发吞咽反射,则判定为吞咽正常,超过3秒,则为异常。由于该试验无须患者任何主动配合和主观努力,因而尤其适用于卧床不起者。

3. 饮水试验（表6-5） 首先用茶匙让患者喝水（每茶匙 5 ～ 10ml）,如果发生明显噎呛,可直接判断为饮水吞咽测试异常。

表 6-5 饮水试验

级别	
Ⅰ	可一口喝完,无噎呛,5 秒内喝完为正常,超过 5 秒为可疑吞咽障碍
Ⅱ	分两次以上喝完,无噎呛,可疑吞咽障碍
Ⅲ	能一次喝完,但有噎呛,确定有吞咽障碍
Ⅳ	分两次以上喝完,且有噎呛,确定有吞咽障碍
Ⅴ	常常呛住,难以全部喝完,确定有吞咽障碍

4. 咳嗽反射试验 将 20% 生理盐水酒石酸溶液 2ml 置于鼻喷器中,让患者吸入喷雾。

评定标准:患者吸入喷雾后导致喉部咳嗽感受器受到刺激,引发咳嗽反射,咳嗽反射的存在表示患者能够通过该反射防止食物进入气道深处,咳嗽反射的减弱或消失则意味着误吸或误咽的可能性大大增加。

（四）摄食吞咽评定

摄食吞咽评定指通过询问和观察患者吞咽动作及其完成过程,了解食物被认知,经口、咽、食管到达胃部的全过程,评价不同时相的摄食吞咽障碍,适用于经筛查确认存在各种吞咽功能障碍的患者。

1. 食物性状分级（表6-6）

表 6-6 食物性状分级

级别	描述举例
1	稀薄液体:茶、咖啡、橙汁奶油汤、番茄汁
2	蜜汁样液体:奶油汤、番茄汁
3	蜂浆样液体:蜂蜜原浆一样的稠厚液体、开水冲制的藕粉
4	布丁样液体:或胶状食物,香蕉糊、米糊、果蔬泥
5	不要反复咀嚼的软食:肉糜和鸡蛋搅拌后蒸制成的肉糕
6	要反复咀嚼的糯性整块软食:糯米蒸糕、馄饨皮或饺子皮、乳酪
7	要反复咀嚼的松散块状食物:米饭、松糕、馒头和面包
8	多种性质混合的食物:普食

2. 评定方法

（1）采集病史,观察患者的吞咽动作,大致区分摄食障碍、口咽性吞咽困难和食管性吞咽困难。

（2）回顾病史,详细询问以下问题:自觉吞咽困难发生的部位在哪里?引发吞咽困难的食物性状是什么？吞咽困难是进行性还是间歇性？症状持续多久？

（3）向患者展示食物，观察其有无反应。

（4）将食物触及其口唇，观察是否张口或有无张口的意图。

（5）如果属于口咽性吞咽困难，需要进一步鉴别口腔准备期、口腔转运期和咽部期吞咽困难。

3. 评定标准　对食物无认知和无摄食动作，食物含在嘴里不吞咽或拒绝纳食。

二、康复治疗

吞咽障碍的康复可分为间接训练（不使用食物，针对功能障碍的间接训练）和直接训练（使用食物，同时采用体位、食物形态等补偿手段的摄食训练）。

（一）间接训练法

可以预防失用性功能低下，改善吞咽相关器官的运动及协调功能，为经口腔摄取食物做必要的功能性准备。由于训练过程中不使用食物，可大大降低误咽、窒息等危险的发生率。

1. 呼吸训练

（1）缩唇呼吸：即用鼻吸气，缩拢唇呼气（呼气越长越好）。

（2）腹式呼吸

1）卧位：患者仰卧位，双膝屈曲，治疗师将手放在患者的上腹部，让患者用鼻吸气，以口呼气，患者吸气时不给予压力，吸气结束呼气开始时，放于上腹部的手稍加压于上方膈部的方向。单独练习时，可在患者上腹部放 1kg 左右的沙袋，体会吸气时腹部膨胀，呼气时腹部凹陷的感觉。

2）坐位：卧位腹式呼吸熟练掌握后，可转为坐位练习，最后将腹式呼气转换为咳嗽动作。

2. 头颈部及上肢的训练　头颈部及上肢训练包括 ROM、肌力、肌张力的训练，上肢需要具备一定的肌力、协调功能和精细活动。

PT 师训练重点：头颈及四肢肌力、坐位保持训练等；OT 师训练重点为改善腕手功能、进食姿势调练、辅助具制作、ADL 训练等。

3. 有效咳嗽训练

4. 口腔运动训练

（1）舌运动训练

1）被动运动：借助工具进行各个方向的舌被动运动，如使用吸舌器使舌被动向上、前、左、右运动，用纱布包裹舌头向外牵拉等，舌肌牵拉宜轻柔缓慢，避免拉伤。

2）辅助运动：借助工具及食物进行辅助运动，如治疗师借助压板压住一侧，当舌进行自主运动的同时，帮助舌从一侧运动到另一侧。

3）主动运动：①舌自主向前、左，右、上、下的单个运动，每个动作尽量持续 5 ～ 10 秒；②单个运动达到一定幅度过渡到协调训练，即舌头向前、左、右、上、下的轮替运动；③在唇上下左右涂抹花生酱、糖、果酱或放置压舌板等，诱导舌上下左右运动；④结合发音进行舌的运动训练，选择舌位不同的音，如 la、da、ga、ka 等，反复发单个的音，再逐渐过渡到几个音的轮替组合。

4）抗阻运动：分伸舌抗阻训练和两侧抗阻训练。

①伸舌抗阻（图 6-1），既伸出舌头与压舌板抗阻，维持 5 ～ 10 秒，重复做 3 ～ 5 次。

②两侧抗阻训练（图 6-2），既将舌尖向左 / 右嘴角与压舌板抗阻，维持 5 ～ 10 秒，重复做 3 ～ 5 次。

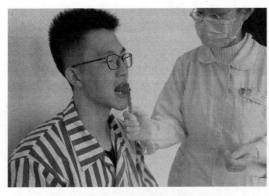
图 6-1 伸舌两侧抗阻

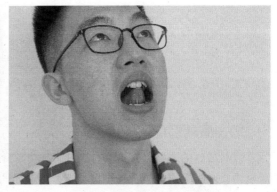
图 6-2 伸舌抵抗牙齿抗阻

（2）唇运动训练

1）被动运动：借助工具或用手指对患者进行唇被动运动。

2）辅助运动：借助工具或用手指对患者进行唇辅助运动。

3）主动运动：分为借助工具与不借助工具两类。

不借助工具的主动运动：①患者圆唇、展唇、闭唇、咂唇单个运动，每个动作尽量持续 50 秒；②单个运动达到一定幅度过渡到协调训练，即圆唇、展唇的轮替运动；③练习闭唇音，如"宝贝""爸爸"。

借助工具的主动运动：①吹吸运动：患者缩唇（圆唇）吹口哨、吹笛子、吹气球，双唇含着吸管进行吸豆子游戏等。②吸示指运动。给患者戴上指套，患者将手指含在嘴中，抵抗手指拉出。

4）抗阻运动：①抵抗棉棒运动。治疗师将棉棒放在患者双唇之中，叮嘱其紧闭双唇，尽量不让治疗师把棉棒抽出。②抗毛巾运动。患者双唇含住毛巾或纱布条，抵抗毛巾或纱布条拉出。③纽扣运动。治疗师将已系好牙线的扣放于患者双唇中间含紧，然后拉着牙线往外拉，抗阻力数秒，再松开，也可左右拉以训练嘴角肌肉的力量。④夹压板运动。双唇含住压舌板，在压舌板两边各放一枚至数枚硬币，每次含紧压舌板数秒后移开压舌板。

（3）下颌运动训练：包括下颌开张、向左向右、前伸后缩运动的训练，分被动运动、辅助运动、主动运动及抗阻运动练习。

（4）软腭运动训练

1）发音法：患者吸气后发短音 /a/，反复数次；发长音 /a/，持续数秒。

2）推撑法：见软腭抬高训练。

3）引导气流法：①通过各种活动引导气流通过口腔，如吹吸管、吹乒乓球、吹喇叭、吹哨子、吹奏乐器、吹蜡烛、吹羽毛、吹纸张、吹风车、吹肥皂泡；②用一张中心有洞或画有靶心的纸，用手拿着接近患者的嘴唇，让患者通过发"屋"声，去吹洞或靶心，当患者持续发音时，把纸慢慢向远处移，一方面可以引导气流，另一方面可以训练患者延长吹气。

5.口腔感觉促进训练

（1）触觉刺激进食时，用汤匙将食物送入口中，放在舌后部的同时增加汤匙下压舌部的力量。

（2）味觉刺激给患者酸的或有较强烈味道的食物，给舌以味觉刺激。

（3）嗅觉刺激经鼻吸入有气味的气体。

（4）冰刺激

1）用具：将一根筷子的一头用纱布绕成直径约 1cm 的棉棒，用开水浸泡后冷冻成冰棍即可。每次冰刺激准备 10 个左右的冰棉棒备用。

2）方法：将冻成的冰棉棒蘸少许凉开水（避免划伤口腔黏膜或冻伤），使表面的冰凌化解，接着将冰棉棒反复刺激软腭、腭弓、咽后壁及舌后部，然后令患者做一次空咽动作，再刺激再吞咽，反复进行，每次 10 分钟。冰刺激应快速移动棉棒前端，左右交替，大范围接触刺激部位，如出现呕吐反射则应中止刺激。如患者流涎过多，可对患侧腮腺、下颌下腺进行冰按摩。

6. 声带闭合训练

（1）发"i"音，逐渐增加音量，以促进声带最大程度地闭合。

（2）声门闭锁：让患者坐在椅子上，双手支撑椅面屏气，此时胸廓固定、声门紧闭，然后突然松手，声门打开、呼气发声。此运动不仅可以训练声门的闭锁功能、强化软腭的肌力，而且有助于除去残留在咽部的食物。

（3）运用声带发声器发"乌"音，逐渐增加音量，由低音调逐渐到高音调，促进声带的闭合，同时可增强软腭及鼻咽上抬能力。

7. 门德尔松法

（1）喉部可以上抬者：令其空吞咽并保持上抬位置，吞咽时令患者以舌部顶住硬腭、屏住呼吸，此位置保持数秒，同时令患者示指置于甲状软骨上方、中指置于环状软骨上，感受喉部上抬。

（2）喉部上抬无力者：治疗者可按摩其颈部、上推其喉部，促进吞咽，即使喉部上抬无力，只要开始抬高，治疗者即可用置于环状软骨下方的手指，推住喉并固定，首先让患者感觉喉部上抬，上抬逐渐变为可能后，再让其有意识地保持上抬位置。

8.Shaker 锻炼（图 6-3）　又称头上抬训练（HLE）。患者仰卧位，抬头看自己的脚，两侧肩部不得离床，保持 1 分钟，放松，放松 1 分钟后再次抬头，每次锻炼 30 次左右。注意临床运用保持时间及次数因人能力而异，颈部疾病患者忌用。

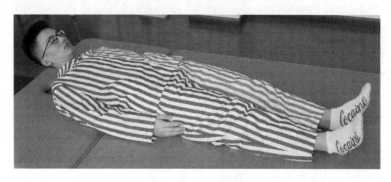

图 6-3　Shaker 训练

9.Masako 手法（图 6-4）　又称舌制动吞咽，即舌略向外伸，用上、下牙轻轻咬住舌头，或操作者戴手套用纱布包住小部分舌体，并将其轻轻拉出至上、下牙之间固定，嘱患者做吞咽动作，维持舌位置不变，使患者咽后壁向前收缩。

（二）直接训练法

直接训练是指通过对食物准备、一口量控制以及进食技巧的训练，包括进食体位、食物入口位置、食物性质（大小、结构、温度和味道等）和进食环境等。

1. 直接训练需要具备的条件

（1）不受刺激也处于清醒的意识状态。

（2）全身状态稳定。

（3）能产生吞咽反射。

（4）少量误吸能通过随意咳嗽将异物咳出。

2. 进食体位（图 6-5）　坐位，无法取坐位的患者可取躯干 30°仰卧位，颈部前屈，偏瘫侧肩背部垫高，喂食者位于患者健侧喂食。此种体位，可利用重力使食物不易从口中漏出，有利于食团向舌根运送，减少食物向鼻腔逆流及误吸的危险。

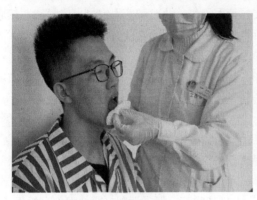
图 6-4　Masako 手法

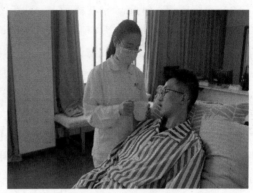
图 6-5　进食体位

颈部前屈是预防误吸的一种体位，因为仰卧时颈部易呈后屈位，使与吞咽活动有关的颈椎前部肌肉紧张、喉头上举困难，从而容易发生误咽。

3. 进食速度　应较常人缓慢，一般每餐进食的时间控制在 45 分钟为宜，如无法坚持 45 分钟，采取少量多次的方式。进餐时间太长，易疲劳，甚至会影响其情绪。

4. 一口量　指最适于吞咽的每次摄食一口量，正常人约为 20ml。一般先以少量（3～4ml）开始，酌情增加。建议每口进食量为 5～20ml，每次间隔 30 秒左右。

最佳位置：健侧舌后部或健侧颊部，有利于食物的吞咽。

5. 进食的餐具

（1）勺子：选择边缘钝和厚匙柄较长，容量 5～10ml 的勺子为宜，当患者手抓握能力较差时，可使用加粗手柄的勺子。

（2）碗具：选择广口平底瓷碗或边缘倾斜的盘子，碗底加防滑垫或用带有吸盘底座的碗。

（3）杯子：可用杯口部不接触鼻部的杯子（如缺口杯），这样患者不用费力伸展颈部就可以饮用，适用于因颈部伸展过多导致误吸者。

（4）吸管可在吸口或注射器上加上吸管，还可采用挤压柔软容器，挤出其中的食物，认知障碍严重无法控制一口量者禁用吸管。

6. 进餐环境　选择安静的进餐环境，对于无食欲或认知状态低下的患者，应选择与大家同时吃饭，以刺激食欲或增强对食物的认知度。

7. 饮食调整　是指改变食物的品种、软硬、结构等特征，如改变食物的质地和黏稠度，以适合不同吞咽障碍患者进食。饮食调整包括固体食物和液体两个方面。

（1）食物性状选择：一般将食物分为 5 类。①流食：如水、清汤、茶等。②半流食：如稀粥、麦片饮料、加入增稠剂的水等。③糊状食物：如米糊、浓粥等，平滑而柔软最容易吃。④半固体：如软饭，需要中等咀嚼能力。⑤固体：如正常的米饭、饼干、坚果等。

容易吞咽的食物特点是密度均匀、黏性适当、不易松散、通过咽与食管时易变形且很少残留于黏膜上。稠状食物能较好地刺激触觉、压觉和唾液分泌，使吞咽变得容易，因此比性状稀的食物安全。

（2）食物调制方法：包括增稠剂调制和搅拌机调制。

1）食物增稠剂调制：用食物增稠剂（又称凝固粉、凝固乐、易凝、凝水宝等）调制各种不同质地的食物。如：①粥水状、番茄汁状流食；②核桃露状流食；③芝麻糊、奶昔状、乳酪状流食；④果酱状特浓流食。

2）搅拌机调制：将所需食物混合，用搅拌机搅碎，调制成各种黏稠度的流食。

8.姿势改变代偿技术　令患者的头部或身体采取某种姿态，通过改变食物通过的路径和采用特定的吞咽方式，使吞咽变得安全的一种训练技术。

（1）空吞咽与交互吞咽：空吞咽既每次吞咽一口食物后，反复做几次空吞咽；交互吞咽即两种不同性状的食物交叉吞咽。空吞咽可防止食物过多地聚集在咽部，超过梨状窝的承载能力而发生误吸；交互吞咽有利于刺激诱发吞咽反射，又能除去咽部残留食物。

（2）低头吞咽：指下颌与胸骨柄部接触，将前咽壁往后推的姿势，此姿势可利用重力将食团保留在口腔前面，防止食团在未引发吞咽反射之前滑进口腔后部，使后咽壁与会厌之间空隙减小，防止食物进入呼吸道，扩大会厌谷的间隙，使之能容纳更大的食团。

（3）仰头吞咽：食物进入口中及咀嚼时，头部先向前倾，准备好运送到舌咽时，再将头向后仰，利用重力使食物移动的姿势，适用于舌头后推食团的能力降低（舌头控制能力不足者），对于舌头无主动运动的患者，治疗师可以将食物放于其舌根部，即刻仰头吞咽。

（4）头转向患侧吞咽：适用于一侧舌肌和咽肌麻痹（同侧口腔和咽部有残留）患者，当将头部转向患侧时，患侧梨状窝受到挤压，而健侧的喉部空间相对增大，利于食物经过健侧咽入食管，可充分利用健侧的咽肌对食团的推动力，促进患侧受损的声带也受到压力，向中线移动，增加声带关闭的机会，从而减少误吸。

（5）侧卧位吞咽：适用于不能维持坐立位或半卧位的患者，重力作用下食物落至运动正常的健侧，利用健侧的吞咽肌来完成吞咽，使吞咽顺畅。

第四节　构音障碍的康复治疗

一、康复评定

（一）构音器官的范围

包括面部、口部肌肉、下颌、硬腭、腭咽机制、肺、喉、反射等。

（二）运动对构音器官的影响

观察安静状态下的构音器官，通过指示和模仿，使其做粗大运动，并进行以下方面的评价。

1.部位　哪个部位存在运动障碍。

2.形态　确定构音器官的形态是否正常。

3. 程度　异常程度。

4. 性质　是中枢性、周围性、协调性。

5. 运动　速度、范围、力量、精确性和协调性。

二、构音障碍的康复治疗

构音障碍的训练原则：侧重针对言语症状；按评定结果选择治疗顺序；以自身主动训练为主；根据个体选择恰当的治疗方法和强度。

（一）放松训练

痉挛型构音障碍者，在咽喉肌群紧张的同时，肢体肌张力也增高，通过放松肢体的肌紧张，可以使咽喉部肌群得到放松。

1. 部位

（1）足、腿、臀。

（2）腹、胸和背部。

（3）肩、颈、头。

2. 操作方法

（1）取放松体位，闭目，注意力集中于放松部位，由足部开始，直至头部肌肉松弛。

（2）按照足趾屈曲、踝旋转、跖屈、膝伸展、髋伸展、收腹深吸气、握拳、上肢前伸、耸肩、颈屈曲旋转、皱眉闭目、用力咬牙闭唇、下颌上下左右移动旋转及舌用力抵硬腭的顺序，每个动作保持 3 秒，然后放松，重复 10 次。

（3）设计相关运动使肌肉先紧张，后放松，并且体会紧张后的松弛感，如做双肩上耸保持 3 秒，然后放松，如此重复 3 次，可使肩关节放松。

（二）呼吸训练

1. 坐姿　训练时要调整坐姿，双肩保持水平，腰板挺直，两眼目视前方。

2. 增加呼吸气流训练　使用吸管在水杯中吹泡、吹气球、吹蜡烛、吹纸巾等，也可进行吸气—屏气—呼气训练，尽可能延长呼气的持续时间。即治疗师数 1、2、3 时，患者吸气，再数 1、2、3 时，患者憋气，再数 1、2、3 时，患者呼气，逐渐增加呼气的间隔时间至 10 秒。

3. 主动控制呼气　尽量自主控制延长呼气时间。一般呼吸时采用鼻吸口呼，可结合发音训练，如在呼气时尽可能长时间地发出“s”“f”等摩擦音，并可变换发摩擦音的强度和长短。

4. 手法辅助训练　如果呼气时间短而且较弱，治疗师在患者呼气终末时，用双手在胸部施以压力，使患者呼气量增加，以延长呼气。

（三）运动训练

1. 舌、唇、下颌运动训练

（1）双唇尽量前噘、后缩，并进行交替运动。

（2）深吸一口气鼓腮，保持数秒后猛然呼出气，治疗师可在患者鼓腮时轻轻挤压双侧面颊以增加抵抗力。

（3）双唇尽量闭紧夹住压舌板，治疗师可向外轻拉压舌板，以增加唇的闭合力量。

（4）舌尽量前伸、后缩、上举、侧方运动和舌面抬高运动（舌尖紧贴下齿，舌面抬高）等。

（5）舌及下颌抵抗活动训练：伸舌抵抗压舌板，或用力张口，治疗师用手上推下颌，或患者闭口，治疗师下拉下颌。

2. 软腭抬高训练

（1）叹气法：深吸口气后用力叹气。

（2）推撑法：患者双手支撑在椅背上、桌面或墙面用力推压，同时吸气后屏气，大声发"啊"音。

（3）发舌根音与开元音"ka、ga"，爆破音与开元音"pa、ba"，摩擦音与闭元音"xi、si"，鼻音与元音"mi、na"。

（4）用细毛刷等物品直接刺激软腭，如软腭轻瘫，可用冰块快速擦软腭，数秒后休息。

3. 本体感觉刺激训练　用长冰棉棒依次刺激唇、牙龈、上牙龈背侧、硬腭、软腭、舌、口底、颊黏膜。如果软腭软瘫导致鼻音过重，使用冰条快速直接刺激软腭，每次数秒，刺激后让患者发短元音"a"，同时想象软腭抬高，元音、鼻音交替发出，以形成对照，利用听觉反馈纠正。

（四）发音训练

1. 先发元音，然后发辅音，再将元音与辅音相结合，熟练掌握后，就可以采取元音 + 辅音 + 元音的形式进行训练，最后到训练单词和句子。

2. 克服鼻音化的训练

（1）引导气流法：吹蜡烛、吸管、喇叭、哨子、纸张等。

（2）推撑疗法：详见软腭抬高训练。

（3）腭托的使用：重度构音障碍患者如经过长时间的训练仍无明显改善，可考虑使用腭托。

3. 克服费力音训练

（1）打哈欠法：令患者处在很轻的打哈欠状态时发声，也可以训练患者随着"喝"的音发音。

（2）颈部肌肉放松法：头颈部从前到后缓慢旋转，使颈部充分放松，并同时练习发声。

（3）咀嚼练习。

4. 音量控制训练

（1）自主呼吸控制训练：指导患者持续而强有力的呼气，尽量延长呼气时间。

（2）音量变化训练：可采取让患者数数、朗读儿歌、念古诗等方式，要求音量由小到大，然后由大到小，或者音量一大一小交替。

（3）成年患者可使用具有监视器的语言训练器来训练和调节发音的音量。

（五）交流辅助系统的应用

重度构音障碍是由于严重的肌肉麻痹、瘫痪及运动功能严重障碍而难以发声和发音，可进行适当的替代言语交流的方法训练，包括图片板、词板和句子结构板等，训练患者通过交流板上的内容进行与人沟通表达。

（房　辉）

第 7 章

辅助器具

第一节 概 述

一、定义

（一）辅助器具

辅助器具是指供残疾人使用、特别生产或一般有效的，用于防止、补偿、减轻、抵消残损、残疾或残障的任何产品、器具、设备或技术系统，普通到轮椅、拐杖及自制的工具，高级到植入式电子耳蜗等。

（二）残疾

残疾是指因外伤、疾病、发育缺陷或精神因素，造成明显的身心功能障碍，导致不同程度丧失正常生活、工作和学习的一种状态。

（三）矫形器

矫形器是指在人体生物力学的基础上，为其设定并采用不同质地材料，按一定工序加工、制作和装配具有特殊矫形功能的辅助器具或体外装置。

（四）自助具

自助具是指为提高病、伤、残者的自身能力，使其能较省力、省时地完成一些原来无法完成的日常生活活动，从而增加其生活独立性的辅助装置。

自助具可以代偿肢体已丧失的功能，完成其功能活动；代偿关节活动范围，使活动简单，病、伤、残者能省时、省力地从事某些工作；便于单手活动；对肢体和关节予以支撑，以维持其功能位；代偿视、听功能，增强视觉、听觉能力；帮助和改善社交活动等。

二、辅助器具的分类

（一）按使用功能分类

分为个人医疗辅助器具、技能训练辅助器具、矫形器和假肢、个人生活自理和防护辅助器具、个人移动辅助器具、家务辅助器具、家庭和其他场所的家具及其适配件、沟通和信息辅助器具、操作物体和器具的辅助器具、环境改善和评估辅助器具、就业和职业培训辅助器具、休闲娱乐辅助器具共 12 类。

（二）按使用人群可分类

分为肢体障碍者辅助器具、视觉障碍者辅助器具、听力障碍者辅助器具、言语障碍者辅助器具、智力障碍者辅助器具、精神障碍者辅助器具共 6 类。

三、辅助器具的功能

（一）补偿减弱的功能

残疾人如果还有残留的潜能可利用，辅助器具可在残留潜能和环境间构建一个"通道"，使其活动和参与能力在一定程度上得以补偿。例如佩戴助听器能使具有残余听力的失聪患者重新听到外界声音。

（二）代偿失去的功能

当残疾人原有的功能基本丧失，无法通过补偿方式来获得原有功能时，只能通过辅助器具代偿失去的功能以克服障碍。例如截肢者装配假肢后，可以行走、骑车和负重劳动。

（三）创建无障碍环境

当残疾人使用辅助器具获得的补偿或代偿仍不能全面参与活动时，只能采用特殊辅助器具来适应残疾，并创建无障碍环境以实现活动和参与。例如乘坐轮椅的肢残人遇到台阶时，只能通过坡道和扶手创造的无障碍环境，来实现轮椅上下台阶。

第二节　不同类别残疾患者辅助器具的选择

一、卧床患者常用的辅助器具

（一）防压疮垫

即防压疮垫气垫床垫，长期卧床者使用防压疮垫，可使身体均匀受压，缓解剪切力对皮肤的摩擦，避免压疮的发生。

（二）功能软垫

应用功能软垫以保持正确的卧姿及防止骨突部位局部受压，如患者的腰骶部、足跟部。

（三）弹力袜

弹力袜适用于下肢无主动运动者，防止下肢静脉血栓。

二、偏瘫患者常用的辅助器具

（一）功能软垫

功能软垫适用于偏瘫早期、不能独立翻身者。

（二）防压疮垫

防压疮垫适用于不能主动翻身，尤其是伴有二便功能障碍者。

（三）床护栏

可利用固定在床位的拉带、绳梯及床边的栏杆等进行翻身、起床和站立的训练。

（四）手功能训练器

手功能障碍者可使用分指板、插棒、手指功能训练器等进行功能训练。

（五）轮椅

可用健手或健足驱动轮椅，应使用单侧双手圈手控轮椅、单侧手摇杆操控手控轮椅，或使用降低座位高度的足驱动轮椅。

（六）移位板

借助移位板，完成轮椅到床、坐便器等平面转移。

（七）助行器

可选用助行器、四脚手杖等进行步行训练。

（八）自助具

可利用穿袜器、系扣器、拾物器、助力开关把手、特制的餐盘、勺、筷等生活自助具辅助下穿衣、进餐及料理日常生活。

（九）矫形器

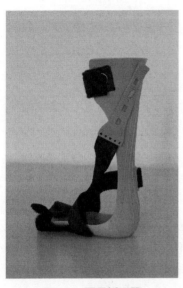

图 7-1　踝足矫形器

垂足者可通过安装踝足矫形器（图 7-1），纠正足下垂及足内翻。此外，偏瘫患者的居住环境应进行适当的改造，如在浴室和厕所内加装抓握杆、防滑垫等。

三、截瘫患者常用的辅助器具

胸腰段脊髓损伤损伤称为"截瘫"，颈段脊髓损伤称为"四肢瘫"。

（一）生活完全不能自理的 C_4 损伤者

充分利用残存的颈部运动功能，控制辅具完成部分日常生活活动。

1. 尝试使用下颌控制的电动轮椅。

2. 保持平衡坐位的轮椅。

3. 环境控制系统。

4. 口棒或头棒操作电脑键盘、遥控器、阅读翻页等。

（1）口棒：制作一个 15 ～ 20cm 的小木棒，指导患者含在口中，对各种物品进行操作。

（2）头棒：将小木棒固定在一个头圈上，木棒的顶端用橡皮泥固定，防止滑落，用头颈部的运动进行操作。

（二）生活基本不能自理的 C_5 损伤者

利用肩关节的外展、屈伸、内外旋功能和肘关节的屈曲、前臂旋后功能寻找相应的辅具。

1. 前臂平衡矫形器和上肢悬吊装置　帮助控制上肢和前臂，方便手向口和头方向移动。

2. 腕手矫形器　适合于手指肌肉无力者。

（三）生活能部分自理的 C_6 损伤患者

1. 抓握矫形器：可驱动腕部。

2. 万能袖带。

3. 书写辅助器具。

（四）轮椅

1. C_5、C_6 损伤患者可选择前臂控制的高靠背电动轮椅，也可选用轻便的手动轮椅；有直立性低血压患者，应选用可倾斜式高靠背轮椅，安装头托，并配合选用膝部角度可调的开合可卸式脚托。C_5、C_6 损伤患者只能限于平地上驱动轮椅，轮椅的驱动圈上需有凸出把手的轮椅，或手轮表面缠绕胶皮套，患者需要戴上胶皮防滑手套驱动轮椅。

2. C_7、C_8 损伤患者可选用轻便的低靠背手动轮椅，轮椅的两侧扶手和靠背处可拆卸，方便患者转移。

（五）导尿管或集尿器

某些脊髓损伤患者需要借助导尿管或集尿器解决排尿或尿失禁问题。

（六）防压疮垫

高位截瘫者终身需要各类减压垫，用于长期坐卧时防治压疮。

（七）矫形器

足下垂者早期就需要矫形器固定，防止踝关节畸形；低位截瘫患者除佩戴矫形器外，同时要借助助行器具练习行走。

四、骨折患者康复常用的辅助器具

（一）肢体肿胀者

采用压力手套、袖套、高弹性绷带、硅胶等。

（二）上肢骨折者

1. 推荐使用进食类、梳洗修饰类、穿衣类、沐浴类自助具，也可使用上肢悬吊架。
2. 肩部骨折：肩关节悬吊架、滑板。
3. 肘部和前臂：颈横带悬挂辅助器具。
4. 圆柱板。

（三）髋部

1. 长柄穿衣辅助具、鞋钩、防滑垫、洗澡凳等。
2. 滑板。

五、听力障碍患者常用的辅助器具

（一）助听器

补偿听力的首选装置，听力损失在 40 分贝以上（25 分贝以内为正常）就要佩戴助听器，常用的助听器如下。

1. 盒式助听器　适用于老年人听力损失者。功率大、调试简单、易操作、价格较低，但导线与衣物间的摩擦易使声音失真，影响助听效果，且外形大、隐蔽性差。

2. 耳背式助听器　适用于各类听力损失者，是目前广泛使用的一类助听器。功率大、噪声低、失真小，佩戴方便，但使用者出汗而受潮，会加速元器件老化。

3. 耳内式助听器　根据患者耳样定制，外部不需要电线或软管，能全部放入耳甲腔，较隐蔽和轻便，但价格较高。

4. 耳道式助听器　根据患者耳样定做，无外接导线，外壳与耳道完全吻合，确保了声音的密闭。与耳内式助听器相比，体积更小更隐蔽。

5. 深耳道式助听器　根据耳道定做，助听器距鼓膜最近、隐蔽性最好、声波能量损失最小、声音更真实，是目前体积最小、最隐蔽的助听器，但使用范围较窄，适用于轻、中度听觉障碍者，听力损失在 65 分贝以内效果最佳。

（二）人工耳蜗

人工耳蜗是一种高科技的电子助听装置，它代替受损的听觉器官把声音转换成编码的电信号传入内耳耳蜗，刺激听神经纤维，再由大脑产生听觉，通过外科手术植入。目前适用于极重度并佩戴助听器效果不好或无效的听觉障碍者，需要经过一段时间的训练和学习，才能对字句有一定的了解。

（三）辅助性听觉装置

如闪光门铃、警报指示灯、震动式闹钟、聋人可视电话、骨导电话、无线调频系统、感应线圈系统等，帮助听障人士与人沟通和日常生活。

六、视力障碍患者常用的辅助器具

助视器能改善视力残疾人的视觉及活动能力，助视器分为视觉性助视器和非视觉性助视器。

（一）视觉性助视器

包括各类眼镜助视器、放大镜、照明灯具、大字读物、电子助视器等。

（二）非视觉性助视器

包括盲杖、导盲犬、全球定位系统（GPS）、盲文、读屏软件、盲表、语音或触觉提示的家用电器等。

1. 盲杖　盲杖是视障者最经济、简便、常用、最具独立性的行走辅助器具。

2. 单筒望远镜　可以调焦距，帮助视力障碍者看黑板、公交站牌等，方便携带。

3. 语音 GPS　具备卫星定位系统和导航功能，帮助视力障碍者辨识方向、地理位置。

4. 滤光镜　可以过滤不同波段的光线，提升对比敏感度，减少眩光，适合白化病、角膜病及特殊眼底等人群。

5. 导盲犬　可以帮助视力残疾人外出、行走、参与社会生活，是残疾人日常生活的好伙伴。

有阅读书写需求的视力残疾人，根据阅读的近、远需要，选用适合倍数的光学助视器，如手持放大镜、镇纸式放大镜、台灯式放大镜、柱面放大镜、眼镜式放大镜、单筒望远镜、双筒望远镜等，也可以选择非光学类助视器，如电子助视器、大字电话、大字读物、听书机、语音读屏软件、语音阅读器、裂口器等。

佩戴助视器需要有一个逐渐适应的过程，患者需要进行专门的适应训练，掌握使用方法和技巧，才能发挥助视器的最大作用。

七、言语障碍患者常用的辅助器具

（一）言语沟通板

印有日常生活用品与动作等图画，患者可以通过指图来表示他的需求及要做什么。

（二）电子沟通相簿、微电脑语音沟通板、平板电脑等高科技电子设备

可以大大提高言语障碍者的交流速度和有效性。

（三）电子人工喉

能复制声带运动，言语障碍患者可以利用它发出清晰的声音。

第三节　常用辅助器具使用技术

一、矫形器

（一）踝足矫形器（AFO）

1. 穿戴方法

（1）使用者应每日用肥皂彻底清洗脚部，保持脚趾间、脚底清洁。涂上润肤膏，过干的皮肤容易受损。

（2）穿戴时固定带的松紧度要适当，太紧会导致血液循环不好，太松会影响 AFO 固定效果。

（3）将 AFO 穿在脚上后，再穿到鞋里；或先将 AFO 穿戴鞋里，再将脚穿到 AFO 中。使用者可以根据穿戴的难易程度来选择哪种穿戴方法更适合，只要正确穿戴好 AFO 就可。

（4）袜子不能太紧，最好是棉袜；使用 AFO 时脚会比平时多出汗，因此必须经常更换袜子，保持清洁卫生。

AFO 接触面比较滑，不能直接与地面接触，使用者必须穿鞋以防滑倒，不能穿高跟鞋和凉拖鞋；鞋的大小要适中，鞋太大，AFO 在鞋内会前后移动；鞋太小，脚部会产生不必要的压力。

理想的鞋跟高度在 2cm 以内，换鞋时新旧鞋跟高度差不超过 1cm，过高时使用者会往前倾斜，过低时使用者会向后倾斜。以上两种情况都有跌倒的危险。

2. 应用范围　适用于踝关节扭伤、踝关节周围软组织损伤、足内翻患者，佩戴踝足矫形器，固定踝关节，增加踝关节的稳定性，促进损伤的修复，如脑卒中患者，早期由于踝关节背伸功能不充分，踝足矫形器预防和矫正足内翻。

3. 佩戴后常见的现象

（1）新使用者在起初数日内，每次穿戴 3～4 小时必须脱掉 AFO15 分钟，让脚慢慢习惯 AFO，初次佩戴需要一段适应期，如果适应期过后还有不舒服的感觉，请通知矫形器技师。

（2）经长时间穿戴而出现水肿，在脱掉 AFO 后可躺下或将脚部垫高。

（3）如患者体重增加或者减少时，穿戴矫形器过紧或过松，需更换 AFO。

（4）使用者须每天检查脚部，查看皮肤有无水疱或破损，及早发现问题，可提前预防和治疗。新制作的 AFO 在脱掉后，皮肤可能出现红印，此等红印约在 20 分钟内消退。

（5）AFO 不清洁或有异味时，可用带肥皂水的毛巾擦洗干净，然后风干，不可将 AFO 泡在水里。

（6）AFO 每年至少检查一次，如果有损坏，切勿自行修理，遇到任何问题，请及时向矫形器技师咨询。

（二）可调式膝关节固定支具

1. 应用方法　将可调式膝关节固定支具（图 7-2）展开放于腿下，卡盘对准膝关节，调整

合适的松紧度及度数。

2. 应用范围　内、外侧韧带"十"字韧带损伤膝关节脱位固定膝关节挛缩、变形，膝关节过伸、膝关节损伤、骨折固定、半月板术后固定及膝关节术后固定等，可在 0°～180° 之间自由调节限位固定，最适合术后康复使用，可提供支撑、固定、功能活动锻炼、负荷等功能，调整角度方便。

（三）肩带

肩带（图 7-3）可防止发生肩关节脱位或半脱位，如脑卒中患者早期，患侧上肢肌力 0 级，应尽早佩戴。此外，肩袖损伤术后也应及早佩戴肩带，防止肩袖的二次损伤，保证手术的效果。使用方法如下。

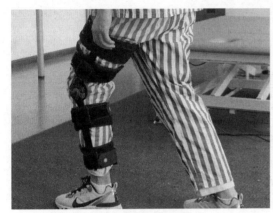

图 7-2　可调式支具　　　　　　　　　　　　　　图 7-3　肩带

1. 拉伸肩托，对准肩膀位置。
2. 将胸前的绑带穿过方扣。
3. 粘在胸前固定好，此时松紧度可自由掌控，以舒适为宜。
4. 将大臂包裹在肩托内，粘好魔术贴。
5. 小臂位置也和大臂一样固定好。
6. 将前臂吊带绕过手腕缠绕几圈，向上提拉。
7. 让吊带与上面方扣处的魔术贴勾面连接并粘贴好。

使用肩带松紧度适宜，过松固定效果差，过紧影响血液循环。

（四）颈托与腰围

1. 颈托（图 7-4）　用于颈椎术后的患者。
2. 腰围（图 7-5）　腰肌劳损或脊柱弯曲引起腰部肌力减退的老年人，应佩戴加强型腰围，手术前期或手术后，老年人应佩戴固定效果更强的硬质腰部矫形器，达到固定、保护腰椎和保暖的作用。

（五）矫形鞋及鞋垫

患有糖尿病的老年人，应选择舒适的全接触的鞋或鞋垫，尽量减少足部的损伤，可去专业的足科支具室定制合适的矫形鞋。

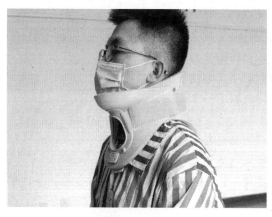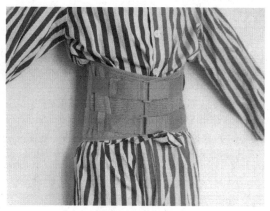

| 图 7-4　颈托 | 图 7-5　腰围 |

二、自助器具

（一）进食辅助性工具

1. 拇指不能对指、持物和握力丧失者　多用活动袖套、持杯器。

2. 关节活动受限、手指不能充分紧握、持物，手臂不能充分屈伸者　粗柄食具、长柄器具、多用旋转手柄及弯脚食具等。

3. 上肢不自主运动者　加重自助具、自动喂食机等。

（二）穿戴辅助用具

两用穿衣钩，穿衣、系扣辅助用具，穿袜器，鞋拔等。

（三）阅读辅助用具

折光眼镜等。

（四）书写辅助装置

特制的桌子等。

（五）个人卫生辅助用具

牙刷、梳子等用具，配合多用生活袖套或"U"形夹使用。

（六）沐浴自助用具

由全塑料或不锈钢材料制成，坐板制成间隔孔型或栅栏型，可有轮或无轮，残疾人或老年人可坐在椅子上淋浴。

三、步行辅助器具

（一）轮椅

轮椅是一种为下肢残疾者、偏瘫、截瘫、脑瘫、老年人和其他行动不便人士提供坐姿状态下支撑和运动的设备。

1. 主要结构

（1）轮椅架：有固定式和折叠式两种，固定式结构简单，强度和刚度好；折叠式折起后体积小，便于携带；轮椅两侧扶手有固定式和可拆卸式两种，可拆卸式方便使用者在轮椅与床、汽车等之间的转移。

（2）轮：装有一对大轮和一对小轮，每个大轮都装有驱动轮圈，使用者双手驱动轮圈使轮椅前进、后退或转向，一对前小轮，可自由转动，其轮胎分为充气和实心两种。

（3）制动装置：轮椅的制动装置均采用手扳式刹车，起驻车作用。

（4）坐垫和靠背：采用人造革、尼龙牛津布等材料。

2. 分类（根据功能）

（1）普通轮椅：适用于下肢残疾、偏瘫、胸以下截瘫者及行动不便的人。

（2）浴便轮椅：用于如厕和沐浴，是增强残疾人和老年人自理能力的重要用品。

（3）高靠背可躺式轮椅：靠背能后倾至水平，即可用作轮椅，又可作为床来休息，适用于高位截瘫及年老体弱者。

（4）站立变换轮椅：坐垫可前倾，靠背可后仰至垂直，作用是练习站立及增加高度，方便日常生活。

（5）运动轮椅：用于竞速、篮球、乒乓球、网球、排球、击剑轮椅等。

（6）电动轮椅

1）普通电动轮椅：轮椅的电钮或遥控杆非常灵敏，利用手指或前臂的轻微接触即可进行操作，车速度接近正常人的步行速度，并可爬 6°～8° 的坡。

2）简易电动轮椅：轮椅加电池驱动，可折叠，重量轻，价格较低。

3）上下楼梯轮椅：除可在平陆和坡路行走外，还可以上下楼梯。

（7）电动代步车：是现代都市老年人新兴时尚的代步工具，设计新颖，操作简单，安全实用。

（8）个性化轮椅和特殊轮椅：根据残疾人的某些特定需要设计的轮椅。

3. 使用技术　患者坐于轮椅正中部位，背向后靠并抬头，髋关节尽量保持在 90°左右，不能自己保持平衡者，应加系安全带固定。对外出乘坐轮椅时间较长的患者，应每隔 30 分钟进行臀部减压一次，即用双手支撑轮椅的扶手，使臀部悬空并保持 15 秒左右。

（二）拐杖

1. 分类

（1）手杖：分单脚杖、三角杖、四角杖、带椅杖等。上肢和肩的肌力正常者才能使用手杖，如偏瘫患者的健侧、下肢肌力较差的不完全性截瘫患者。握力好、上肢支撑力强的患者可选用单足手杖，如平衡能力较差，应选用三足或四足手杖。

（2）腋杖：可靠稳定，但对腋下组织不利，适用于肱三头肌肌力较差、肘关节稳定性差、伸腕肌弱、手腕难以固定的残疾人。

（3）肘拐：适用于三头肌肌力弱的患者，用手和肘复合支撑体重，避免对腋下组织的压迫。

2. 使用技术

（1）腋拐：站立位，腋拐放在腋下，调整与腋窝之间的距离在 5cm 左右，腋拐放在脚前方与脚外侧方距离分别为 15cm 处的地面，把手的高度为伸腕握住把手时，肘部成 30°屈曲，或手柄与股骨大转子持平，避免腋窝部位长期受压而损伤腋神经，单侧肢体负重不足体重的 55%，或双腿负重均不足体重 50% 的患者必须使用双拐。

（2）手杖：手杖的手柄高度平股骨大转子。

（3）使用单拐时要置于健侧，以减轻患侧肢体负重，并保证较好的稳定性。

3. 持拐基本步态

（1）二点步

1）交替式两点步：左拐与右脚同时向前迈出为第一着地点，然后右拐与左脚再向前迈出为第二着地点。如此交替行进的步式，称为交替式两点步。

2）摆至步（图 7-6）：即双拐同时向前移出为第一着地点，然后身体重心移至双拐，再将双腿向前摆出为第二着地点。注意双脚着地点不能超过双拐的连线。

3）摆过步（图 7-7）：即双拐同时向前移出为第一着地点，然后身体重心移至双拐，再将双腿用力向前摆出为第二着地点。注意双脚着地点必须超过双拐的连线，落在双拐的前方。

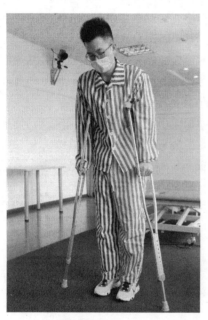
图 7-6　摆至步

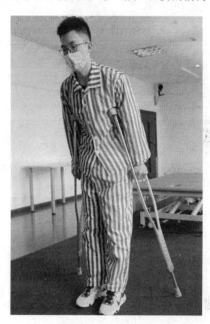
图 7-7　摆过步

（2）三点步：双拐先移向前为第一着地点，然后患腿迈步为第二着地点，最后健侧腿再向前迈出为第三着地点。如此交替行进的步式称为三点步。

（3）四点步：先向前移左拐为第一着地点，再向前移右脚为第二着地点，然后向前移右拐为第三着地点，最后左脚迈步为第四着地点，如此交替行进的步式称为四点步式。此法稳定性好，练习难度小，步行速度较慢，适用于双下肢运动功能障碍者。

四、助行器（助行架）

助行器属双臂操作的助行器具，按结构分为框式、轮式和台式等，适合偏瘫、骨科术后、截肢及行走困难的老年人使用。

（一）分类

1. 框式助行器　具有很高的稳定性能，需要抬起助行器前行，主要用于上肢功能健全、下肢平衡能力较差的步行困难者，如下肢损伤或骨折不能负重者等。

2. 轮式助行器（图 7-8）　较易推进，具有很好的方向性，使用者可以靠推动助行器前移。适用于上肢肌力不足、无法将助行器提起的使用者。

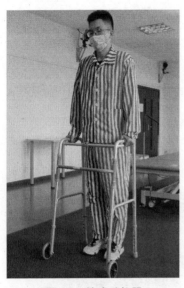

图 7-8 轮式助行器

3. 台式助行器 不需抓握，将手部置于平台，适用于手部握力不足者。

（二）助行器的使用方法

1. 身体不要过分前倾或后倾，注意保持身体平衡。

2. 提起或推动助行器前行时，助行器不应距离使用者太远。

3. 迈步时，腿不要太靠近助行器。

4. 使用轮式助行器者前进的速度不要过快。

5. 助行器的支脚垫要能够全部平稳地接触地面，手握的部位不能松动，定位要稍固定，脚轮转动要灵活等。

（1）固定型：常用来减轻一侧下肢的负荷，如下肢损伤或骨折不易负重等。使用时双手提起扶手，同时向前放于地面代替一脚，然后健腿迈上。

（2）交互型：体积较小，无轮脚，可调高度，使用时先向前移动一侧，然后再移动另一侧。如此反复，优点是上厕所也很方便。

（3）前方有轮型：用于上肢肌力差，单侧或整个提起步行器困难者，前轮着地，提起步行器后脚向前推即可行走。

（4）助行车：此车有 4 个轮子，容易移动，不需用手握操纵，而是将前臂平放于扶手上前行，适用于步行不稳的老年人。使用时要注意保持身体与地面垂直，否则易滑倒。

五、防压疮垫

防压疮垫分为静态型和压力转换型两种。

（一）静态型防压疮垫

凝胶坐垫，具有很好的减压效果，能随使用者的身体活动改变形状，以减少骨突部位的压力，具有低聚热性的特点；缺点是比较重，吸震效果较差，适用于压疮产生风险较高，且需要稳定坐姿的人群。

（二）压力转换型防压疮垫

由多组空气单元组成，每隔 5 ～ 10 分钟空气单元进行交替充气和放气，以阻断局部压力的持续时间，达到间歇性减压的目的。缺点是稳定性不足，易被划破，适用于压疮产生风险较高的人群。

附 轮椅处方

1. 座位宽度 坐下时，两臀间或两股间的距离加 5cm，即坐下以后两边各有 2.5cm 的空隙。座位太窄，上、下轮椅比较困难，臀部及大腿组织受到压迫；座位太宽则不易坐稳，操纵轮椅不方便，双肢易疲劳，进出大门也有困难。

2. 座位深度 坐下时，后臀部至腘窝的水平距离减 6.5cm。座位太短，体重会主要落在坐骨上，易造成局部易受压过多；座位太长，会压迫腘窝部，影响局部血液循环，并易刺激该部皮肤。对大腿较短，或有髋、膝屈曲挛缩的患者，使用短座位较好。

3. 座位高度 坐下时，脚跟（或鞋跟）至腘窝的距离加 4cm，在放置脚踏板时，板面至少离地 5cm。座位太高，轮椅不能入桌旁；座位太低，则坐骨承受重量过大。

4. 坐垫 为了舒服和防止压疮，轮椅的椅坐上应放坐垫。常见的坐垫有泡沫橡胶垫（5～10cm 厚）或凝胶垫。

5. 靠背高度 低靠背尺寸为坐面至腋窝的距离（一臂或两臂向前平伸）减 10cm；高靠背尺寸为坐面至肩部，或后枕部的实际高度。靠背越高越稳定；靠背越低，上身及上肢的活动就越大。

6. 扶手高度 坐下时，上臂垂直，前臂平放于扶手上，椅面至前臂下缘的高度加 2 .5cm。适当的扶手高度有助于保持正确的身体姿势和平衡，并可使上肢放置在舒适的位置上。扶手太高，上臂被迫上抬，易感疲劳；扶手太低，则需要上身前倾才能维持平衡，不仅容易疲劳，还会影响呼吸。

第四节 环境改造

护理院老人居处环境改造有利于提高老年人的生活质量，减轻照护人员的负担。改造手段包括改变生活方式、物理环境、室内设计及使用辅具产品等。

一、营造熟悉并能自我掌控的环境

（一）居室改造时不宜进行大规模改造

不要随意丢弃老年人用惯了的家居物品，或者轻易更换居住场所。老年人使用的物品也应放置于熟悉的位置，使老年人能够自我掌控。

（二）保留老年人熟悉的环境

当老年人搬到护理院时，最好将一些老年人心爱的家具一起搬去，以保留回忆，从而产生良好的情绪体验。对于失能老人，陌生的环境容易引发压力、困惑和不安的感觉，熟悉的地点和活动对于独立开展活动非常重要，也是生活美好而有意义的关键。

二、提高环境质量与氛围

（一）环境的设计应增加对比度

与普通老人的衰老相比，失能老人面临特殊的视力缺陷，包括深度感知和对比敏感度的困难，环境的设计应增加对比度，并最大限度地减少与深度感知有关的混淆，如高对比度的桌布、餐垫、餐具，可帮助老人更好地进食。在颜色辨别上，对红色与黄色的区分度较好，而对蓝色与绿色的区分较为困难。

（二）应减少共同使用的场合

有些环境是针对特定的人群设定的，其他人使用不方便或不适用。

（三）增加环境光照强度

居室的低照明水平易导致负面情绪，增加环境光照强度，减少眩光，营造温馨的氛围，有利于提高老年人的功能表现。

（四）合适稳定的室内温度

有利于减少失智老人暴躁的发生，室内温度根据季节调节。

（五）居室环境隔音效果好

居室环境的噪声易导致更多的神经精神症状与更低的社会交往水平，应尽可能避免，但不能隔绝一切声音，将老人隔绝。可在居室内打开电视、播放音乐，为老年人提供感官刺激，但要注意在环境过度刺激和剥夺之间达成谨慎的平衡。

三、无障碍环境

失能老人往往丧失处理日常生活动作的能力，运动功能的失用，无法判断危险，造成家庭意外频发，如发生跌倒、坠床、烫伤、误食与噎食等。为保证老年人有一个安全且无障碍的环境，可采取下列有效措施。

（一）整理杂物

整理杂物，不可有裸露的电线、小块的地毯、随意摆放的鞋子，及时擦干潮湿的地面，防止老年人跌倒。

（二）无障碍改造

如去除门槛，铺设防滑地砖，安装卫生间扶手、床边与座椅边扶手、家具护角、感应夜灯、台阶警示防滑条等，提高日常生活的安全性。

（三）危险品管理

不宜使用玻璃制品，使用大小合适的上悬窗；仔细收纳刀剪、药品、食物与洗涤用品等，避免误食及误用；更换恒温感应水龙头，防止烫伤等。

（四）家居系统智能化

使用智能家居系统，如自动照明、跌倒探测、一键报警、炉灶使用探测与自动关闭装置，烟雾和温度报警器，门禁系统与远程摄像头等，但需要特别关注的是在隐私和福祉之间可能的权衡取舍。

使用传感技术，监测老年人活动，避免走失，如使用离床徘徊报警器、拥有 GPS 的智能手表与跟踪贴纸等。

（五）增强环境线索，提供生活提示

由于失能老人多存在视空间障碍、定向功能障碍，对环境的识别及适应能力降低，因此，维持稳定、熟悉的环境，并在环境中提供恰当的定向性线索非常重要。有效措施如下。

1. 卫生间尽量靠近老年人的居室，平时保证门开启状态或使用箭头和标识，让老年人一眼就能辨识，使用红色马桶盖，能使老年人快速找到厕所，减少失禁的发生；增加图片指示、在马桶边的地板上画脚形记号以标示站立位置，可以减少老年人尿在马桶盖或地板上弄脏厕所情况的发生。

2. 老年人房门粘贴熟悉的照片或摆放熟悉的标志性物品，避免有认知障碍的老年人误入房间。门的颜色与附近墙面颜色不一致或安装壁画窗帘等。

3. 按时开闭窗帘、开关灯，在房间内放置较大的时钟或日历，加强患者对时间及季节的感

知，可减缓时间定向力衰退。

4. 老年人使用的易耗品，如毛巾、牙刷、杯子等，在颜色上应与家人做区分，更换时颜色应保持不变。

5. 使用提示类的辅具，如服药提醒器、定位器、数字任务牌、音频视频提示系统等。

（六）建设促进交流和社会参与的环境

多数失能老人无法完成过去熟悉的工作，每天无所事事，可通过各类活动激活老年人生命意义，促进交流与社会参与。

1. 设置开放性的厨房、餐厅与起居室，在防止老人空间迷失的同时，鼓励老年人在活动区域内进食、休闲、与家人和朋友沟通，让老年人参与到家庭活动中。

2. 利用餐桌或书桌，给老年人设置一个作业治疗的"工位"，便于老年人进行一些工疗活动，如绘画、手工制作、打算盘、搭积木、拼拼图等。

3. 尽可能扩大窗户面积，布置阳台休闲环境，使老年人能在窗边、阳台感受四季变化、孩童的嬉闹、行色匆匆的路人。

4. 户外环境改造。户外是社交活动的场所，也是维持身份认同的重要来源，对居室到社区的通路进行无障碍改造，如铺设坡道、改善楼梯、加装电梯等，尽可能地为患者提供室外活动机会，防止孤独，鼓励老年人参与社会。

（七）合理使用辅具

1. 轮椅可以扩大老年人的活动半径，避免卧床并发症发生。失能老人要有专用的站立停轮椅，老年人站起时能自动刹车，可避免跌倒。

2. 佩戴助听器与辅听装置，以弥补老年人听力损失，有利于老年人接收更多的环境信息，避免被孤立，减轻多疑、抑郁情绪。

3. 佩戴助视器，帮助老年人实现读书、看报、做手工、上网、玩手机等活动。

4. 辅助老年人进行娱乐文体活动的产品，如大字麻将、扑克抓牌器、辅助握笔器、安全剪刀等。

5. 精神慰藉类产品，如陪伴洋娃娃、电子宠物狗、陪伴机器人等。

（八）便于照护的环境设计

1. 自动冲洗马桶 如老年人常忘记如厕后清洁，自动冲洗的马桶盖可以减少照护者清洁的过程。

2. 合适的衣物替代品 纸尿裤、防水速干透气的床单，可以减少清洗衣物、被褥的概率，使用失智老人专用的衣物，在方便照护的同时，避免老人随意脱衣。

3. 智能护理床 选用具有安全感应功能的智能护理床与床垫，可维护老年人洗澡时的安全，减少搬运时的劳动消耗，减轻照护者的压力。

（薛 品）

第 8 章

传统医学康复

第一节 概 述

一、定义

传统医学康复（TCM）属于中医学范畴，是以气血、阴阳、五行学说为主导思想，以脏腑经络的生理和病理为基础，以辨证施治为特点的医学理论体系，包括针灸、按摩、中药等治疗。

二、临床常用的传统治疗方法

（一）针刺疗法

1. 进针方法

（1）指切进针法：左手拇指或示指指甲掐切穴位上，右手持针，用拇指、示指指腹捏住针柄，将针尖紧靠左手指甲面刺入皮肤，适用于短针的进针。

（2）夹持进针法：左手拇指、示指持消毒干棉球捏住针身，针尖露出 3mm 左右，右手拇指、示指、中指夹持针柄，两手协同将针迅速刺入皮肤，适用于长针的进针。

（3）舒张进针法：左手拇指、示指将穴位皮肤向两侧撑开使之细紧，右手持针从二指中间刺入皮肤，适用于皮肤松弛或皮肤有皱纹的部位，如腹部穴位的进针。

（4）提捏进针法：左手拇指、示指二指将针刺部位的皮肤捏起，右手持针从捏起的顶端将针刺入，适用于皮肉浅薄部位，如面部穴位的进针。

2. 针刺的角度 是指进针时针身与皮肤表面所构成的夹角，分为直刺、斜刺和平刺 3 种。

（1）直刺：针身与皮肤表面成 90° 角刺入，适用于人体大多数腧穴，尤其是肌肉丰厚的腧穴，如四肢部位的腧穴。

（2）斜刺：针身与皮肤表面成 45° 角刺入，适用于皮肉较为浅薄处，如骨骼边缘、关节部的腧穴，或内有重要脏器的腧穴，如躯干部位的腧穴。

（3）平刺：针身与皮肤成 15° 角，适用于皮肉浅薄部位的腧穴，如头皮穴；或透刺，如地仓透颊车。

3. 针刺的深度 是指针身进入人体内的深浅度，年老体弱者及小儿宜浅刺；身强体壮者宜深刺；头面、胸背及皮薄肉少，内有重要脏器处宜浅刺，四肢、臀、腹及肌肉丰厚处宜深刺。

4. 消毒 消毒包括针具器械、医者的双手、患者的施术部位、治疗室等。

（1）针具器械消毒：目前针具基本采用一次性消毒针具。

（2）医者手指消毒：遵守"七步洗手法"。

（3）针刺部位消毒：针刺部位皮肤上用 75% 乙醇棉球擦拭消毒，或先用碘伏涂擦，稍干后，擦拭时应从中心点向外绕圈消毒。

（4）治疗室内的消毒：包括床垫、枕巾、毛毯、垫席等物品，要按时换洗晾晒，建议使用一次性消毒垫布、垫纸、枕巾，治疗室每天进行消毒净化。

5. 针刺的注意事项

（1）饥饿、疲劳、精神过度紧张者，不宜针刺；体质较弱及初次接受针刺治疗者，手法不宜过强，并采用卧位。

（2）怀孕 3 个月以内者，下腹部禁针；怀孕 3 个月以上者，上、下腹部及腰骶部，以及引起子宫收缩的穴位应禁针。

（3）常有自发性出血，或损伤后出血不止者禁针。

（4）皮肤有感染、溃疡、瘢痕或肿瘤部位者禁针。

（5）眼区周围、颈部、胸部腧穴，注意针刺的角度和深度，防止刺伤重要的器官和脏器。

（二）艾灸疗法

1. 艾炷灸法

（1）直接灸：患者体位舒适、施灸部位平整，将艾炷放在施灸部位，自艾炷尖端点燃，当艾炷燃烧过半，局部皮肤潮红，患者感到灼痛时，用镊子移去艾炷，易炷再灸，每灸 1 柱为 1 壮。

（2）间接灸：在艾炷与皮肤之间垫隔某种介质施灸，称为间接灸，通常以所间隔的介质命名，如隔姜灸。

1）隔姜灸：将鲜生姜切成直径 2 ～ 3cm、厚 0.4 ～ 0.6cm 的薄片，中心用针刺数孔，置于穴位或患处，将艾炷放在姜片上点燃施灸，每穴灸 5 ～ 10 壮。施灸过程中，当患者感到灼痛时，可将姜片稍许上提，离开皮肤片刻，旋即放下再灸，或在姜片下衬垫纸片再灸。

2）隔蒜灸：将独头蒜横切成厚 0.3 ～ 0.5cm 的薄片，中心用针刺数孔，置于穴位或患处，将艾炷放在蒜片上点燃施灸，每灸 4 ～ 5 壮，更换蒜片，每穴灸 5 ～ 7 壮，以皮肤呈现红晕为度。施灸过程中，当患者感到灼痛难忍时，可将蒜片上提稍许，离开皮肤片刻，旋即放下再灸，多用于治疗痈、疽、疮、疖之未溃者等。

3）隔盐灸：又称神阙灸（脐部）。患者仰卧屈膝，以纯净干燥食盐填满脐孔，与周围皮肤相平，上置大艾炷施灸，当患者感到灼痛，即可更换艾炷。灸毕，停留数分钟后，将食盐末取出。适用于急慢性腹痛、风寒湿痹、痛经、不孕而致周身疼痛等，一般灸 7 ～ 10 壮，以脐周围皮肤呈现红晕为度。

2. 艾条灸　将艾条在穴位上施灸，称为艾条灸。

（1）温针灸：毫针留针时，将长 1 ～ 3cm 的艾条段直接插在针柄上，点燃施灸，待艾绒或艾条燃尽无热度后除去灰烬。

（2）温灸器灸：温灸器是一种专门用于施灸的器具。

1）灸架：将艾条点燃后插入灸架顶孔（以可以上下自由移动为度），再将灸架固定在某个穴位上，灸架与皮肤垂直，固定而不脱落，通过调节艾条的高度来调节艾灸的温度，以患者感到温热略烫可耐受为宜。

2）灸盒灸：将灸盒放于施灸部位，点燃艾条段后，置放于灸盒内中下部铁窗纱上，盖上盒盖，以患者有温热舒适无灼痛感、皮肤稍有红晕为度。如患者感到灼烫，可略掀开盒盖或抬起灸盒，使之离开皮肤片刻，随即放下，再行灸治，反复进行。

艾灸时注意防止艾灰脱落或艾炷倾倒而烫伤皮肤或烧坏衣物，艾条灸毕后，应将剩下的艾条套入灭火管内或将燃着端浸入水中，以彻底熄灭，防止复燃。

（三）拔罐疗法

1. **火罐法** 一只手握罐体，罐口朝下，另一只手用镊子夹住 95% 乙醇棉球，将棉球点燃后立即伸入罐内，摇晃数圈随即退出，速将罐扣于应拔部位。此法适用于任何部位，可留罐、闪罐、走罐等。此法吸附力强，但棉球蘸乙醇不宜过多，且不能沾于罐口，注意操作时不要烧罐口，以免灼伤皮肤。

2. **抽气法** 先将抽气罐紧扣在应拔部位，用抽气筒将罐内的部分空气抽出，使之产生负压，将罐吸拔于皮肤上。

3. **闪罐法** 指罐吸拔后随即取下，反复操作至皮肤潮红，或罐底发热为止，适用于肌萎缩、吸拔不紧或留罐困难处、局部皮肤麻木或功能减退的虚弱病症、风湿痹痛、脑卒中后遗症等。

4. **走罐法** 于施罐部位涂上润滑剂（凡士林、医用甘油、液状石蜡或润肤霜等），也可用温水或药液，还可将罐口涂上油脂，用闪火法吸拔后，一只手握住罐体，略倾斜，推动方向的后边着力，前边略提起，稍用力将罐沿着肌肉或经络循行方向反复推拉，至皮肤红润、充血，甚至紫红为度。本法适用于面积较大、肌肉丰厚的部位，如腰背部、大腿等，治疗急性热病、瘫痪麻木、风湿痹病等病症，一般选用口径较大的玻璃罐，罐口要求平滑厚实。

5. **针罐法** 即在选定穴位针刺，以针为中心拔罐，留置10分钟后起罐，此法多用于风湿痹病。

注意：若拔罐处痛痒，不可搔抓，数日内自可消失；如果出现小水疱，可任其自然吸收；若水疱过大，可用一次性消毒针从疱底刺破，放出水液后，再用消毒敷料覆盖；若皮肤破损，应常规消毒，并用无菌敷料覆盖其上；如有烧烫伤，需消毒后敷烫伤膏。

（四）刮痧疗法

1. **直接刮痧法** 指在患者体表均匀涂上刮痧介质后，用刮痧工具直接接触皮肤，反复刮拭，直到皮肤发红、发紫或出现青紫红色的瘀斑痧点。

2. **间接刮痧法** 指在患者要刮拭的部位上放一层薄布或棉纱物，用刮痧工具在其上面进行刮拭，使其皮肤发红发紫或出现青紫红色的瘀斑痧点，本法在具有刮痧功效的同时，还具有保护皮肤的作用，主要用于儿童、年老体弱、高热、中枢神经系统感染、抽搐及某些皮肤病患者。

（五）按摩疗法

1. **揉法** 用手掌大鱼际、掌根、手指螺纹面或前臂，着力于体表施术部位上，做轻柔缓和的环旋转动，适用于脘腹胀痛、胸闷胁痛、便秘、泄泻、头痛、眩晕、软组织损伤、耳鸣、阳痿及术后等病症的康复治疗，或用于头面部及腹部康复保健。

2. **一指禅推法** 用拇指螺纹面、指端着力，通过前臂的主动摆动来带动拇指或拇指指间关节，做屈伸往返运动的手法，适用于头痛、眩晕、失眠、面瘫、高血压、冠心病、近视、牙痛、胃脘痛、便秘、腹泻、月经不调、痛经、颈椎病及关节酸痛等病症的康复治疗。

3. **㨰法** 用手背近小指侧或第5掌指关节背侧，通过前臂的旋转和腕关节的屈伸运动，使手背在治疗部位上做持续不断地来回往返㨰动，适用于颈椎病、肩周炎、腰椎间盘突出症、各种运动损伤、运动后疲劳、偏瘫、截瘫等多种病症的康复治疗。

4.摩法　用指面或手掌面贴附在体表，以腕部连同前臂做环形抚摩动作，适用于脘腹胀满、消化不良、泄泻、便秘、咳嗽、气喘、月经不调、痛经、阳痿、遗精、失眠及外伤肿痛等病症。

注意：皮肤肿瘤、破损、感染部位、血液病及出血不止的患者、严重的骨质疏松、传染病、结核病、癌症晚期不能耐受者禁忌按摩。

（六）膏方

膏方是根据人体的不同体质、健康或疾病状态，通过专门的制药工序制作而成的一种稠厚状、半流质剂型或胶冻状剂型的方剂，具有预防、保健和治疗等作用。

1.膏方的构成　膏方一般由 20 味以上的中药组成，服用时间较长，可以服用 2 ～ 3 个月，膏方中多含补益气血阴阳的药物，其性黏腻，不易消化吸收，因此，服用膏方能充分消化吸收，才能取得好的效果，脾胃运化功能较差、没有食欲、舌苔厚腻、胸胁痞闷者，如服用膏方，不但影响膏方的消化吸收，反而加重脾胃负担，出现各种不适症状。

2.膏方的作用　膏方多以滋补为主，如有急性病症，如感冒、咳嗽、急性肠胃炎等，则应先等病治愈后，方能开始服用膏方，否则会使感冒、咳嗽等病症绵延不愈。

3.膏方的最佳服用时间　保健类膏方为当年冬至至第二年立春，治疗类膏方则不必拘泥于时节，可按需服用。

4.膏方的保存　膏方的包装开启后，需放置冰箱冷藏，用一个固定的汤匙取药，避免沾水，以免发生霉变。

5.膏方的忌口　忌生冷、油腻、辛辣、难消化的食物；忌烟酒、咖啡、浓茶、可乐等刺激性饮品；忌绿豆等解药性的物品；补气类膏方忌萝卜。

服用膏方在通常情况下不会有不良反应，但是少数人服用膏方后会出现纳食减少，不思饮食，脘腹胀满；或口舌生疮、鼻出血、大便秘结等上火表现；或咽喉干燥、皮肤发痒等过敏表现，应及时就医。

第二节　临床常用腧穴

一、头颈部常用腧穴

（一）百会

【定位】发际正中，两耳尖连线的中点。

【主治】头痛、眩晕、中风失语、癫狂、痫症、失眠、健忘。

【操作】平刺 0.5 ～ 1.0 寸。

（二）印堂

【定位】前正中线，两眉头连线的中点。

【主治】头痛、眩晕、失眠、多梦、鼻塞、目痛。

【操作】提捏进针法，向下平刺 0.5 ～ 1.0 寸。

（三）太阳

【定位】眉梢与外眦之间向后约 1 寸。

【主治】头痛、牙痛、目痛。

【操作】直刺或斜刺 0.3～0.5 寸，也可点刺出血。

（四）下关

【定位】颧弓与下颌切迹之间的凹陷处。

【主治】牙痛、耳聋、耳鸣、面痛。

【操作】直刺 0.5～1.0 寸。

（五）颊车

【定位】下颌角前上方一横指，咀嚼时咬肌隆起处。

【主治】牙痛、下颌关节功能紊乱、面瘫。

【操作】直刺 0.3～0.5 寸，或向地仓穴方向透刺 1.5～2.0 寸。

（六）迎香

【定位】鼻翼外缘，鼻唇沟中。

【主治】鼻塞、流涕、面瘫。

【操作】斜刺或平刺 0.3～0.5 寸。

（七）地仓

【定位】口角外 0.5 寸。

【主治】面瘫、流涎。

【操作】斜刺或平刺 0.5～0.8 寸。

（八）人中

【定位】人中沟中央上中 1/3 交界处。

【主治】昏迷、晕厥、中风、癫狂、痫症、癔症、急性腰扭伤。

【操作】向上斜刺 0.3～0.5 寸。

（九）风池

【定位】耳后，胸锁乳突肌与斜方肌之间的凹陷处。

【主治】头痛、眩晕、失眠、癫痫、颈项强痛、中风。

【操作】向鼻尖方向斜刺 0.8～1.2 寸。

（十）翳风

【定位】耳垂后，乳突前下方凹陷处。

【主治】面瘫、耳聋耳鸣。

【操作】直刺 0.8～1.2 寸。

（十一）廉泉

【定位】前正中线，舌骨上缘凹陷处。

【主治】舌强不语、咽炎、吞咽困难、咽喉肿痛。

【操作】针尖向舌根方向刺入 0.5～0.8 寸。

二、躯干部常用腧穴

（一）大椎

【定位】第 7 颈椎棘突下。

【主治】头项强痛、发热、咳嗽、气喘、癫痫。

【操作】直刺 0.5 ～ 1.0 寸。

（二）膻中

【定位】前正中线平第 4 肋间隙处，两乳头连线的中点。

【主治】胸闷、气短、胸痛、心悸、咳嗽、呕吐、呃逆。

【操作】直刺 0.3 ～ 0.5 寸。

（三）肩井

【定位】第 7 颈椎棘突与肩峰连线的中点。

【主治】颈项强痛、肩背疼痛、上肢不遂。

【操作】直刺 0.3 ～ 0.5 寸。

（四）天宗

【定位】肩胛冈下窝中央。

【主治】肩胛疼痛、背痛。

【操作】直刺 0.5 ～ 1.0 寸。

（五）中脘

【定位】前正中线，脐上 4 寸。

【主治】胃痛、呕吐、吞酸、腹胀、消化不良、泄泻等。

【操作】直刺 1.0 ～ 1.5 寸，也可以用灸法。

（六）天枢

【定位】脐旁 2 寸。

【主治】腹痛腹胀、泄泻、便秘。

【操作】直刺 1.0 ～ 1.5 寸，也可以用灸法。

（七）命门

【定位】第 2 腰椎棘突下。

【主治】腰痛、下肢痿痹、遗尿、尿频、五更泻、阳痿早泄等。

【操作】直刺 0.5 ～ 1.0 寸，也可以用灸法。

（八）肾俞

【定位】第 2 腰椎棘突下旁开 1.5 寸。

【主治】腰痛、遗尿、水肿、尿潴留、耳聋、阳痿早泄等。

【操作】直刺 0.5 ～ 1.0 寸。

（九）关元

【定位】前正中线，脐下 3 寸。

【主治】保健穴,虚劳羸瘦、中风脱证、腹痛、小便不利、疝气、泄泻、阳痿早泄等。

【操作】直刺 1.0 ～ 1.5 寸,也可以用灸法。

三、四肢部常用腧穴

(一)肩髃

【定位】三角肌上端,上臂外展平举时,肩前凹陷处。

【主治】上肢不遂、肩痛。

【操作】直刺或向下斜刺 0.8 ～ 1.5 寸。

(二)曲池

【定位】屈肘,当肘横纹外端凹陷处。

【主治】上肢不遂、手臂肿痛、腹痛、腹泻、荨麻疹。

【操作】直刺 1.0 ～ 1.5 寸。

(三)内关

【定位】腕横纹上 2 寸,掌长肌腱与桡侧腕屈肌腱之间。

【主治】心痛、胸闷、心悸、失眠、胃痛、呕吐、呃逆。

【操作】直刺 0.5 ～ 1.0 寸。

(四)外关

【定位】腕背横纹上 2 寸,桡骨与尺骨之间。

【主治】头痛、耳聋耳鸣、上肢痿痹、胁肋痛。

【操作】直刺 0.5 ～ 1.0 寸。

(五)合谷

【定位】手背,第 1、第 2 掌骨之间,约平第 2 掌骨中点处。

【主治】头痛、牙痛、咽喉肿痛、上肢不遂。

【操作】直刺 0.5 ～ 1 寸。

(六)十宣

【定位】手十指尖端距指甲 0.1 寸。

【主治】昏迷、高热、晕厥、中暑、癫痫、咽喉肿痛,为急救穴。

【操作】点刺出血。

(七)环跳

【定位】股骨大转子与骶管裂口连线的外 1/3 与内 2/3 交界处。

【主治】下肢痿痹、下肢不遂。

【操作】直刺 2.0 ～ 3.0 寸。

(八)阳陵泉

【定位】腓骨小头前下方凹陷处。

【主治】腓点神经麻痹、胁肋疼痛。

【操作】直刺 1.0 ～ 1.5 寸。

（九）足三里

【定位】外膝眼下 3 寸，胫骨前缘一横指处。

【主治】胃痛、腹胀腹痛、呕吐、消化不良、泄泻、下肢不遂、身体虚弱，为保健穴。

【操作】直刺 1.5～2.0 寸。

（十）委中

【定位】腘横纹中央。

【主治】腰痛、下肢痿痹。

【操作】直刺 1.0～1.5 寸。

（十一）承山

【定位】腓肠肌两肌腹凹陷的顶端。

【主治】腰腿拘急疼痛、下肢痿痹。

【操作】直刺 1.0～2.0 寸，也可以局部按摩。

（十二）阿是穴

【定位】又名压痛点，以痛为腧，即病变部位。

【主治】疼痛，可用于各种原因引起的疼痛。

【操作】根据解剖部位特征安全取穴。

第三节　针灸与按摩治疗

一、针灸治疗

（一）昏厥

取穴：人中、十宣、合谷、百会、内关。

人中穴有升高血压、兴奋呼吸中枢的作用，当遇到昏厥或休克时，用拇指指尖掐压人中穴，十宣点刺出血，可起到急救作用。癫痫发作时，采用昏厥治疗方法同样有效。

（二）头痛

1.额前部痛

取穴：印堂、合谷、太阳、阿是穴。

太阳穴为治疗头痛的重要穴位，当头痛发作时，可用示指或中指按揉两侧太阳穴，也可太阳穴点刺出血，尤其对高血压性头痛及神经痛效果好。

2.偏头痛

取穴：太阳、风池、百会、合谷、阿是穴。

如患者血压高，可采用太阳穴点刺出血。

3.全头痛

取穴：百会、太阳、风池、大椎、印堂、合谷、太冲。

针灸治疗头痛即刻效应明显，尤其是对某些功能性头痛，也可治疗高血压、脑供血不足引起的头痛。

（三）呃逆

取穴：中脘、膻中、内关、足三里、阳陵泉、少商。

呃逆常由于膈肌痉挛引起，有时也预示疾病危重，可配合对耳轮下脚后端点刺治疗效果更佳。

（四）胃痛

取穴：足三里、中脘、内关、梁丘。

胃痛常见于急慢性胃炎、胃溃疡、胃痉挛、消化不良等疾病，针刺对于缓解胃痉挛疗效明显，长期针刺足三里可促进人体的消化功能。胃痛时，用双手中指按揉双腿足三里，双手拇指按揉患者双腿梁丘穴，均保持酸麻胀感 2～3 分钟，胃痛可明显减轻。

（五）落枕

取穴：大椎、阿是穴、后溪、悬钟、风池、落枕穴。

落枕常见于睡眠时姿势不当，导致胸锁乳突肌或斜方肌痉挛，引起颈部疼痛，不能前俯后仰、不能转头等，针刺往往会取得较好的疗效。

（六）哮喘

取穴：天突、膻中、定喘、大椎。

可配合大椎穴及膻中穴拔罐，帮助排痰，减轻哮喘症状。

（七）牙痛

取穴：下关、承浆、颊车、合谷。

针刺治疗根尖炎、神经性牙痛效果最佳，也可用手指按揉下关穴及承浆穴。

（八）泄泻

取穴：天枢、足三里、关元、肾俞。

泄泻时，用双手示指或中指按揉两侧天枢穴，可以调整异常的肠蠕动，缓解泄泻症状。老年人可艾灸关元及肾俞穴治疗五更泻。

（九）腰痛

取穴：阿是穴、肾俞、腰阳关、委中。

针灸治疗腰痛以急性腰扭伤及风湿腰痛效果明显，通常采用针罐法，其中委中穴放血加拔罐疗法效果最佳；风湿腰痛配合蜡疗、磁振热疗法。

（十）腿痛

以坐骨神经痛为例。

取穴：环跳、阳陵泉、委中、昆仑、阿是穴，坐骨神经痛分根性和干性坐骨神经痛，如因腰椎间盘突出或腰椎骨质增生引起，需加肾俞、命名穴，并配合腰部牵引、超短波、蜡疗等物理因子治疗。

二、按摩治疗

（一）失眠

1. 头部　患者取仰卧位，医者用一指禅推法从两眉之间向上推至前发际，往返 5～6 遍；再从两眉之间沿眉弓推至太阳穴，往返 5～6 遍；按揉眼眶周围 5～6 次，再用十指点按头顶，以患者耐受的力度为宜。

2. 腹部　患者取仰卧位，医者用掌摩法先顺时针方向按摩，再逆时针方向按摩约 4 分钟，指按揉中脘、气海、关元各 2 分钟。

3. 腰背部　患者取俯卧位，医者用㨰法在腰背部施术，时间约 5 分钟，再用掌推法和捏脊法从背部沿脊柱自上而下推捏至腰骶部，反复操作 4～5 遍。

（二）疲劳

1. 头部　患者取仰卧位，医者先用指揉法按摩额头部及面颊部，反复操作 5～6 次，再以双手拇指分推眉弓至太阳穴，十指指尖点按阳白、四白、迎香、太阳等穴位。

2. 四肢　患者取仰卧位，医者施以㨰法、揉法、拿法、拍法与四肢部肌肉，由上肢及下肢，反复操作 5～6 遍，再用抖法于四肢末端，最后点按曲池、手三里、外关、劳宫、合谷、足三里、太冲、涌泉等穴位。

3. 腰背部　患者取俯卧位，医者先施以㨰法、掌跟揉法于脊柱两侧肌肉，由肩胛到腰骶部往返 5～6 遍，再点按肩井、天宗、肾俞、环跳等穴位。

（三）便秘

1. 腹部　患者取仰卧位，医者以一指禅推法施予中脘、天枢穴，每穴约 1 分钟，再用掌摩法以顺时针方向摩腹 5～10 分钟。

2. 背部　患者取俯卧位，医者以一指禅推法及㨰法沿脊柱两侧，从第 8 胸椎开始到腰骶部往返按摩约 10 分钟，再用按揉法施以肾俞、大肠俞、八髎、长强穴，每穴约 1 分钟。

（四）耳鸣

患者取仰卧位，医者以按揉法按揉听宫、听会、翳风等穴，每穴约 1 分钟，再揉捏耳郭 5 分钟，最后点按风池穴 1 分钟。

（五）泄泻

1. 腹部　患者取仰卧位，医者以一指禅推法由中脘缓慢向下移至气海、关元，往返操作 5～6 遍，再用摩法逆时针摩腹 10 分钟。

2. 背部　患者俯卧位，医者以㨰法沿脊柱两侧，从脾俞到大肠俞，往返操作 5～6 遍；再按揉脾俞、胃俞、大肠俞、长强穴，每穴 2～3 分钟。

（六）头痛

1. 头面部　患者取坐位或仰卧位，医者先用一指禅推法从印堂开始，向上沿发际至头维、太阳穴，往返 5～6 遍，再用指按揉印堂、攒竹、鱼腰、阳白、太阳穴，每穴约 2 分钟，最后再用指尖点按头顶，反复操作 5 分钟。

2. 颈肩部　患者取坐位，医者用拿法从风池穴开始向下至大椎穴两侧，反复操作 5 分钟，再用㨰法作用于斜方肌及肩胛提肌，5～6 分钟，最后点按肩井、风池、天宗穴，每穴约 2 分钟。

（七）眩晕

1. 头面部　患者取仰卧位，医者按揉睛明、太阳、鱼腰、印堂、攒竹、四白等穴，每穴 1 分钟，再用抹法从太阳穴至颞侧往返 5～6 遍，最后拿风池、风府穴，每穴约 2 分钟。

2. 腰背部　患者取俯卧位，医者用擦法从肝俞、胆俞、脾俞、胃俞、肾俞、命门穴，以透热为度。

3.四肢部　患者取仰卧位,医者用擦法作用于四肢,往返 5 ～ 6 遍,再用捏法作用 5 ～ 6 遍,最后按揉曲池、神门、合谷、阳陵泉、足三里、涌泉穴,每穴 2 分钟。

(八)颈项僵硬

患者取坐位,医者用拇指指腹与其余 4 指指腹按揉风池穴 2 分钟,再用拿捏法从风池穴起至颈根部,拿捏颈部两旁软组织,反复操作 5 ～ 6 遍,之后用擦法放松颈肩部、上背部及上肢的肌肉 5 分钟,最后点按肩井、大椎、肩外俞、肩中俞、秉风、天宗穴,每穴 2 分钟。

(九)腰部酸痛

患者取俯卧位,医者用深沉而柔和的擦法、揉法沿两侧的足太阳膀胱经从上向下施术 5 ～ 6 遍,用掌根揉酸痛点施术 2 分钟,再用双手拇指按揉双侧三焦俞、肾俞、命门、气海俞、关元俞穴位,每穴约 2 分钟,最后双手拍法拍击腰骶部,以放松局部肌肉紧张。

(十)健忘

1.头部　患者取仰卧位,医者以点按法作用于印堂、阳白、神庭、头维、太阳穴,每穴 2 分钟,再用五指拿法反复拿头顶各穴,5 ～ 6 遍。

2.颈肩部　患者取坐位,医者用拿法作用于斜方肌及肩胛提肌,反复操作 5 ～ 6 遍,再用擦法作用于颈肩部 4 ～ 5 遍,最后点按风池、肩井、秉风、天宗、大椎穴,每穴 2 分钟。

3.腰背部　患者取俯卧位,医者用擦法及揉法作用于腰背部肌肉,反复操作 5 ～ 6 遍,再用推法沿脊柱自上而下推至腰骶部,最后点按肾俞、命门、脾俞、心俞穴,每穴 2 分钟。

(十一)耳鸣

1.摩法　阳陵泉、太冲、肝俞、胆俞、外关穴,擦法。

2.按压　风池、翳风、听宫、听会、百会,每个穴位 2 分钟。

3.点按　肾俞、命门穴。

(十二)抗衰老

以指腹代梳梳头是最佳的头部按摩法,双手指腹分别从发际线两侧,从前往脑后轻梳,边梳边适度按压,至头皮微微发热即可,每天早、中、晚可各 1 次,每次双手各梳 100 下左右。长期坚持指腹梳头,有预防脑出血、稀发增密之效,从而延缓衰老。

(十三)预防高血压

椅坐位,靠背,头稍后仰,双目微闭,消除杂念,双手向后做护住后脑勺状,用两个大拇指在后颈部及耳垂后,找到天柱穴、风池穴、翳风穴,依次按压这三对穴位,每次按压 3 ～ 10 分钟。

(十四)遗精、阳痿

1.腹部　患者取仰卧位,医者用掌根揉在神阙穴施术,以脐下温热感为度,再用掌摩法摩小腹,约 5 分钟,最后按揉中极、气海、关元穴,每穴约 2 分钟。

2.腰骶部　患者取俯卧位,医者用擦法在腰骶部治疗,约 5 分钟,再用指腹按揉肾俞、命门约 2 分钟,最后用擦法擦肾俞、命门、八髎穴部位,以透热为度。

(贾澄杰)

第 9 章

神经系统疾病常见功能障碍的康复

第一节　脑卒中功能障碍的康复

一、概述

（一）定义

1. 脑卒中　又称中风，是一种急性脑血管疾病，由于一种或多种原因导致脑供血障碍，引起暂时性或永久性脑功能障碍的总称。

2. 联合反应　指在身体某一部位进行抗阻运动时，患侧肢体出现肌张力增高，出现不自主的运动反应，是脑卒中后原始反射的再现，属于病理性的。

3. 联合运动　是机体正常的随意运动，是对无意识的姿势进行调整。当人体一个运动需要较大的力量和注意力时，为了加强运动的精确性而机体产生的运动，属于生理性的，如打羽毛球、网球、乒乓球时，肢体的运动属于联合运动。

4. 随意运动　是受意识调节，具有明确目的和方向的运动。

5. 共同运动　指中枢神经系统损伤后，患者试图使肢体的某个关节产生运动，但又不能选择性控制所参与的肌群，引起整个肢体呈现一种不可控制的运动模式。

6. 分离运动　是相对于共同运动而言的，指脑卒中患者在运动恢复过程中，脱离了异常的运动模式，而出现的选择性单关节运动。

（二）脑卒中常见的康复问题

1. 运动功能障碍　包括心肺耐力下降、肌力减退、肌张力异常（肌张力低下、肌张力增高、痉挛）、关节活动受限、平衡与协调障碍、步行功能障碍等。

2. 感觉功能障碍　常见患侧肢体痛觉、温度觉、视觉和本体感觉障碍，患者常感觉肢体沉重、麻木、酸胀感，部分感觉缺失，感觉障碍直接影响运动的实施。

3. 言语及吞咽功能障碍

（1）失语及构音障碍。

（2）吞咽障碍。

4. 高级脑功能障碍　表现在定向力、注意力、记忆力及执行能力、情绪等方面的障碍，甚至出现失认症和失用症。

5. 手功能障碍　手的粗大功能及精细功能丧失或减退，手指的灵活性及抓握功能减退或丧失，不能完成常规的作业活动，或完成有困难，如脑卒中后手不能抓握、不能吃饭、洗漱等。

6. 二便障碍　尿失禁或尿潴留、便秘等。

7.睡眠障碍 睡眠量不足，或过多，睡眠时间颠倒，吵闹等。

8.脑卒中常见的合并症

（1）肩关节半脱位。

（2）疼痛。

（3）坠积性肺炎。

（4）下肢静脉血栓。

（5）肩手综合征（SHS）：指患侧手突然水肿、疼痛及肩关节疼痛，疼痛较重并发挛缩，手功能障碍等。

二、康复评定

（一）偏瘫肢体综合能力评定

常用 Brunnstrom 功能评价法（表9-1），评定患者的运动控制能力，是脑卒中常用的评定运动模式的一种方法。根据偏瘫肢体功能恢复过程中肌力、肌张力的变化分为 6 个阶段。

表 9-1 Brunnstrom 功能评定表

运动特点	上肢	手	下肢	分期
无随意活动	无任何运动	无任何运动	无任何运动	I
引出联合反应、共同运动	仅出现共同运动模式	仅有极细微屈伸	仅有极少的随意运动	II
随意出现的共同运动	可随意发起运动，但由多关节参与的共同运动	手指出现集团抓握，即钩状抓握，不能伸指	坐位和站位上，有髋、膝、踝共同性屈曲	III
开始出现分离运动	出现脱离共同运动的活动：1.肩0°，肘屈90°，前臂可旋前旋后 2.肘伸直肩可屈90° 3.手背可触及腰骶部	手指出现集团伸展动作，属于半随意的小范围伸展活动，能侧捏及松开拇指	坐位：1.屈膝90°以上，可使足后滑到椅子下方 2.在足跟不离地的情况下能使踝背伸	IV
肌张力逐渐恢复正常，出现分离运动及精细活动	出现部分随意活动：1.肘伸直，肩外展90° 2.肘伸直，肩前屈30°～90°时，前臂旋前和旋后 3.肘伸直，前臂取中间位，上肢上举过头	可做球状和圆柱状抓握，手指同时伸展，但不能单独伸展	健腿站，患腿可先屈膝后伸髋，在伸膝下做踝背伸（重心落在健腿上）	V
精细、协调、控制运动，接近正常水平	运动协调接近正常，手指指鼻无明显辨距不良，但速度比非受累侧慢（<5秒）	所有抓握均能完成，但速度和准确性比非受累侧差	1.站立位：髋外展到超出抬起该侧骨盆所能达到的范围 2.坐位：伸膝可内、外旋下肢，能完成足内外翻动作	VI

（二）运动功能障碍的评定

包括肌力、肌张力、关节活动范围、平衡与协调、步行功能及心肺功能的评定。

1. MMT 评定　常用 Lovett 分级法，较轻者可用轻瘫试验。

（1）上肢轻瘫试验：坐位，上肢前屈平举于胸前，数秒后如一侧上肢下落较快，表示该侧轻度瘫痪。

（2）下肢轻瘫试验：俯卧位，检查者将其双膝屈曲 90°，放手数秒后，患肢逐渐下垂，提示该侧轻度瘫痪；或仰卧位，令其髋关节和膝关节屈曲成 90°，数秒后如一侧下肢不能支持而下垂，提示该侧有轻度瘫痪。

2. 肌张力的评定　采用 Ashworth 分级法，也可以采用肢体摆动试验。

（1）上肢摆动试验：站位，上肢自然垂于体侧，检查者双手分别置于患侧双肩，令患者躯干左右交替旋转，上肢前后摆动，肌张力低下时，上肢处于摇摆状态；肌张力高时，摇摆减少。

（2）下肢摆动试验：坐位或仰卧位，双足离开地面，大腿远端支撑于床面，小腿下垂（膝关节屈曲 90°）。检查者握住患足并抬起，膝关节完全处于伸展位时松手，小腿如同钟摆样自然摆动，当肌张力高时，摆动受限。

3. 平衡与协调功能障碍的评定

（1）三级平衡测试法。

（2）Berg 平衡测试法。

（3）协调功能评定：指鼻试验、抓握试验、夹纸试验、跟膝胫试验等。

抓握试验：坐位，用力握拳，充分伸展各指，逐渐加快速度完成交替握拳和伸指运动。常用于手的协调功能评定。

4. 步行功能的评定　包括 Holden 步行分级、Hoffer 步行能力分级、简易步态分析。

（三）感觉功能障碍的评定

包括浅感觉、深感觉及复合感觉功能的评定，尤其是本体感觉评估很重要，对于步行功能的恢复具有重要意义。

（四）言语与吞咽功能障碍的评定

1. 失语症评定　老年人评估不宜过于复杂，时间不宜过长，可通过听理解、阅读理解、书写及口语表达四个方面进行简单测试。

2. 吞咽功能的评定

（1）饮水试验。

（2）反复唾液吞咽试验（RSST）。

（五）认知功能障碍的评定

包括注意力、记忆力及执行能力评定。

（六）日常生活活动能力评定

初期采用 Barthel 指数评定量表。

（七）焦虑与抑郁的评定

采用 SAS 和 SDS 方法。

（八）二便功能评定

三、运动疗法

护理院脑卒中功能障碍者，主要以恢复期或后遗症期为主，康复治疗要兼顾老年人生理功能的自然减退及骨质疏松的情况。

（一）关节活动范围练习

1. 软瘫期　采取徒手被动活动，尤其是手掌指关节、指间关节，被动活动到正常的关节活动范围很重要，可预防手指关节僵硬、肿胀、疼痛，只要手的功能没有恢复到有主动活动，被动活动就不可缺少。同时，可借助悬吊和其他辅助器械完成各个肢体关节活动范围的训练。

2. 痉挛期　肌张力开始增加时，因出现协同运动，所以需要治疗师辅助引导，完成关节活动范围练习，避免强化异常的运动模式。当出现痉挛时，首先进行抗痉挛的治疗，完成关节活动范围练习。

（1）躯干抗痉挛模式（图9-1～图9-4）

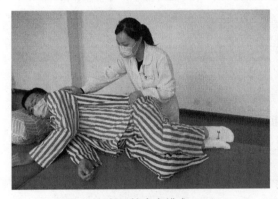 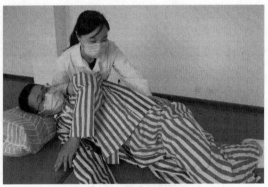

图9-1　躯干抗痉挛模式（一）　　　　　图9-2　躯干抗痉挛模式（二）

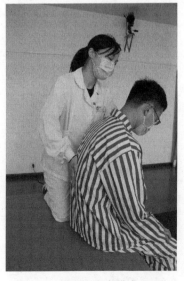 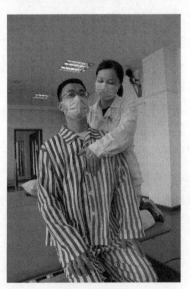

图9-3　躯干抗痉挛模式（三）　　　　　图9-4　躯干抗痉挛模式（四）

1）卧位：健侧卧位，治疗师站在患者身后，一只手扶住其肩部，另一只手扶住髋部，双手做相反方向的牵拉动作，在最大牵拉范围内停留数秒。

2）坐位：治疗师一只手放在背部，向上推，使患者挺胸，另一只手放在胸骨柄，向下推，使患者塌胸。

（2）上肢屈肌抗痉挛模式（图9-5）：仰卧位，患侧上肢外展、外旋、伸肘、前臂旋后、伸腕、拇指外展，治疗师一只手握住患者拇指，另一只手捏住其余四指，持续牵拉片刻，可以缓解上肢及手的痉挛。

（3）肩关节抗痉挛模式（图9-6，图9-7）：健侧卧位，针对菱形肌、背阔肌、斜方肌和肩胛周围肌肉痉挛，需要肩部向前及向上伸展。

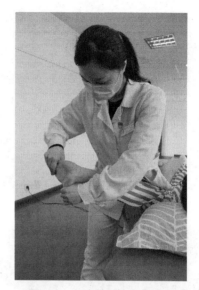

图 9-5　上肢屈肌抗痉挛模式

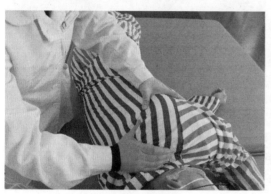

图 9-6　肩关节抗痉挛模式（一）

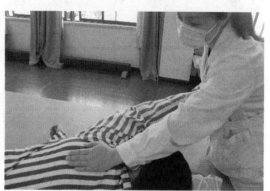

图 9-7　肩关节抗痉挛模式（二）

（4）下肢伸肌抗痉挛模式（图9-8）：仰卧位，患侧下肢轻度屈髋、屈膝、内收、内旋，治疗师使踝背伸、外翻，可对抗下肢伸肌痉挛，纠正足内翻。

3. 出现随意运动阶段　主要以患者主动进行关节活动范围训练，通过肌力的提高完成关节活动。

（二）肌力练习

1.Brunntrom I 期（迟缓期）　利用联合反应，通过健侧肢体的抗阻，诱导患侧肢体肌肉主动收缩。

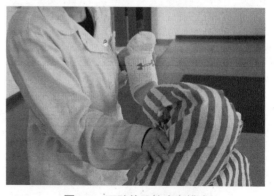

图 9-8　下肢伸肌抗痉挛模式

（1）抵抗肘关节的屈伸（图9-9）：仰卧位，健侧肘关节屈曲，治疗师一只手固定健侧肘关节，另一只手握住腕部，抵抗健侧肘关节屈曲，诱导患侧上肢屈肌张力的出现（如开始出现屈肌肌

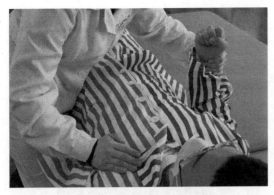

图 9-9　抵抗肘关节的屈伸

张力，应立即停止屈肌抗阻治疗模式）；如抵抗肘关节伸展，则诱导伸肌张力。

（2）抵抗肩关节的内收及外展（图 9-10，图 9-11）：仰卧位，治疗师一只手放在患侧肩关节外侧面，另一只手放在健侧肩关节外侧，做外展抗阻运动，诱导对侧外展肌的收缩；如进行内收抗阻练习，治疗师需要将手放在健侧上臂内侧，进行内收抗阻运动，诱导对侧内收肌群的收缩。

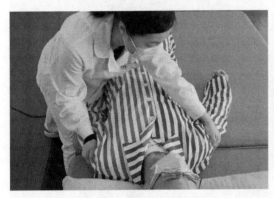

图 9-10　抵抗肩关节的外展

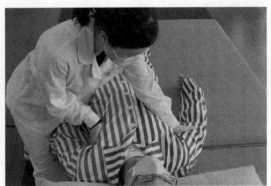

图 9-11　抵抗肩关节的内收

（3）抵抗手的背伸及抓握：卧位，治疗师一只手握住腕关节，另一只手放在手指背侧给予阻力，令患者用力伸展手指，诱导手的集团伸展（图 9-12）；健侧手用力握拳，诱导患侧手的集团抓握（适用于软瘫期的治疗）（图 9-13）。

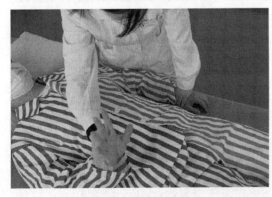

图 9-12　抵抗腕背伸

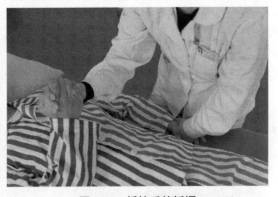

图 9-13　抵抗手的抓握

（4）抵抗髋关节的内收（图 9-14）和外展（图 9-15）：仰卧位，双下肢并拢，治疗师双手分别放在患者大腿外侧中下 1/3 处，健侧下肢给予阻力，患者用力外展髋关节，诱导髋关节外展肌群的收缩；诱导下肢内收肌群收缩时，双下肢略外展，治疗师一只手放在患者健侧大腿内侧下 1/3 处，用力内收髋关节，诱导患侧髋关节内收肌群的收缩。

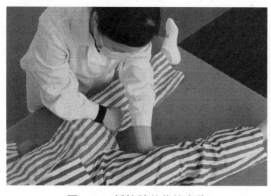
图 9-14　抵抗髋关节的内收

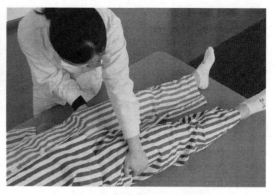
图 9-15　抵抗髋关节的外展

（5）抵抗下肢屈曲伸展

1）诱导患侧下肢屈肌收缩（图 9-16）：仰卧位，可令健侧膝关节屈曲，患侧膝关节伸展，治疗师一只手放在健侧小腿上 1/3 处，给予阻力令其伸膝关节，诱导患侧下肢屈肌肌群收缩。

2）诱导患侧下肢伸肌收缩（图 9-17）：仰卧位，治疗师一只手放在健侧大腿前面下 1/3 处并给予阻力，另一只手放在患侧小腿上 1/3 处，患侧膝关节略屈曲，令患者用力屈曲健侧髋关节，诱导对侧下肢伸展肌群的收缩。

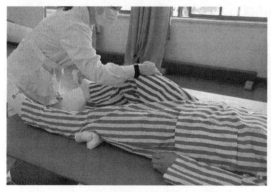
图 9-16　诱导患侧下肢屈肌收缩

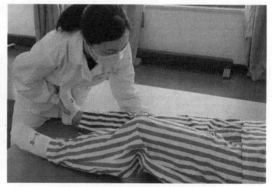
图 9-17　诱导患侧下肢伸肌收缩

2. Brunntrom Ⅱ期（共同运动期）　肌张力开始出现，但肌力低下，采用助力主动肌肉收缩训练方式，通过 Bobath 握手，健侧上肢带动患侧上肢运动。

（1）卧位，治疗师辅助患侧上肢外旋上举，肘、腕关节伸展，保持，避免向后方运动。

（2）仰卧位，患侧上肢屈曲 90°，腕背伸 90°，治疗师给予患侧手掌适量的压力，利用挤压促进伸肘。

（3）仰卧位，上臂伸展、外旋，被动进行肩部上举、伸展动作，治疗师在肩部和腋下给予一定支持，并轻轻拍打肱三头肌，使其肘关节伸展。

3. Brunntrom Ⅲ期（痉挛期）　进行抗痉挛治疗，降低肌张力，同时增强拮抗肌的肌力。

（1）抑制上肢屈肌痉挛：头面部转向上肢屈肌张力高的一侧，则出现伸肌张力提高。

（2）抑制手的痉挛：Bobath 握手，即患者十指交叉握手，双手掌心相对，患侧拇指在上，预防手及上肢的痉挛。

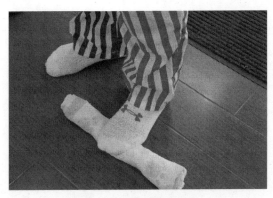

图 9-18　抑制跖屈反射

（3）利用头颈的屈伸控制肢体的张力：头部伸展，双上肢伸展，伸肌张力提高，下肢屈曲，有利于屈肌张力的恢复。

（4）抑制跖屈反射（图 9-18）：站位，在足趾与前足掌之间，垫一毛巾卷，使足趾背伸，利用阳性支持反应，抑制跖屈，预防或减轻足内翻模式。

4. Brunntrom Ⅳ 期（随意运动出现期）　根据肌力训练的原则进行肌力训练，同时抑制异常的运动模式。

（1）肱三头肌肌力训练：仰卧位，患侧上肢高举过头，向上方主动推动治疗师的手，促进伸肘动作的完成。

（2）肩关节外展训练：三角肌肌力 1～2 级时，仰卧位，肘部屈曲，治疗师握住肘部和腕部，辅助肩关节完成外展运动。

（3）耸肩练习：当斜方肌和肩胛提肌肌力 1～2 级时，患者仰卧位，治疗师扶住患者肩部，辅助完成耸肩动作。如完成较充分，治疗师可在肩部给予相反方向的阻力，增加动作的难度，此动作有利于肩关节脱位的治疗。

（4）股四头肌、腘绳肌、腓总伸肌、胫前肌的肌力训练：腘绳肌的肌力提高可防止膝过伸，腓总伸肌的肌力提高可促进踝关节背伸，纠正足内翻。

（三）翻身

1. 辅助下翻身

（1）辅助向健侧翻身（图 9-19）：Bobath 握手，手上举，健侧下肢放在患侧下肢下，用健肢带动患肢一起翻转，治疗师在患侧帮助抬起肩胛、骨盆，翻身到健侧。

（2）辅助向患侧翻身（图 9-20）：将患侧上肢外展，健侧下肢屈曲，头转向患侧，治疗师略辅助其健侧肩胛骨上抬及上肢转向患侧，健侧足跟蹬床，同时转头、转肩，完成翻身动作。

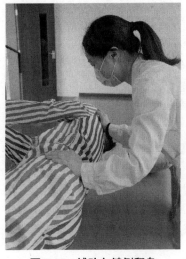

图 9-19　辅助向健侧翻身

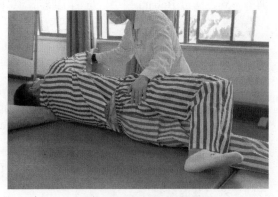

图 9-20　辅助向患侧翻身

2. 主动翻身

（1）患侧翻身：患侧上肢外展，健侧下肢屈曲，头转向患侧，健侧肩上抬，上肢转向患侧，健侧足跟蹬床，将身体转向患侧。

（2）健侧翻身：患者 Bobath 握手，手上举，健侧下肢插到患侧腿下面，健侧腿蹬床，同时转头、转肩，完成翻身动作。

（四）坐起练习

1. 辅助坐起（图 9-21）

（1）摇床坐起：辅助者将床摇起，患者躯干后用软枕叠加支持背部，前面放置一桌子，患者上肢交叉放在桌子上，坐位时间不宜过长（此期避免半卧位坐位，以免引起下肢伸肌张力增加）。

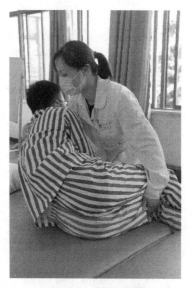

图 9-21　辅助坐起

（2）侧卧位坐起：辅助者一侧上肢放在患者颈部后面，一只手扶住患者腋下或肩部，另一只手置于患者两膝下方，将其扶起。

（3）仰卧位坐起（从健侧坐起）：患者的健侧脚插到患侧腿下，将双下肢放到床下，患手放在辅助者肩上，健侧肘撑起上身，伸展肘关节，坐起，并保持。

2. 独立坐起　患者 Bobath 握手，双腿交叉，健腿将患侧下肢放到床边，颈部前屈，身体转向健侧，双腿顺势放到床下。健侧肘撑起身体，肘伸直，坐起。

肌张力低时，患侧需佩戴肩托，预防肩关节半脱位。

（五）平衡功能练习

1. 坐位平衡训练

（1）摇床坐起：从 20°角度开始，患者适应后，可逐渐增加角度（每次增加的角度以 5°～10°为宜），每日 2 次，每次 5～10 分钟。

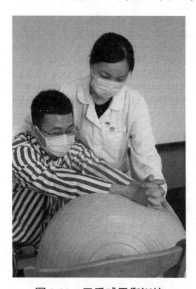

图 9-22　巴氏球平衡训练

（2）长坐位练习：治疗师一只手扶持患者骨盆协助腰部的伸展，另一只手放置在患者胸骨柄处，协助患者保持躯干的稳定，并借助镜子的视觉反馈辅助患者调整姿势，引导并教会患者保持直立坐姿。

（3）椅坐位平衡练习

1）双足平放于地板上，双手交叉抱胸，挺直躯干，保持坐位平衡（一级平衡练习）。

2）坐位下躯干屈曲、伸展、左右倾斜及旋转运动，并保持坐位平衡的训练（二级平衡练习）。

3）坐位下，拾取身体周围物品。

4）巴氏球平衡训练（图 9-22）：患者 Bobath 握手；放在巴氏球上，肘关节伸直，身体前倾，进行前后左右的训练。

（4）患者在胸前双手抱肘，由治疗者施加外力破坏患者坐位的稳定，诱发头部及躯干向正中线的调正反应（三级平衡练习）。

2. 站位平衡训练

（1）辅助站立平衡训练（站立床平衡训练）：站立的良肢位为双足全脚掌着脚踏板，屏上切迹、肩峰、股骨大转子、腓骨小头及外踝尖应为"五点一线"，可从30°角度开始，每天或隔天增加10°，每日15～20分钟。

（2）平行杠内平衡训练

1）双足分开与肩同宽，健手握住双杠，慢慢松开保持站立位稳定（一级平衡训练）。

2）身体向患侧倾斜，重心转移，使患肢负重（二级平衡训练）。

3）下肢前后叉开站立，身体重心前后移动。

4）双足分别进行前后踏出重心转移。

（3）手杖立位平衡训练

1）辅助站立：治疗师站在患侧辅助，患者两足分开站立，指导患者身体重心左右转移。稳定后，身体前屈，利用手杖维持身体平衡。

2）将手杖抬起尽量举过头，保持3～4秒（一级平衡训练）。

（4）独立站位平衡训练

1）中心转移平衡训练（由一级平衡向二级平衡过渡）：站立位，躯干屈曲、伸展、左右倾斜及旋转，并保持平衡的能力，治疗师可以辅助固定患者髋部，协助完成重心转移和躯体活动。

2）支撑面由大到小的平衡训练：站立位，两足间距与肩同宽（或稍大，以提高稳定性），在能够独立站立后逐步缩小两足间距，以减小支撑面，增加难度（二级平衡训练）。

3）抵抗外力的平衡训练：立位下进行来自不同方向、不同距离物体的抛接运动，也可以借助平衡仪辅助（三级平衡练习）。

（六）步行训练

1. 步行前的准备训练

（1）床上臀桥练习，加强患者伸髋肌群力量以及双侧下肢的负重（训练患者床上大、小便的能力）。

（2）仰卧位，双腿屈曲，足踏床，足跟尽可能接近臀部。为防止患肢向一侧倒下，由治疗师固定，慢慢抬起臀部，维持一段时间后慢慢放下。10次为一组，每日3～5组。

（3）下肢屈曲动作的训练：患者仰卧位，治疗师一只手将患足保持在背屈和外翻位，足掌放置在床面，另一只手扶住患腿外侧，维持髋部处于内收体位，辅助完成屈髋和屈膝运动。

（4）伸展下肢准备负重（图9-23）：患侧下肢伸直、足外翻，顶在治疗师的大腿前面，膝下放一小毛巾卷，治疗师一只手置于膝部下方，另一只手沿下肢长轴施加压力，指示患者有意识地进行伸、屈动作。

（5）髋伸展位时屈膝训练（图9-24）：仰卧位，患侧小腿垂于床边，髋关节伸展，治疗师保持患侧足背伸、外翻，指示患者完成屈膝、伸膝动作。

（6）髋内收、外展的控制：仰卧位，患膝屈曲，足掌平放于床面，治疗师在膝内侧和外侧给予一定的辅助或阻力，令患者完成髋内收、外展动作。当能顺利完成此动作后，可抬起骨盆完成训练。

2. 坐 - 站准备训练

（1）骨盆控制和躯干旋转训练：坐位，侧面放一把椅子。治疗师位于患者前面，指示患者Bobath握手，并向前下方伸展，患侧下肢充分负重。治疗师帮其抬起臀部，旋转躯干，指示患

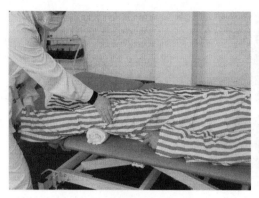

图 9-23 伸展下肢准备负重

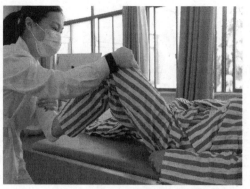

图 9-24 髋伸展位时屈膝训练

者缓慢移到一侧的椅子上。

（2）髋内收、骨盆旋前训练：坐位，治疗师一只手放在患侧膝部，使其内收、内旋，另一只手控制踝关节，使其背屈、足外翻，帮助患者将患侧下肢交叉放到健侧下肢上，同时带动骨盆前倾，然后缓慢放下。

（3）提腿练习（图 9-25）：患者坐位，治疗师托住患侧足部，保持背屈、外翻位，指示患者提腿，再缓慢放下，可在关节各个活动范围内进行控制训练。

（4）屈膝训练：坐位，将膝关节被动屈曲 90° 以上，全足掌着地，指示患者在小范围内做膝关节屈伸运动。

3. 坐 - 站训练　当患侧下肢有一定负重能力时，即开始进行从坐到站起的练习，训练的重点是重心移动。

（1）辅助床边站起训练：治疗师站在患侧，患者搂住治疗师颈部，治疗师用自己的双膝一边顶住患者的膝部及足部，一边用力拽住患者腰带，帮助患者站起。

（2）端坐位站起训练（图 9-26）：患者双足并列，或患足放在健足之后，Bobath 握手并向前伸展，躯干屈曲。治疗师将自己的脚放在患足之后，当患者鼻尖超过足尖时，指示患者伸髋、伸膝，慢慢站起。

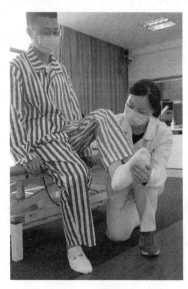

图 9-25 提腿练习

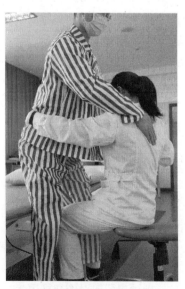

图 9-26 端坐位站起训练

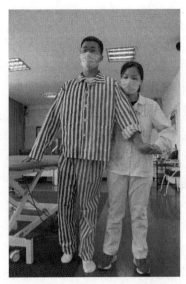

图 9-27 患侧下肢负重训练

（3）床边独立站立训练：患者健侧臀部坐在床沿，健手支撑床边，身体重心偏向健侧，患侧膝关节屈曲，头颈部向健侧用力，健侧下肢负重，健侧髋、膝关节伸展，与健侧上肢同时用力站起。

（4）坐下训练：患者慢慢屈髋屈膝，下降臀部，治疗师在患者臀部施加辅助，慢慢坐下或治疗师给予辅助坐下。

4. 步行训练

（1）准备迈步训练：指示患足足跟离地，足趾着地，再恢复足跟着地，治疗师可一只手控制骨盆使之放松，另一只手帮助膝部屈曲，足跟抬起。

（2）站立位，患肢负重，健手抓握一固定扶手，健足放在治疗师的腿上，治疗师跪在患者前方，一只手帮助患者保持膝关节屈曲15°，另一只手握住健足，感受其向下踩的力量。

（3）患侧下肢负重训练（图 9-27）：站立位，治疗师一只手放在患侧腋部支撑，另一只手保持上肢抗痉挛体位姿势，指导患者将重心向患侧移动。

（4）踝关节控制能力训练：治疗师可给予抗痉挛支持辅助训练。

1）仰卧位：患侧下肢屈曲，进行踝关节背伸、足趾抬离支撑面训练。

2）俯卧位：患侧下肢膝关节屈曲，进行踝关节、足趾的伸展训练。

3）坐位：患侧下肢交叉到健侧下肢上，进行踝关节、足趾的伸展训练，为穿脱鞋袜打基础。

4）站位，治疗师托住患足足趾使其伸展，踝关节背伸、外翻位，指示患者将足抬离地面，抬起的高度与正常迈步高度相同。

5）站位：治疗师位于患者身后，给予髋部一定支撑，并突然将患者向后方推动，练习踝、足趾背屈；也可健足在前，患足在后大跨步站立，在患足足跟不离地的条件下背屈踝关节。

（5）迈小步训练：健足伸展位，治疗师一只手控制患侧骨盆，另一只手帮助患足保持踝背伸、外翻，指示患者屈髋、屈膝向前、向后迈小步。

（6）患侧下肢迈步训练

1）患侧下肢负重训练：治疗师位于患侧后方，双手支撑骨盆，指示患者将重心移向患侧，治疗师帮助屈曲患侧髋膝关节，健侧下肢外展离地。

2）膝关节屈伸训练：患者扶一固定扶手或手扶在桌子上，治疗师被动将患侧膝关节屈曲90°，指示患者缓慢伸展下肢。

3）髋内收、膝屈曲训练：立位，患肢位于健肢后方，健肢负重，指示患者将患膝靠近健膝，练习髋内收、膝屈曲运动。

4）试探迈步：站位，健侧下肢支撑，膝关节轻度屈曲，指示患侧下肢向前迈步，轻度屈髋屈膝，踝关节背伸，当足跟要着地时，立即抬起。反复数次，加强患侧下肢移动及足跟着地时的控制能力。

5）足跟着地训练：屈曲膝关节、背屈踝关节、向前移动下肢，足跟慢慢着地。

6）交叉步态训练：立位，患侧下肢轻度外旋，健腿稍向前方，治疗师在患侧后方，双手控制骨盆，指示患腿向对侧交叉迈步。

（7）行走训练：适用于 Brunnstrom Ⅳ 期患者。

1）侧方引导训练：治疗师位于患侧，把持患侧上肢使之处于抗痉挛体位，重心移到患侧，健肢向前迈步，然后患侧迈步。

2）前方引导训练：治疗师位于患者前方，将患者手臂搭在自己肩上，一只手放下患侧肩胛骨部位使之充分前伸，另一只手放在骨盆处，辅助患者行走时重心转移。

3）佩戴辅具训练：足下垂、内翻较重者，需使用辅助器具矫正，如佩戴踝足矫形器、绷带矫正足内翻及使用助行器、手杖等。

5. 上下楼梯训练　适用于 Brunnstrom Ⅴ 期患者。健侧下肢先上，患侧下肢先下。

（1）阶梯训练：开始可借助一个高约 15cm 的木台进行，治疗师站在患侧，患足置于木台上。治疗师用一只手控制患肢膝部，另一只手置于健侧臀部，当重心移到前方时，令健肢登上台子，停留片刻，再将健足移下台子，反复进行训练。

（2）独立上下楼梯：上楼梯时用健手扶住扶手，保持患侧膝关节稳定伸展，健肢向上迈上台阶，患侧下肢跟上；下楼梯时患侧下肢先下，待膝关节稳定后，健肢跟下。

6. 过障碍训练　适用于 Brunnstrom Ⅵ 期患者。先靠近障碍物，站稳；手杖越过障碍物放稳；患腿越过障碍物；健腿跟进。

四、作业治疗

（一）良肢位的摆放

卧床者每 2 小时更换一次体位，夜晚可以延长至 4 小时，分患侧卧位、健侧卧位、仰卧位及坐位。

1. 卧位

（1）患侧卧位（图 9-28）：是卧位中最重要的体位，利用体重压在患侧肢体，有利于增加对患侧身体的感觉输入。

1）头部：稍向前屈，利用枕头充分支撑。

2）躯干：稍向后倾，肩胛骨前伸，后背用枕头充分支撑。

3）患侧上肢：屈曲，与躯干成 90°（或 ≥ 90°），肘关节伸展，前臂旋后，手心向上，腕关节置于床沿保持背伸位。

4）患侧下肢：伸展，膝关节稍屈曲；健侧下肢髋、膝关节屈曲并用枕头在下方支撑。

（2）健侧卧位（图 9-29）：可以减轻患侧肢体的痉挛，预防患肢水肿。

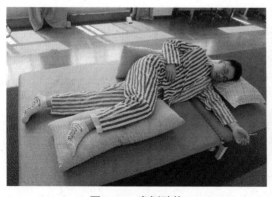 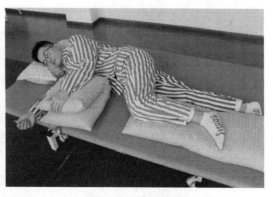

图 9-28　患侧卧位　　　　　图 9-29　健侧卧位

1）头与患侧卧位相同，躯干与床面成直角。

2）患侧上肢：用枕头支撑，肩胛骨前伸，肩关节前屈90°，肘关节、腕关节和手指伸展，掌心向下，手握一个毛巾卷以防止手指屈曲挛缩（需要注意毛巾卷是否会刺激手掌反射，出现时手不宜放置任何物品）。

3）患侧下肢：向前稍屈髋、屈膝，由枕头支撑，足底部避免放置任何东西，使其呈自然放置状态。长期卧床或迟缓性瘫痪者，可使用足底板凳（避免足部悬在枕头边缘而引起内翻），踝关节保持在90°屈曲位，防止造成尖足畸形（可以制作一金属框架置于床尾足部上方，被子搭在上面即可避免直接压在患足引起足下垂）。

（3）仰卧位：仅作为与其他卧位的交替或过渡时使用，此种体位会受到紧张性颈反射和紧张性迷路反射的影响，异常反射活动最强，并且长时间采取这种体位容易造成骶尾部、足跟外侧和外踝处发生压疮，所以应避免长时间采用仰卧位。

1）头部：用枕头支撑（枕头不宜过高），面部转向患侧。

2）患侧上肢：患侧肩胛骨下放置一软枕（防止患侧肩胛骨的后撤），上肢高于心脏水平，肘关节伸展，前臂旋后，腕关节背伸，手指伸展位。

3）患侧下肢：骨盆下方和大腿的外侧各放置软枕，使骨盆向前（防止髋关节外旋）。

体位摆放时应注意：床垫不宜太软，床头不宜太高，床需放平。正确的体位摆放是治疗的一部分，需要随时检查和调整。如需穿戴休息位支具保持腕关节背伸，要避免支具妨碍感觉的输入，限制主动运动和导致伸肌腱短缩。根据支撑部位的不同，准备不同大小的枕头。患侧上肢的近端和远端给予充分的支撑，避免只控制上肢的远端而忽略近端。

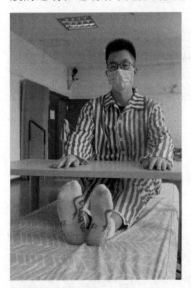

图9-30　床上长坐位

2.坐位

（1）床上长坐位（图9-30）：头部自然位置，放松，背部伸直，双上肢自然伸展放在前方的小桌子上，髋关节屈曲90°，用枕头或被子放置在后背给予支撑。

注意：避免身体斜靠在被子上，以免导致背部弯曲、骨盆向后方倾斜、髋关节处于半伸展状态，加重下肢伸肌的痉挛。每天坐起的次数和坐起的持续时间应根据耐受情况而定，如果患者感觉疲劳，可在进食的过程中，随时端坐位调整姿势。

脑卒中软瘫期，如吃饭、洗脸、刷牙、梳头等动作可选择长坐位。长坐位能够稳定并持久维持后，可逐渐过渡到床边（双下肢自膝部向下垂于床缘）和轮椅坐位。

（2）轮椅坐位：选择适合患者身材的轮椅，可用海绵垫调整轮椅的高度和宽度，保证患者在轮椅坐位时，髋、膝、踝关节均保持在90°屈曲位，背部伸展靠在椅背上（如轮椅靠背过软使躯干过度屈曲，可在其背后放置一块背板），背部伸直，建议患者使用轮椅桌，将双上肢置于桌面上，患侧大腿的外侧，放置海绵块以防止髋关节外展和外旋，避免患者坐位下滑和半卧在轮椅上。

轮椅桌的作用：①给患侧上肢以足够的支持、在轮椅桌上进食和其他简单的作业活动；②使患侧肩胛骨充分向前，抑制患侧上肢的屈肌痉挛；③防止手部水肿；④双上肢放在轮椅桌上，使患侧上肢处在患者的视野之内，避免患侧忽视；⑤能简单地装卸，不妨碍轮椅行驶。

（3）椅坐位（图 9-31）：两肩和躯干对称，背部伸直，髋、膝、踝关节保持 90°屈曲，双足分开与肩同宽，避免髋关节外展和外旋，应将双膝并拢，双上肢置于身前的桌面上。

（二）维持关节活动范围训练

1. 仰卧位，治疗师举起其上肢，并保持在前屈位，让患者尝试朝向天花板伸，治疗师可辅助移动肩胛骨到位。

指令："向上朝天花板伸""想着用你的肩关节""现在让你的肩关节回到床上去"。

2. 砂磨板、桌面的简单游戏，强调健手压在患手上，保持患侧肩关节屈曲、肘关节伸展、手指伸展。

3. 佩戴矫形器，佩戴分指板、腕关节背屈肌拇指外展的矫形器。

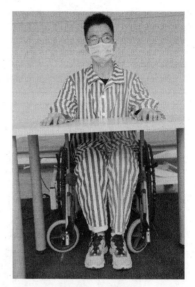

图 9-31　椅坐位

（三）上肢运动控制练习

1. 前伸的运动控制　仰卧位，治疗师举起其上肢，并保持在前屈位，尝试练习各种作业活动。

指令："将手向头部移动""试试看你能够将手落到前额，慢一些，不要让你的手掉下来，现在将手提起一点""用你的手掌触摸前额""试试你能否将手经过头触到枕头""让你的上肢靠近你的头""现在试着让你的上肢越过你的头"

注意：患者的手臂不能旋前，不允许肩关节外展。

2. 肩关节控制训练

（1）将患侧上肢被动移动到空间的某一位置，腕关节背屈、手指伸展、拇指外展，逐渐放开手，指示患者将肢体控制在此位置保持不动，可以在各个角度练习上肢控制。

（2）上肢前伸和上举练习：椅座位，患者靠近桌子，练习患肢向前伸、上举，在所能控制的范围内活动。

指令："向前触及这个物体，不能让你的手臂落下来"（肘关节保持伸直，张力高，治疗师可辅助伸直）。

3. 肘部控制训练　患者坐位，Bobath 握手，双上肢前屈高过头顶，然后屈曲肘部触摸头顶、对侧肩和耳等部位，再将前臂缓慢伸直，治疗师轻轻拍打肱三头肌；或患者坐位，Bobath 握手，双上肢前伸，肘部轻度屈曲，指导患者用双手触摸口、鼻，然后返回原位。

4. 伸腕控制训练

（1）坐位，手臂放在桌子上，前臂处于中立位，手握一个玻璃杯，试着将杯子抬起。

指令："将玻璃杯拿起，慢慢放下"。

（2）前臂处于中立位，练习拿起物体、伸腕、放下、屈腕、再放下。

指令："移动瓶子到这里"。

（3）练习向后移动手以触碰一个物体，并尽可能增加移动距离，也可以让其沿着桌子用手背推动物体。

（四）抑制痉挛的作业活动

（1）采用牵拉、挤压或快速的摩擦等方法，降低肌张力。

（2）患侧上肢负重（图9-32）：坐位，患侧手平放在身后床上，保持平衡（身体重心向后移，肘关节保持伸直）。

（3）抑制上肢痉挛（图9-33）：坐位或站位，治疗师帮助其手臂外展／前屈90°下，维持其手压在墙上（治疗师可辅助防止手从墙滑落）。

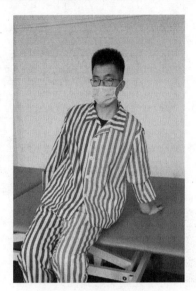

图 9-32　患侧上肢负重

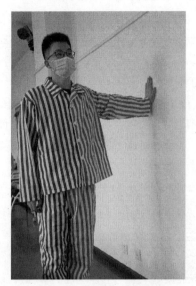

图 9-33　抑制上肢痉挛

指令："肘关节稍弯曲，手掌轻轻推墙，肘关节伸直""保持手在墙上并转动身体面向前方／侧方，手不要滑落"。

（4）患侧上肢负重及躯干旋转：坐位，患侧上肢在身体侧方保持抗痉挛体位负重，旋转躯干，健手越过中线，将患侧物体拿起，放到健侧。

注意：抗痉挛作业活动要避免急速、过度用力；避免做一些对手的抓握功能要求高的动作，如握弹力球，可加重痉挛；避免过度使用健侧手，否则会因为联合反应而加重患侧痉挛，影响患肢功能的恢复。

（五）上肢随意运动的作业活动

1. 肩关节控制训练（图9-34）

（1）屈曲练习：将一篮球放在桌面上，患手放在篮球上面，肘关节及手指伸直，前臂旋前，手持球体保持不动，随着上肢功能改善，可用圆柱体替换球体。

（2）内收、外展练习：将球向肩关节内收方向移动，当能顺利完成后，再向肩关节外展方向移动。

（3）巴氏球练习：随着肩关节控制能力逐渐加强，可以选择单手推巴氏球练习。要选择较大的巴氏球，在治疗师指导下，单手

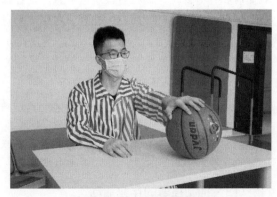

图 9-34　肩关节控制训练

推动巴氏球。

2.肘部控制训练

（1）仰卧位或侧卧位：Bobath 握手，上肢能控制在上举位置时，交替进行肘部伸展与屈曲运动。练习手掌触摸自己的嘴、额头部位，为穿衣、吃饭、梳头打基础。

（2）坐位：患肢前伸，前臂旋后，指示患者将上肢尺侧接触同侧头、肩部位，进行肘关节屈伸控制练习，对于穿衣，尤其是穿套头衫很重要。

3.前臂旋后训练 患者手握圆筒形物体，试着前臂旋后，使物体的顶部接触桌面。可用手背压胶泥，也可用手掌接住落下的小物体，如米粒。

4.手功能训练 根据手功能分级进行相应的训练。

（1）失用手

1）坐位，患侧上肢负重，健侧上肢进行木钉盘、拼图训练，通过身体重心转移的变化，提高患肢的支撑力。

2）指示患者用健手摩擦患侧上肢皮肤，或健手上抬过头，触摸头顶、枕后部，再返回前方，或用工具夹食物、绘画、写字等，保证患侧上肢没有任何的异常动作出现。

（2）辅助手 C：患者站立位，患手固定桌面上的尺子，健手用画笔画线，画完一条线后，移动尺子，画第二条线。

（3）辅助手 B

1）用拇指和其他各个手指捡起乒乓球等物体，然后手旋后放到一个器皿中（确定拇指指腹抓住物体，而不是用拇指内侧缘抓握）。

2）练习环握抓杯：拿起塑料杯而不让其变形，练习拿起杯子并移动手臂放下杯子，或练习拿起杯子，使杯子靠近身体、离开身体，可以双手协作，如将一个杯子的水倒入另一个杯子里。

3）练习挟捏手机、轻而薄的笔记本等物体。

4）借助自助具进餐，如加粗的勺子。

（4）辅助手 A

1）试着抓住和放开杯子，治疗师可辅助使之前臂保持在中立位及伸腕。

指令："张开你的手拿这个杯子，拿起保持 5 秒，慢慢放开手"。

2）患者尝试外展拇指掌指关节推开一个轻的物体，或向侧方移动触碰物体。

（5）实用手 B：用长尾票夹夹捏票据练习，从夹薄册子开始，逐渐过渡到票据。

（6）实用手 A：练习编织、折纸、剥花生米等。

（六）移动的作业活动

1.翻身练习 利用固定在床位的拉带、绳梯及床边的栏杆等进行翻身练习。

2.坐起练习 床头抬高坐起，抬高角度从 30°～45°开始，逐步过渡到 60°，再到 90°。

（七）ADL 活动指导

在确保安全的情况下，应尽早进行床边的 ADL 训练，包括坐位保持、床上起坐、进食等。

（八）辅助器具的选择

1.功能软垫 适用于偏瘫软瘫期，不能独立翻身者。

2.手功能训练器 手功能障碍者可使用分指板、插棒、手指功能训练器等进行功能训练。

3.轮椅移乘　应使用单侧双手圈手控轮椅、单侧手摇杆操控手控轮椅，或使用降低座位高度的足驱动轮椅。

4.移位板　借助移位板，完成轮椅到床、坐便器等平面的转移。

5.助行器　可选用助行器、四脚手杖等进行步行训练者。

6.自助具　可利用穿袜器、系扣器、拾物器、助力开关把手，特制的餐盘、勺、筷等生活自助具，辅助穿衣、进餐及料理日常生活。

7.矫形器　垂足者可通过安装踝足矫形器来纠正足下垂及足内翻。

五、物理因子治疗

（一）预防失用性肌无力及肌萎缩

采用调制中频电疗法，刺激神经肌肉，电极置于患侧肌肉肌腹，调制频率 20 ～ 40Hz，电流强度以能引起肌肉收缩为宜，每次 15 ～ 20 分钟，每日 1 次，12 ～ 15 次为 1 个疗程。

（二）缓解肌肉痉挛

采用神经肌肉电刺激疗法（肌痉挛治疗），一组电极置于患侧痉挛肌肌腱，另一组电极置于拮抗肌肌腹，两组电流交互抑制，频率 0.5 ～ 1Hz，脉冲间隔 1 ～ 2 秒，每次 15 ～ 20 分钟，每日 1 次，12 ～ 15 次为 1 个疗程。

（三）治疗肩关节脱位、半脱位及肩手综合征

采用超声波疗法，直接接触法，移动法，脉冲式，强度 1.5 ～ 2W/cm²，每一部位、每次 5 ～ 10 分钟，每日 1 次，10 ～ 15 次为 1 个疗程。

（四）消肿及预防合并症

采用气袋式压力治疗，多个气袋的装置从远端气袋开始，依次加压，每次 15 ～ 20 分钟，每日 1 次，10 ～ 12 次为 1 个疗程。

（五）调节二便功能

采用干扰电疗法，提高内脏平滑肌张力。电极置于患者下腹部，两组电极交叉放置，差频 0 ～ 100Hz，每次 15 ～ 20 分钟，每日 1 次，10 ～ 12 次为 1 个疗程。

六、传统康复治疗

（一）针刺疗法

原则上在偏瘫肢体取穴，通过针刺以改善其运动、感觉等功能障碍。

1.上肢取穴　肩髃、曲池、手三里、外关、合谷等。

2.下肢取穴　环跳、风市、血海、梁丘、足三里、阳陵泉、丰隆、绝骨、三阴交、解溪、太冲等。

每日 1 次，留针 30 分钟，10 次为 1 个疗程，中间休息 7 ～ 10 天。

（二）推拿疗法

患者取卧位或坐位，首先进行头颈部推拿，上肢推拿多从肢体近端开始，可对瘫痪侧肩部进行按、揉、拿、擦法等操作，然后沿上臂向下至肘部，按揉曲池、尺泽、手三里等穴，继而推拿前臂肌肉及各个手指，推拿可以配合患者肢体的主动运动。推拿下肢多按照腰部—下肢近

端—足部的顺序进行，可首先点按肾俞穴、环跳穴，再推拿大腿、小腿数遍，然后点按委中、承山、足三里、阳陵泉等穴位，最后推拿太溪、昆仑、涌泉等足部穴位。

此外，中医辨证施治（药物治疗）及心理治疗也是脑卒中患者必不可少的康复手段之一。

第二节　脊髓损伤功能障碍的康复

一、概述

（一）定义

脊髓损伤是指由于各种原因引起的脊髓结构、功能的损害，造成损失水平以下运动、感觉、自主神经功能障碍。

（二）脊髓损伤常见的康复问题

1.运动功能障碍　肌力减退、肌张力异常、关节活动受限。

（1）颈段 $C_1 \sim C_4$ 损伤：表现为四肢上运动神经元性瘫痪，$C_3 \sim C_5$ 损伤有时出现膈肌瘫痪，腹式呼吸减弱或消失。

（2）$C_5 \sim T_2$（颈膨大）损伤：表现为双上肢呈下运动神经源性瘫痪（软瘫），双下肢呈上运动神经元性瘫痪（痉挛性瘫痪）。

（3）$T_3 \sim T_{12}$ 损伤：表现为双下肢呈上运动神经元性瘫痪（痉挛性瘫痪）。

（4）$L_1 \sim S_2$（腰骶膨大）受损：下肢下运动神经元性损伤（软瘫）。

（5）马尾神经损伤：下运动神经元性瘫痪（软瘫）。

2.感觉功能障碍

（1）疼痛：常见枕部疼痛、下肢疼痛。

（2）胸髓损伤常伴有束带感，腹壁反射消失；腰膨大损伤常伴有双下肢及会阴部感觉缺失，坐骨神经痛；$S_3 \sim S_5$（脊髓圆锥）损伤常表现为肛门及会阴部感觉缺失；马尾神经损伤常表现为会阴部、股部及小腿根性疼痛和感觉障碍。

Beevor 征：病变在 $T_{10} \sim T_{11}$ 时，下半部腹直肌无力，而上半部正常，患者仰卧用力抬头时，脐孔向上移动。

3.自主神经功能障碍　表现为膀胱、直肠括约肌、血管运动、发汗反应及皮肤、指（趾）甲的营养等障碍，特别是膀胱及直肠功能障碍。

（1）心血管系统：血压不稳，忽高忽低，窦性心动过缓或过速，如坐起时有时突然大汗淋漓、昏厥，属于突然血压降低导致。

（2）泌尿系统：排尿困难、尿失禁或尿潴留，甚至漏尿。

（3）体温调节障碍：脊髓损伤患者有时表现体温突然升高，甚至高热。

4.心理障碍　常见抑郁或焦虑。

二、康复评定

（一）临床基本评估

1.球－肛门反射　指刺激阴茎头或阴蒂时，引起肛门括约肌反射性收缩，该反射提示脊髓休克结束。

2.肛门指检　判断脊髓休克、脊髓骶段感觉和运动功能是否存在。

检查方法：平卧，下肢抬高伸直，或医师佩戴上无菌手套，在示指和肛门周围涂润滑剂，用示指伸入直肠，或用小针在会阴区划过，正常时肛门外括约肌会出现收缩反应。

（二）损伤程度的评定

脊髓损伤程度评定常采用 ASIA 损伤程度分级评定方法（表 9-2）。

表 9-2　ASIA 损伤程度分级

损伤程度		临床表现
A	完全性损伤	骶段 $S_{4\sim5}$ 无任何感觉或运动功能
B	不完全性损伤	神经平面以下存在感觉功能（肛门反射 +），但无运动功能
C	不完全性损伤	神经平面以下存在运动功能，且平面以下一半以上的关键肌肌力＜3 级
D	不完全性损伤	神经平面以下存在运动功能，且平面以下一半以上的关键肌肌力≥3 级
E	正常	感觉及运动功能正常

（三）神经节段的评定

神经损伤平面指保留身体双侧正常感觉、运动功能的最低节段（左、右两侧感觉和运动平面可能不一致）。神经平面的综合判断以运动平面为主要依据，但 $T_2 \sim L_1$ 损伤无法评定运动平面，主要依赖感觉平面确定。C_4 损伤可以采用膈肌作为运动平面的主要参考依据，神经平面采用感觉关键点及关键肌评定的方式。

1.感觉损伤平面的确定（表 9-3）　关键点指标志感觉神经平面的皮肤标志性部位，感觉检查包括身体两侧 28 对皮区关键点。每个关键点要检查针刺觉和轻触觉，并按四个等级分别评定打分。0 = 缺失；1 = 障碍（部分障碍或感觉改变，包括感觉过敏）；2 = 正常；NT = 无法检查。

表 9-3　感觉关键点

平面	部位	平面	部位
C_2	枕骨粗隆	T_8	第 8 肋间（T_7 与 T_9 之间）
C_3	锁骨上窝	T_9	第 9 肋间（T_8 与 T_{10} 之间）
C_4	肩锁关节的顶部	T_{10}	第 10 肋间（脐水平）
C_5	肘前窝的外侧面	T_{11}	第 11 肋间（T_{10} 与 T_{12} 之间）
C_6	拇指	T_{12}	腹股沟韧带中部
C_7	中指	L_1	T_{12} 与 L_2 之间上 1/3 处
C_8	小指	L_2	大腿前中部
T_1	肘前窝的尺侧面	L_3	股骨内上髁
T_2	腋窝	L_4	内踝
T_3	第 3 肋间	L_5	足背第 3 跖趾关节
T_4	第 4 肋间（乳线）	S_1	足跟外侧
T_5	第 5 肋间（T_4 与 T_6 之间）	S_2	腘窝中点

续表

平面	部位	平面	部位
T_6	第 6 肋间（剑突水平）	S_3	坐骨结节
T_7	第 7 肋间		

2.运动损伤平面的确定（表 9-4）　关键肌指确定神经平面的标志性肌肉，由于一根神经支配多条肌肉，或一块肌肉受多根神经支配的特性，因此根据神经节段与肌肉的关系，将肌力 3 级的关键肌作为运动神经平面，但该平面以上的关键肌的肌力必须≥ 4 级。

表 9-4　运动关键肌

平面	关键肌	平面	关键肌
C_5	屈肘肌（肱二头肌，旋前圆肌）	L_2	屈髋肌（髂腰肌）
C_6	伸腕肌（桡侧伸腕长肌和短肌）	L_3	伸膝肌（股四头肌）
C_7	伸肘肌（肱三头肌）	L_4	踝背伸肌（胫前肌）
C_8	中指屈指肌（指深屈肌）	L_5	长伸趾肌（趾长伸肌）
T_1	小指外展肌	S_1	踝跖屈肌（腓肠肌、比目鱼肌）

（四）肌力与肌张力的评定

判断神经损伤平面与功能恢复情况，常用 Lovett 肌力评定及改良的 Ashworth 肌张力评定方法。

（五）膀胱功能及尿液动力学的评定

采用膀胱容量测定法，测定膀胱内压力、残余尿等。

1.尿流率测定　单位时间内排出的尿量(ml/s)，正常男性 20～25ml/s，正常女性 20～30ml/s。

2.膀胱压力容量测定　又称储尿功能测定，正常膀胱压力容量测定如下。

（1）无残余尿。

（2）膀胱充盈内压保持在 1.47kPa（15cmH$_2$O），顺应性良好。

（3）逼尿肌没有无抑制性收缩。

（4）膀胱最初感觉时的容量为 200ml。

（5）膀胱容量为 400～500ml。

（6）排尿和终止排尿受意识控制。

（六）步行功能的评定

采用步行运动指数（AMI），脊髓损伤后截瘫可采用 AMI 来预测是否具有步行的能力。

1.评定部位　屈髋肌、伸髋肌、髋外展肌、伸膝肌和屈膝肌五组肌群。

2.分级　0 分（无）；1 分＝差；2 分＝尚可；3 分＝良；4 分＝正常。

3.步行预测标准　AMI ≥ 6 分，有可能步行；AMI6～8 分，可借助膝踝足矫形器或双腋拐帮助行走；AMI ≥ 12 分，可在社区内行走。

（七）ADL 评定

截瘫患者多使用 Barthel 指数；四肢瘫患者使用四肢瘫功能指数（quadriplegic index of

function，QIF）。

（八）心理功能评定

采用抑郁自评量表（SDS）与焦虑自评量表（SDA）的评定。

三、运动疗法

（一）呼吸及排痰训练

1. 呼吸训练　胸式呼吸（胸腰段损伤）、腹式呼吸训练（颈段损伤）。

2. 辅助咳嗽　训练部分或完全麻痹的腹肌，需要进行辅助咳嗽训练。

3. 体位排痰训练　叩击排痰法、振动法。

（二）翻身训练（以 C_6 损伤为例）

1. 全辅助下翻身（图 9-35）

（1）将床单卷起至患者体侧。

（2）一人固定住患者头部，另一个人在脚的位置，听口令一起将患者移向一侧，将下面上肢外展。

（3）然后再一起将患者翻向一侧，头、后背、上面肢体下垫软枕。

2. 独立翻身训练（图 9-36）

（1）双上肢向身体两侧用力摆动。

（2）头转向翻身侧，同时双上肢用力甩向翻身侧，带动躯干旋转翻身。

（3）上方上肢用力前伸，完成翻身动作。

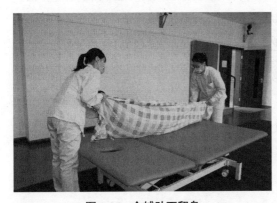

图 9-35　全辅助下翻身

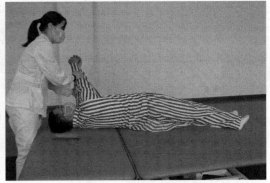

图 9-36　独立翻身训练

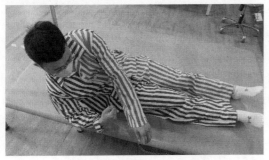

图 9-37　利用布带进行翻身

3. 利用布带进行翻身（图 9-37）

（1）将布带系于床栏或床架上，腕部勾住带子。

（2）用力屈肘带动身体旋转，同时将另一侧上肢摆向翻身侧。

（3）松开带子，位于上方的上肢前伸，完成翻身。

（三）坐起训练

坐起需要患者躯干的柔韧性，至少一侧上肢具有伸展功能，C_6 损伤患者需要翻身到患侧或俯卧位后坐起（C_7 损伤患者可以从仰卧位直接坐起）。

1. 四肢瘫（C_6 损伤）从侧卧位坐起（图 9-38）

（1）翻身到侧卧位。

（2）移动上身靠近下肢。

（3）用上面上肢勾住膝关节。

（4）用力勾住腿的同时，反复将另一侧肘屈曲、伸展，使上身靠近双腿。

（5）双手置于体侧，伸肘至坐位。

2. 四肢瘫（C_7 损伤）从仰卧位坐起（图 9-39）

（1）头与上半身用力转向身体两侧，反复转动将双肘放到身后支撑上身。

（2）继续头和上半身旋转将双肘伸直到长坐位。

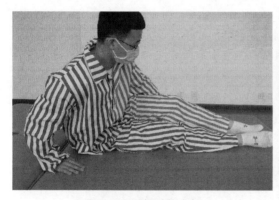 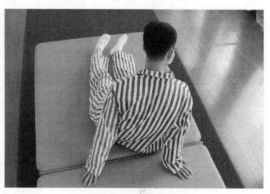

图 9-38　从侧卧位坐起　　　　　　图 9-39　从仰卧位坐起

3. 截瘫患者的坐起

（1）双上肢同时用力向一侧摆动，躯干转向一侧。

（2）一只手和对侧肘支撑床面，伸展肘关节。

（3）支撑手移动到长坐位。

（四）坐位平衡训练

1. 靠物辅助坐起　见脑卒中坐起练习。

2. 长坐位平衡训练　见脑卒中坐起练习。

3. 椅坐位平衡训练

（1）肩外旋、伸展、前臂旋后，肘伸展位支撑身体。

（2）一侧上肢支撑维持坐位平衡。

（3）沿身体长轴施加力量。

（4）椅坐位投球、接球训练。

（5）使用姿势矫正镜训练。

（五）坐位移动训练

1. 坐位前方移动

（1）双手置于臀部稍前方。

（2）躯干前倾，用上肢支撑躯干，充分伸展肘关节将臀部抬起。

（3）身体向前方移动。

（4）屈肘坐下，反复进行此动作完成移动。

2. 坐位侧方移动

（1）一只手靠近身体，另一只手放在身体侧方的床面上。

（2）双手支撑身体，将臀部抬离床面充分伸展肘关节。

（3）将身体移向一侧，将臀部放至床面。

（六）坐位站起训练

1. 四肢瘫患者的辅助站起

（1）双上肢勾住辅助者的颈部。

（2）辅助者双手托住患者臀部，并用双膝固定住患者的双膝。

（3）辅助者重心后移，同时将患者臀部上方托起。

（4）抱住患者臀部，使之保持站稳。

2. 截瘫患者佩戴矫形器站起

（1）患者坐在轮椅前部，躯干尽量前屈，双手握杠。

（2）双手同时用力将身体拉起，臀部向前。

（3）将髋关节处于过伸展位，保持站立。

（七）床 - 椅转椅

将轮椅斜向30°左右靠近床，刹闸；双足平放于地面；利用支撑动作将臀部移到床上（四肢瘫患者可用移乘板，将臀部移到移乘板，再移至床上）。如轮椅侧面挡板可以卸下者，可以将轮椅侧方靠近床边，双腿放在床上，利用支撑将臀部移到床上。

（八）站立与步行训练

站立和步行可以防止下肢关节挛缩，减少骨质疏松，促进血液循环，鼓励患者在确保安全的情况下，尽早开始站立和步行训练。

1. $C_5 \sim T_{12}$ 损伤　术后3周开始，佩戴腰围或胸腰椎矫形器，起立床站立，从倾斜30°开始，每次增加的角度不可超过10°，一般每2～3天增加10°，直至90°直立位，训练时注意观察患者反应，防止发生直立性低血压，如有不良反应发生，应及时降低起立床的角度。

2. $T_6 \sim T_{12}$ 损伤　康复目标是治疗性步行，即佩戴带骨盆托的髋、膝、踝、足矫形器，借助双腋拐短暂步行。

3. $L_1 \sim L_3$ 损伤　康复目标是家庭性步行，即佩戴膝、踝、足矫形器，手杖或肘拐等，可在室内行走，但行走距离不足900m。

4. L_4 以下损伤　康复目标是社区步行，即穿戴踝、足矫形器，能上下楼梯，能独立进行日常生活活动，能连续行走900m以上。老年人步行训练以平行杠内及助行器步行训练为主，平行杠内训练站立和步行，包括摆至步、摆过步和四点步，逐步过渡到扶助行器行走。

（九）肌力训练

1. 上肢肌力训练 如肱二头肌、肱三头肌肌力训练，目的是使用轮椅和助行器时，上肢有足够的肌力和握力。不建议老年人使用拐杖。

2. 躯干部肌力训练 有利于维持坐位及躯干的平衡。

3. 训练神经支配完整的肌肉力量 采用渐进抗阻训练，训练主动肌同时训练拮抗肌，避免肌肉不平衡造成损伤。

4. 训练部分神经支配的肌肉力量 可在减重下进行训练。

四、作业治疗

损伤早期，首先进行康复宣教，由于脊柱不稳定，禁止做损伤部位关节的运动及负重、抵抗运动。

（一）良肢位的摆放

1. 仰卧位（图 9-40） 头下放置薄枕，将头两侧固定（如需保持颈部过伸位时，在颈部垫上圆枕），肩胛、上肢、膝、踝下垫枕，用毛巾卷将腕关节保持在 40° 背伸位，骨盆向前，防止髋关节外旋，足底用以枕头抵住脚掌，使踝关节保持中立位。

2. 侧卧位（图 9-41） 上侧肢体由枕头支撑，肩关节前屈，下肢屈髋、屈膝，肢体下垫长枕（背后用长枕靠住），避免足部悬在枕头边缘，下侧肢体平放在床上，伸髋，微屈膝，踝关节处中立位。

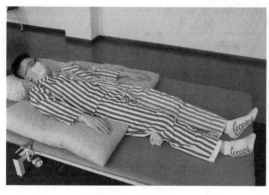
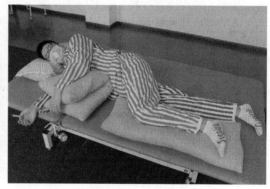

图 9-40 仰卧位　　　　　　　　图 9-41 侧卧位

3. 坐位姿势摆放

（1）床上长坐位：保持髋关节 90° 屈曲位，背部伸直，可用枕头或被子放置在患者后背给予支撑。

（2）轮椅坐位：首先选用适合的轮椅，可利用海绵垫来调整轮椅的高度和宽度，髋、膝、踝关节都能保持在 90° 屈曲位，背部伸展靠在椅背上，如果轮椅靠背过软，可在其背后放置一块背板，保证其背部伸直，在大腿的外侧放置海绵块防止髋关节外展和外旋。

（二）不同平面脊髓损伤的作业活动

1. C_4 损伤者 强化颈部周围肌群的肌力，如利用口棒或头棒进行物品操作，达到强化颈部肌肉控制训练的目的。

2. C$_5$ 损伤者

（1）利用套袖套在上臂或前臂上：通过滑车重锤进行三角肌及肱二头肌的训练，目的是强化残存的功能。

（2）双手把持动作训练：双手把持塑料球，并将其移到另外一个位置，为饮水、刷牙等打基础。

（3）前倾式臀部减压训练：指导患者学会使用系于轮椅靠背柱子上的套索，进行前倾式臀部减压。

（4）利用滑板进行转移动作。

（5）借助矫形器完成功能活动：如齿轮结构的腕手矫形器。

3. C$_6$ 损伤者

（1）单侧交替臀部减压训练：可将一侧上肢后伸至轮椅靠背的后方，利用轮椅把手卡住上肢，上抬同侧臀部减压，两侧交替进行，15 ～ 20 分钟一次，每次 15 秒。

（2）坐位平衡训练：从长坐位→轮椅坐位→椅坐位，从双手支撑→单手支撑→无须手支撑。

（3）转移训练：利用上肢的支撑做床上转移、床－椅转移。

（4）轮椅驱动训练：利用胶皮缠绕轮椅手轮，或戴防滑手套，完成独立驱动轮椅。

（5）日常生活活动训练。

（6）合理利用辅助器具。

4. C$_7$、C$_8$ 损伤患者　腕关节伸展能力训练、腕驱动抓握支具及耐力训练。

（三）轮椅驱动训练

轮椅上肌力增强训练，主要用于脊髓损伤截瘫的肌力训练。

1. 轮椅短距离驱动训练　训练距离为 50m 或 100m，目的是完成室内功能需要，提高脊髓损伤患者的上肢及躯干的肌力。

2. 轮椅长距离训练　训练距离 400m 之内，目的是户外驱动练习，提高参与社会活动的能力，老年人不主张距离过长，有效加强脊髓损伤患者双上肢及躯干肌力和身体的耐力，同时加强呼吸和循环功能。

3. 行走训练　患者站在轮椅后方，双手扶住轮椅的把手，将其向前推动。

4. 强化双上肢、躯干的肌力及坐位平衡维持的训练　包括轮椅上下坡道训练、轮椅篮球训练、负重训练（在轮椅的后方施加重量，如汽车轮胎进行训练）。

5. 乘坐轮椅开关门

（1）轮椅停止门把手的斜前方。

（2）一只手开门，另一只手驱动轮椅进门。

（3）进门后，反手将门关上。

6. 上、下斜坡（老年人慎重）

（1）上斜坡时，躯干前倾，双手握住手轮后方用力前推。

（2）下斜坡时，上身后仰，靠在轮椅靠背上，双手轻握手动轮控制下行速度。

（四）辅助器具的选择

1. C$_4$ 损伤患者　充分利用残存的颈部运动功能，控制辅具完成部分日常生活活动。

（1）尝试使用下颌控制的电动轮椅。

（2）保持平衡坐位的轮椅。

（3）环境控制系统的利用：环境控制系统指通过设计人机接口方式，达到对家庭中的一些设备的自主操作。输入控制方式有语言、手势、脑电、肌电和眼动等。

（4）口棒或头棒操作电脑键盘、遥控器、阅读翻页等。

1）口棒：制作一个 15 ～ 20cm 的小木棒，指导患者含在口中，对各种物品进行操作。

2）头棒：将小木棒固定在一个头圈上，木棒的顶端用橡皮泥固定，防止滑落，用头颈部的运动进行操作。

2. C_5 损伤患者　利用肩关节的外展、屈伸、内外旋功能，肘关节的屈曲、前臂旋后功能寻找相应的辅具。

（1）前臂平衡矫形器和上肢悬吊装置：帮助控制上肢和前臂，方便手向口和头放下移动。

（2）腕手矫形器：适合于手指肌肉无力者。

3. C_6 损伤者

（1）抓握矫形器可驱动腕部。

（2）万能袖带。

（3）书写辅助具。

4. 轮椅的选择

（1）C_5、C_6 损伤患者：可选择前臂控制的高靠背电动轮椅，也可选用轻便的手动轮椅，而有直立性低血压者应选用可倾斜式高靠背轮椅，安装头托，并配合选用膝部角度可调的开合可卸式脚托。C_5、C_6 损伤者只能限于平地上驱动轮椅，轮椅的驱动圈上需有突出把手的轮椅，或手轮表面缠绕胶皮套，同时戴胶皮防滑手套进行驱动轮椅的训练。

（2）C_7、C_8 损伤者：可选用轻便的低靠背手动轮椅，轮椅的两侧扶手和靠背处可选择可拆卸式，方便患者转移。

5. 导尿管或集尿器　借助导尿管或集尿器，解决排尿或尿失禁的问题。

6. 防压疮垫　高位截瘫者终身需要各类减压垫，用于长期坐卧时预防压疮。

7. 矫形器　足下垂者早期就需要矫形器固定，防止踝关节的畸形。

8. 助行器　帮助练习行走。

五、物理因子治疗

（一）消炎消肿

采用超短波疗法，改善局部循环和营养，促进脊髓损伤的修复，损伤部位前后对置，无热量，每次 15 ～ 20 分钟，每日 1 次，10 ～ 12 次为 1 个疗程。

（二）预防肌萎缩

采用神经肌肉电刺激疗法，以引起肌肉收缩为宜，每次 15 ～ 20 分钟，每日 1 次，共 10 ～ 15 次。

（三）降低肌张力

肌张力高或肌痉挛，常采用红外线疗法，距离 50cm，每次 20 ～ 30 分钟，每日 1 次，共 10 ～ 15 次。

（四）改善二便功能

采用干扰电疗法，电极置于患者下腹部，两组电极交叉放置，差频 0 ～ 100Hz，每次 15 ～ 20 分钟，每日 1 次，10 ～ 12 次为 1 个疗程。

六、传统康复治疗

（一）针刺疗法

1. **督脉电针疗法**　在受损脊髓平面上下各 1～2 个椎间隙处，各选一个督脉穴位，上下两针的针柄上分别连接直流脉冲电针仪的两个电极，以引起肌肉明显收缩，患者能够耐受为准，或者以患者诉下肢出现酸麻胀、轻度触电样等感觉即可，每日 1 次，每次 30 分钟。

2. **华佗夹脊疗法**　一般选取沿病变椎体两侧到腰骶部的夹脊穴，针感差者可加电刺激。

3. **体针疗法**　胃经取梁门、天枢、水道、归来、髀关、阴市、足三里、巨虚；膀胱经取各脏腑背俞穴及膈俞穴；胆经取京门、环跳、风市、阳陵泉、绝骨、丘墟、足临泣、太冲；督脉取大椎、陶道、身柱、至阳、悬枢、腰阳关、神道、筋缩、命门；任脉取中脘、建里、水分、气海、关元、中极。各经腧穴，轮流交替使用，每次 1 组，隔日或每日 1 次，10 次为 1 个疗程。一个疗程结束后，休息 1 周再进行下一个疗程。

（二）灸法

适用于二便功能障碍者，可选关元、中极进行木盒灸、隔盐灸等，痉挛性瘫痪多伴有患肢疼痛，可用灸法。

（三）推拿疗法

按揉百会 5 分钟，施擦法于腰背部，选按揉肝俞、脾俞、肾俞、环跳、风市、阳陵泉、足三里、委中、承山、解溪、太冲，每穴 1～2 分钟；施用拍法于督脉，以皮肤微红为度；推拿对改善患肢的血液循环、防止肌肉萎缩、缓解肌痉挛均有辅助治疗作用。每日 1～2 次，每次 30 分钟，每个疗程 15 天，休息 2～3 天，进行下一个疗程治疗。

第三节　帕金森病功能障碍的康复

一、概述

（一）定义

1. **帕金森病（PD）**　是以肌肉强直、随意运动和情绪活动缓慢、静止性震颤为表现特征的一种退行性神经病变。

2. **面具脸**　指由于锥体外系损害导致运动迟缓，面部表情缺失，如同面具一般。

（二）帕金森病常见的康复问题

1. **静止性震颤**　常在机体静止时出现，睡眠时消失。

2. **运动功能障碍**

（1）肌肉强直：主要表现在躯干及肢体的屈肌，眼球转动缓慢、面具脸；四肢肌张力增高、站立时呈现低头屈背，上臂内收，肘关节屈曲，髋膝关节略屈曲的姿态。

（2）运动迟缓：始动困难、动作缓慢、活动减少、写字呈现"小写症"。

（3）平衡功能障碍：动作迟缓而平衡差，容易跌倒。

（4）姿势步态异常：走路缓慢，小碎步，脚几乎不离地面，呈"慌张步态"。

3. **言语与吞咽障碍**　语音低沉单调，进食速度慢，食物在口腔和咽喉堆积，停留时间长，舌头回缩运动少。

4.高级脑功能障碍　情绪不稳、抑郁、记忆力减退明显，甚至痴呆。

5.自主神经功能障碍　汗液、唾液、皮脂腺分泌过多，顽固性便秘等。

二、康复评定

（一）Yahr 分期评定

Yahr 分期评定（表 9-5）是国际通用的帕金森病病情程度分级评定法。

表 9-5　Yahr 分期评定

分期	分级	ADL	临床表现
一期	Ⅰ级 Ⅱ级	不需要帮助	仅一侧障碍，障碍不明显 两侧肢体或躯干障碍，但无平衡障碍
二期	Ⅲ级 Ⅳ级	需要部分帮助	出现姿势反射障碍的早期症状，身体功能略受限，仍能从事某种程度的工作，生活中有轻中度障碍 功能障碍严重，能勉强行走、站立，生活有严重障碍
三期	Ⅴ级	完全需要帮助	障碍严重，不能穿衣、进食、站立、行走，通常卧床或坐轮椅

（二）运动功能的评定

包括肌力、肌张力、关节活动范围、平衡与协调功能、步行功能等。

（三）言语与吞咽功能的评定

主要围绕构音及吞咽功能评估。

（四）认知功能的评定

可针对记忆力、空间定位能力、注意力等方面进行评定。

（五）ADL 评定

采用 Barthel 指数评定方法。

三、运动疗法

（一）肌肉放松训练

1.全身肌肉放松　坐位，背靠椅背，双手自然放在腿上，全身放松，采用腹式呼吸的方法，深呼吸，可降低肌张力。

2.躯干肌肉放松　患者仰卧位，双上肢交叉抱在胸前或伸直，双髋、膝关节屈曲位，头、肩部缓慢转向左侧，屈曲的双下肢转向右侧，然后再做相反动作。反复训练 5 ～ 10 次，此动作可使肩、躯干、下肢的肌肉松弛。

3.面部肌肉随意运动练习　患者可以面对镜子，做蹙眉、鼓腮、龇牙、噘嘴、吹口哨、微笑等随意动作，缓解面部肌肉僵直导致的"面具脸"。

（二）姿势矫正训练

1.矫正颈部姿势

（1）卧位或站立位，最大幅度地仰头、低头，低头时下颌尽量触及胸部，仰头至双眼垂直

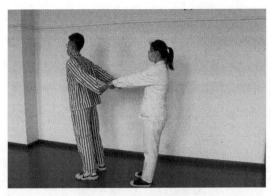

图 9-42　矫正脊柱后凸

注视天花板。

（2）站立位，左右缓慢转头，头部缓慢地向左右肩部侧靠，尽量用耳朵去触到肩膀，或用下颌触及肩部。

每个动作需保持 6～10 秒，10 个动作为 1 组，每日 2～3 组。

2. 矫正脊柱后凸（图 9-42）

（1）站立位，双肩屈曲上举、外展、外旋，结合扩胸配合呼吸运动。

（2）利用体操棒，在肩后伸时夹脊、挺胸，也可由治疗师配合，将体操棒缓慢后拉并维

持。每个动作维持 10 秒，重复 10～20 次。

（三）平衡训练

1. 坐位，双侧交叉击掌、伸腿、上下肢反向运动。

2. 站立位，沿直线行走、交叉步移动。

3. 立位，下双足分开与肩同宽站立，重心缓慢向左右、前后移动，尽量配合躯干和骨盆的旋转，同时双上肢也随之大幅度地摆动等。

（四）关节活动范围训练

需尽早开始进行 ROM 训练，强调整体运动功能模式，包括躯干、肩、骨盆等成分的训练，以维持或增加患者关节活动范围，尤其是伸展性关节活动范围。

（五）步行训练

1. 患者背靠墙站立，向左向右进行侧向行走或交叉侧步行走。

2. 面墙直立，双手平伸支撑在墙面上，进行前后方迈步。

3. 无支撑下原地踏步步行训练。

4. 启动能力训练，纠正或预防"慌张步态"，即先帮助患者进行数次被动迈步，然后令其用手牵拉与足相连的绳子进行数次主动辅助运动，再主动迈步，成功后通过在小腿前方轻微施加阻力来强化迈步。

5. 练习跨障碍行走，患者尽量控制自己的步行，纠正"慌张步态"。

6. 配合音乐强化行走姿势，即播放节拍或节奏感明显的音乐，强化行走时每一个动作姿势，如先将足跟着地、足趾背屈，然后足尖着地，伴随音乐节奏反复练习，改善僵冻现象。

四、作业治疗

（一）维持或增加关节活动范围的作业活动

主要以伸展性作业活动为主。

1. 俯卧位（软垫下进行）　一侧肘支撑下，另一只手向前上方取物。

2. 坐位　外展肩部，屈肘用手掌触摸枕部，再弯腰伸肘尽力触摸对侧足尖，左右交替进行。

3. 站立位　面靠墙，身体紧靠墙壁，双上肢沿墙壁尽量摸高，也可进行肩梯练习。

（二）牵张紧张的肌肉

预防肢体的挛缩。

1. 上肢运动　坐位，躯干挺直抬头，双上肢后伸，双手横握一根木棒，治疗师将木棒缓慢向后拉至有紧张感，保持 10～20 秒，重复 20 次。

2. 巴氏球（大号）训练　坐位，双上肢尽量前伸放置在巴氏球上，双上肢顺着球面向球的两侧移动，然后用双手抱球过头。

3. 上肢支撑能力练习　俯卧位，肘支持过渡到手支撑。

（三）维持肌肉力量的训练

利用木工、磨砂板、投球运动、上下楼梯等活动，为患者提供适度的抗阻、抗重力运动。

（四）躯干及肢体运动的协调控制能力

1. 患者坐在一与胸平高的桌子前，用拇指与其他各指的指腹对捏圆木块，并由左向右拿放。

2. 患者向上抛、接球。

3. 拾捡大小形状不同的物品，例如玻璃球、蚕豆、黄豆、硬币、纽扣等，可采用比赛的方式进行。

4. 以团队的形式，练习拼图、打字、弹琴、写字、折纸，如几个人合奏一首简单的乐曲；折纸比赛、书法比赛等。

（五）平衡练习

1. 站位下身体前后的晃动，或走"一"字步。

2. 坐位下，身体两侧的木钉盘训练。

3. 坐位下，跟随音乐的节奏，晃动双下肢。

4. 抛接球、放风筝。

（六）感觉统合训练

1. 小组活动的形式进行转大圈、传球等训练 5～10 分钟。

2. 花生球、巴氏球等进行靠墙训练下蹲训练（图 9-43）。

3. 软垫上站立训练，软垫上步行训练 5 分钟。

4. 将彩色气球悬吊在空中，按治疗师发出的口令击打不同颜色的彩球 5 分钟。

5. 平地拍球，抛 - 接球，踢球，打羽毛球或乒乓球等练习 5 分钟。

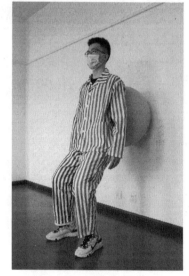

图 9-43　感觉统合训练

6. 根据音乐节律和姿势矫正镜进行室内步行、室外行走训练，配合音乐节律上下楼梯等 5～10 分钟，每周 5 次。

7. 日常生活活动能力训练：训练吃饭、穿衣等。

（七）呼吸训练

1. 唱歌　通过集体大合唱或学习新歌的方式，通过唱歌锻炼呼吸功能。

2. 呼吸运动　强调深呼吸，以腹式呼吸为主，可在腹部放一小的沙袋，强调吸气时扩胸鼓腹、呼气时两手按压胸廓两侧、瘪腹配合呼吸运动，要求患者在呼吸中体会躯干挺直的感觉。也可以练习吹蜡烛、吹气球等提高呼吸功能。

（八）常用的辅助器具

1. **防抖勺子**　是一款能够智能识别并自动抵消手部抖动的智能餐具,利用平衡锤和旋转轴,保持勺的稳定性,帮助手抖人群在就餐时,避免抖动而带来的尴尬和不便。

2. **穿着类自助具**　穿衣钩的一端可以用来辅助穿衣裤,也可以取高处的衣物。

3. **取物类自助具**　人体工学枪型手柄设计,握感舒适,夹头抓合力强,可以省力抓取各种形状、大小、软硬不同的不可及的物品。

4. **其他辅助器具**　如斜口杯,科学的角度让患者不用仰头就能喝到水,杯沿不会卡在脸上,降低由于仰头饮水造成呛咳误吸的风险。杯子开口是斜切口设计,比普通水杯的杯口大很多,能更清楚地看到水杯内液体的状态,杯子有双侧手柄设计,方便帕金森病患者拿取,防止液体遗撒。

五、物理因子治疗

（一）解痉镇静

采用磁振热疗法,改善血液循环,缓解震颤和肌强直,促进运动功能恢复,温度40～60℃,每次20～30分钟,每日1次,共10～15次。

（二）改善吞咽功能

采用吞咽神经肌肉电刺激治疗,电极置于患者咽部,每次15～20分钟,每日1次,共10～15次。

第四节　老年痴呆功能障碍的康复

一、概述

（一）定义

痴呆是指慢性获得性进展性智能障碍综合征。

（二）痴呆常见的康复问题

1. **认知功能障碍**　记忆障碍、视觉空间感知障碍、失认、失用、执行能力差。

2. **行为与精神障碍**　妄想、幻觉、误判、情感障碍、攻击行为、活动异常、饮食异常、行为异常（如扯衣服、尖叫等）。

3. **生活能力下降**　日常生活活动能力下降、协调障碍、姿势维持困难、行走和移动困难等。

二、康复评定

（一）运动功能评定

包括肌力、肌张力、关节活动范围、平衡与协调功能、步行功能等。

（二）认知功能评定

1. 成人简易智力测验（MMSE）。

2. 长谷川痴呆量表。

3. 知觉障碍的评定。

4. 失认症及失用症的评定。

5. 注意力的评定：视跟踪、数和词的辨别及声辨认的评定。

三、运动疗法

（一）关节活动范围训练

利用徒手体操或器械（悬吊、体操棒、滑轮等）进行主动或主动助力运动，维持关节正常活动度。

（二）增加肌肉的肌力与耐力

选择适合老年人的运动项目，如散步、打太极拳、练健身操、骑功率自行车、登山、低难度的球类运动等。

（三）平衡与协调功能训练

通过娱乐性舞蹈等活动，维持平衡功能，延缓老年人平衡能力的减退。

（四）日常生活活动训练

尽量使老年人保持其基本日常生活习惯，如督促其每日按时自行洗漱、梳头、刮胡须、如厕、洗脚等。

四、作业治疗

（一）失认症的作业治疗

采用怀旧练习法，如在患者住处门口摆放其年轻时的照片、喜欢的物品、喜欢的味道、喜欢的声音、喜欢的食物等有特征性的物件，帮助其识记，唤醒其记忆功能。

（二）失用症的作业治疗

可以从儿童启蒙教育时的玩具或卡片做起，鼓励患者自己动手。

（三）注意力练习

通过训练听追踪、视追踪、简单拼图等，进行注意力的强化训练。

（四）音乐治疗

根据患者的年龄，推断其生活年代的时代特征；播放患者喜欢的歌曲或音乐，或者有时代特点的电影，帮助患者找回记忆。

（五）社会支持

鼓励家人或朋友积极与患者沟通，并力求参与到他们的活动中，让其多了解外面的信息，不要生活在一个封闭的环境中。

五、物理因子治疗

采用脑循环治疗（磁疗帽），改善脑部微循环，促进脑神经恢复重建，每次 15～20 分钟，每日 1 次，共 10～15 次。

六、传统康复治疗

（一）针灸疗法

1. 体针疗法　选主穴：百会、四神聪、太溪、大钟、悬钟、足三里。随症加减：肝肾阴虚加肝俞、三阴交；气血虚弱加气海、膈俞；痰浊中阻加丰隆、中脘；瘀血阻络加膈俞、委中。上述穴位均常规针刺，平补平泻，四神聪刺向百会，得气后留针30分钟，每日或隔日1次，10次为1个疗程，每个疗程间隔3～5天。

2. 头针疗法　取顶中线、额中线、颞前线、颞后线，每次取2～3穴，毫针强刺激，也可配合电针，疏密波中等强度刺激。

3. 耳针　取心、肝、肾、脑点、神门、肾上腺。每次选用3～5穴，用王不留行籽贴压。

（二）灸法

百会、四神聪可采用隔附子饼灸，神庭、大椎穴用清艾条悬灸，神阙、足三里采用温针灸。三组穴位每次任选1组，每日灸治1次，7～10次为1个疗程。

第五节　周围神经损伤功能障碍的康复

一、概述

（一）定义

周围神经损伤指周围运动、感觉和自主神经由于外伤、感染、受压、中毒、缺血和营养代谢障碍而形成的损伤和疾病

（二）周围神经损伤常见的康复问题

1. 运动障碍　神经支配的肌肉或肌群呈迟缓性瘫痪，肌张力低，肌力下降及肌萎缩，肢体姿势异常。

（1）尺神经（$C_8 \sim T_1$）麻痹：尺神经支配尺侧腕屈肌、指深屈肌尺侧半、拇收肌、小鱼际肌及骨间肌，主要功能为屈腕、手指张开及合并。损伤后表现为手指不能分开或合并，小指不能运动，拇指不能内收，手精细运动差，常见"爪形手"。

（2）桡神经（$C_5 \sim 8$）麻痹：桡神经支配前臂、腕部及手指的伸肌、前臂旋后肌、展拇长肌和肱桡肌，主要功能为伸肘、伸腕和伸指。损伤后表现为腕下垂、手指不能伸直。

（3）正中神经（$C_5 \sim T_1$）麻痹：正中神经支配旋前圆肌、桡侧屈腕肌、各指深浅屈肌、掌长肌、拇长屈肌及拇短屈肌、拇对掌肌、拇短展肌。主要功能是前臂旋前、拇指和示指的屈曲。损伤后表现为前臂不能旋前、腕不能外展和屈曲、拇指、示指及中指不能屈曲、拇指不能对掌及外展，呈"猿手"样，大鱼际肌萎缩。

（4）腓总神经（$L_4 \sim S_2$）麻痹：腓总神经支配腓骨长肌、腓骨短肌、除去踇趾外的其余足趾背侧皮肤。损伤后表现为足下垂、踝关节不能背伸、足不能外翻、足趾不能背伸。

（5）胫神经（$L_4 \sim S_3$）麻痹：胫神经从腘窝上脚坐骨神经分出，支配小腿三头肌、胫骨后肌、趾长屈肌、踇长屈肌等。损伤后表现为足不能跖屈、足内翻力差、足尖不能站立，出现"钩状足"。

2. 感觉障碍　表现为感觉减退或消失、感觉过敏、麻木感、疼痛等。

（1）尺神经麻痹：手掌及手背的尺侧、小指、环指的尺侧半感觉障碍。

（2）桡神经麻痹：前臂外侧、拇指背侧、第 1 及第 2 掌骨间隙背侧皮肤感觉障碍。

（3）正中神经麻痹：手掌桡侧及桡侧三指和环指桡侧感觉异常、麻木、针刺、烧灼感。

（4）腓总神经麻痹：小腿外侧及足背侧感觉减退或消失。

（5）胫神经损伤：足底及足外缘感觉减退或消失。

3. 自主神经功能障碍　表现为神经营养性改变，早期皮肤潮红或发绀、皮温升高、皮肤干燥无汗，后期皮肤苍白、皮温降低、手指及脚趾脱皮、指（趾）甲粗糙变脆等。

4. 神经干叩击试验（Tinel 征）　阳性。

二、康复评定

（一）运动功能评定

包括肌力、肌张力、关节活动范围、步行功能（适用于下肢神经损伤）、手功能（适用于上肢神经损伤），肌力评定很重要。

（二）感觉功能的评定

1. 浅感觉及深感觉评定。

2. 皱纹测试：将患者的手浸泡在 42℃ 的清水中，浸泡 20～30 分钟，直到出现皱纹。将手擦干，按 0°～3° 分级，0° 表示无皱纹，3° 表示正常皱纹。

（三）临床重要的神经体征检查

1. Froment 征　检查有无尺神经损伤。检查方法：嘱患者用患侧示指与拇指捏夹一张纸，患侧因拇内收肌瘫痪，无法完成此动作，而用指间关节屈曲代偿，为典型的 Froment 征阳性。表现为：拇指、示指远侧指间关节不能屈曲，使两者不能捏成一个圆形的"O"形。即示指用力与拇指对指时，呈现示指近侧指间关节明显屈曲、远侧指间关节过伸及拇指掌指关节过伸、指间关节屈曲。

2. Tinel 征　是指叩击神经损伤的部位或远端的神经干，出现放电样麻木或蚁走感，向神经支配区放散，为 Tinel 征试验阳性，代表神经损伤。

3. 正中神经损伤　表现为"猿手畸形"，大鱼际肌肉明显萎缩变小，不能对掌，手的形状类似于猿手。此外，令患者握拳，示指指尖不能贴着掌心，则为试验阳性，提示正中神经损伤。

（四）神经电生理检查

神经传导速度变慢；强度 - 时间曲线检查表现为阈值较高，曲线抬高和右移等。

三、运动疗法

（一）关节活动范围的维持

损伤远隔部位的关节活动范围维持十分重要，可自我训练。

（二）关节功能位的保持

保持受累神经损伤关节的功能位，防止关节挛缩，如腕关节功能位的保持，踝关节功能位的保持等。

（三）肌力训练

1. 助力运动　损伤早期，肌力在 2 级以下，患者用健侧肢体带动患肢运动，或借助悬吊装置训练,尽量维持肌肉的生理长度。

2.主动运动　神经损伤较轻,水肿严重,肌力在2级或2级以上时,鼓励患者进行主动运动。

3.等长收缩训练　局部有肌腱或软组织损伤,伤口缝合,不适合进行过度的运动,主要以等长肌肉收缩为主。

4.抗阻力练习　损伤恢复期,根据肌力训练的原则,进行抗阻力练习。

(四)不同类型的周围神经损伤的运动疗法

1.臂丛神经损伤

(1)关节功能位的维持:采用外展支架或在腋下垫一棉纱卷支撑,手部用拇外展支具以预防肩关节内收、内旋及拇指内收挛缩,三角巾悬吊患肢,肘关节屈曲90°。下臂丛神经损伤时,采用支具使得腕关节保持在功能位,手呈握拳状。

(2)肌力训练:当出现主动活动时,应鼓励其进行积极的主动运动。①臂丛神经上部损伤时,可进行肩关节和肩胛带肌的被动活动、主动助力活动、主动运动、渐进性抗阻运动及等长收缩等运动形式。②臂丛神经下部损伤时,进行拇指、示指屈伸运动,拇指与小指对掌、分指运动及肩胛带的肌肉力量训练。

(3)维持关节活动度,防止软组织挛缩和关节僵硬:周围神经和肌腱缝合术后要充分固定后进行无痛范围内关节的被动活动,不能过度牵拉瘫痪的肌肉。

(4)缓解肿胀:创伤后会出现循环障碍、组织液渗出过多。通过抬高患肢,向心性按摩、弹力带压迫和被动运动帮助减轻肢体肿胀程度,肢体肌肉的等长收缩也能够帮助组织液回流。

2.桡神经损伤

(1)患肢功能位的摆放:患肢抬高,必要时为预防伸腕挛缩,可用夹板固定于功能位,腕背伸30°,指关节伸展、拇指外展,并进行被动运动。

(2)维持关节活动度和肌力的增强:进行腕背伸、前臂伸直旋后和手指被动运动,重点训练伸腕、伸指功能。

3.尺神经损伤

(1)患肢功能位的摆放:为防止第4、第5掌指关节过伸,可使用夹板将掌指关节屈曲至45°。

(2)维持关节活动度和肌力的增强:训练手指分开、并拢和伸展运动,第5指对掌被动运动和主动运动。

4.正中神经损伤

(1)患肢功能位的摆放:当拇外展肌无力影响抓握能力时,可使用对掌支具,将拇指处于外展位。

(2)维持关节活动度:进行握拳和放松的动作、双手交叉环转、缓慢屈伸手腕等。

5.坐骨神经损伤

(1)功能位的摆放:预防关节挛缩变形,对损伤所致运动障碍、肌肉瘫痪者,宜佩戴支具或穿矫形鞋,以防止膝、踝关节挛缩及足内、外翻畸形,维持踝足稳定。

(2)维持关节活动度和肌力的增强:进行跟腱牵伸,足背屈、跖屈被动运动、主动-助力运动和主动运动、足趾伸展运动。足跟着地,足尖提起练习,或足尖着地,足跟提起练习并进行穿矫形鞋的步态训练。

6. 腓总神经损伤

（1）功能位的摆放：预防关节挛缩变形，可用足托或穿矫形鞋使踝关节保持在 90° 位。

（2）维持关节活动度和肌力的增强：进行跟腱牵伸，足背屈、跖屈被动运动，主动 - 助力运动和主动运动，足趾伸展运动和穿矫形鞋的步态训练。

7. 胫神经损伤

（1）功能位的摆放：使用矫形器预防足趾关节挛缩变形。

（2）维持关节活动度和肌力的增强：维持踝关节跖屈、内翻，足趾跖屈的活动度。训练小腿后侧跖屈肌群及足底内在肌的力量训练，例如弹力带抗阻足跖屈，足趾抓毛巾的运动形式。

四、作业治疗

（一）辅助器具

1. 利用支具限制关节活动，功能位固定。

2. 弹性绷带压力治疗，预防瘢痕增生。

3. 矫形器矫正畸形。

（二）改善作业活动能力

1. 上肢作业活 动木工（拉锯、刨削、砂磨、捶打）、绕线、编织、刺绣、泥塑、修配仪器、分拣、组装、结绳、掷包、套圈、拧螺丝、插板、夹夹子、录入字、书法、绘画、弹琴、珠算及下棋等。

2. 下肢作业活动 蹬自行车、缝纫机、万能木工机、ADL 训练等。

（三）感觉再教育

1. 避免将敏感区暴露于热、冷和锐利的物体周围。

2. 抓握工具或物体时，避免使用较大的力量。

3. 使用加粗把柄的工具，避免使用小把柄的工具。

4. 避免长时间使用一种工具，尤其是手不能通过改变抓握方式来适应，应频繁改变工具使受压组织得到休息。

5. 皮肤有损伤时要及时休息和处理，如水疱、水肿、破溃等。

6. 保持皮肤的柔顺性，对皮肤要进行日常护理，如擦油按摩等。

五、物理因子治疗

（一）促进神经再生和修复

损伤早期，采用超短波疗法，电极放在损伤的上肢，对置法，选择无热量。每次 10 ～ 15 分钟，每日 1 次，20 次为 1 个疗程。

（二）促进伤口愈合

伤口未愈合者，采用紫外线疗法，Ⅰ 级红斑量，照射在损伤部位，隔日照射 1 次，6 ～ 10 次为 1 个疗程。

（三）促进肌肉收缩

恢复期可采用神经肌肉电刺激疗法，根据失神经支配的肌肉，选择治疗部位，每日 1 次，每次 10 ～ 15 分钟，12 次为 1 个疗程。

（四）消肿

采用超声波疗法，根据损伤面积大小决定治疗剂量，每日 1 次，12 次为 1 个疗程。

六、传统康复治疗

主要以针刺治疗为主，常用的取穴方法如下。

（一）臂丛神经损伤

颈椎相应节段夹脊、肩髃、肩髎、肩贞、臂臑、曲池、外关、合谷。

（二）桡神经损伤

曲池、尺泽、手三里、孔最、支沟、列缺、阳溪、合谷。

（三）尺神经损伤

小海、通里、神门、阳池、中渚、后溪。

（四）正中神经损伤

曲泽、少海、内关、大陵、劳宫。

（五）坐骨神经损伤

大肠俞、关元俞、肾俞、环跳、委中、阳陵泉、昆仑。

（六）腓总神经损伤

委阳、阳陵泉、足三里、绝骨、丰隆、丘墟、足临泣、太冲。

（七）胫神经损伤

委中、阴陵泉、承山、地机、飞扬、三阴交、复溜、太溪。

神经损伤早期，针刺留针每次 15 ～ 20 分钟，恢复期可针刺配合电针，每次 10 ～ 15 分钟，10 ～ 12 次为 1 个疗程，休息 3 ～ 5 天进行下一个疗程。

第六节　持续性植物状态的康复

一、概述

（一）定义

1. 植物状态（VS）　是一种特殊的意识障碍，患者处于觉醒而无意识的状态，能睁眼，有睡眠－觉醒周期，对身体或外界的认知功能完全丧失，部分或全部下丘脑及脑干功能基本保持的状态。

2. 意识障碍

（1）嗜睡：是意识障碍的早期表现，主要是意识清晰度水平降低，精神萎靡，动作减少。患者持续处于睡眠状态，能被唤醒，醒后能基本正确地交谈，尚能配合检查，刺激停止后又入睡。

（2）昏睡：意识清晰度水平较嗜睡水平降低，剧烈的疼痛或较大声音的言语刺激方可唤醒患者；能做简短、模糊且不完全的答话，自发性言语少。

（3）浅昏迷：意识丧失，对强烈的刺激有痛苦表情及躲避反应，无言语应对，不能执行简单的命令，可有较少无意识的自发动作。角膜反射、瞳孔反射、对光反射、咳嗽反射、吞咽反射、腱反射及生命体征无明显变化。

（4）深昏迷：自发性动作完全消失，对外界任何刺激均无反应，角膜反射、瞳孔反射、对光反射、咳嗽反射、吞咽反射、腱反射消失，生命体征有改变。

（二）持续性植物状态常见的康复问题

1. 意识障碍　高级中枢神经受损引起。

2. 压疮　以腰骶部、足跟部、外踝较多见。

3. 运动障碍　全身肌肉萎缩，软组织挛缩，关节变形。

4. 严重的骨质疏松　长期卧床，缺少轴向应力及阳光照射不足等，是卧床患者骨质疏松的主要原因。

5. 合并症　可有皮肤感染、泌尿系统感染、坠积性肺炎、下肢静脉血栓等。

二、康复评定

1. 意识障碍评定。

2. 关节活动范围、肌肉、软组织的评定。

3. 家庭与社会支持评定：包括家庭对医疗的支出、心理压力、体力承受能力、医保政策及社会支持模式营养。

4. 营养状况评定。

5. 合并症的评估：采用 Homans 征试验。患者仰卧位，下肢伸直，将踝关节背伸时，由于腓肠肌和比目鱼肌被动拉长而刺激小腿肌肉病变的静脉，引起小腿肌肉深部疼痛，为 Homans 征阳性，提示静脉血栓的形成，是下肢静脉血栓形成的主要检查方法之一。

6. 影像学评估：包括脑电图、脑 CT/MRI 检查等。

三、运动疗法

（一）被动运动

维持关节活动范围、肌肉长度维持训练，预防肢体软组织挛缩，关节僵硬变形。

（二）胸腹部按压

可按照心肺复苏的方式，但力量要轻，增强心肺的功能；腹部顺时针揉按，增加胃肠蠕动。

（三）站立床训练

避免直立性低血压、预防骨质疏松，为平衡训练打基础。

（四）本体感觉练习

表现在关节的位置觉、震动觉和运动觉的被动练习。

（五）物理因子治疗

1. 脑循环功能治疗　改善脑血液循环。

2. 神经肌肉电刺激　保持关键肌群的肌肉收缩，预防肌肉纤维化。

（六）高压氧疗法

改善脑细胞的供氧，使可逆的脑神经细胞逐渐恢复正常。

四、作业治疗

（一）良肢位的摆放

1. 卧位

（1）头部：用枕头支撑（枕头不宜过高）。

（2）上肢：上肢和肩胛骨下放置软枕头，以防止肩胛骨的后撤，并使上肢处于高于心脏水平的位置，肘关节伸展，前臂旋后，腕关节背伸，手指伸展位。

（3）下肢：骨盆下方和大腿的外侧各放置一个枕头，使骨盆向前，防止髋关节外旋。

（4）床：床垫不宜太软，床头不宜太高，床需放平。

2. 坐位　采用床上长坐位，头部自然位置，放松，双上肢放在前方的小桌子上，背部伸直，双下肢自然伸展，髋关节屈曲90°，可用枕头或被子放置在患者后背给予支撑，避免身体斜靠在被上，导致背部的弯曲。

（二）感官刺激

1. 听觉刺激　常用的方法有听音乐、听广播等，或者可以录制一些患者之前比较感兴趣的节目、音乐、自然界的声音、熟悉人的声音及之前所经历事的录音等，每天定时播放给患者听，增加其刺激，每次15分钟，每日2～8次；也可以让亲属呼唤、讲故事，每次30～40分钟，每日3～4次。

2. 视觉刺激　视觉刺激疗法主要是应用光线刺激患者，自然光照射每次20分钟，每日2次，或每次40分钟，每日1次，使患者接收外界刺激，感知外界环境。常用的方法有看电视、不同强度颜色的光线等一系列视觉刺激。看电视是最常用的视觉刺激方法，同时也增加了其听觉的刺激，也可以给患者观看其家属或熟悉人的照片，或者其他常见物品、环境、动物等的照片。用强光、弱光和彩色光线交替照射在头部的正面和侧面。

3. 嗅觉刺激　用咖啡、香水、醋、酒等患者喜欢的气味溶剂放在鼻旁，并告知是什么味道，每次10秒，每日1次。

4. 味觉及口腔刺激　味觉刺激主要是利用食物的不同味道来刺激患者的味蕾，使其感受到不同刺激，或者利用温度来刺激患者的口腔，可用棉签蘸有酸、甜、咸、苦的溶液，刺激舌尖，并告知是什么溶液。

5. 本体感觉刺激　本体感觉刺激主要是通过刺激本体感觉器官，增加感觉输入，以达到促进醒觉的目的，例如全身振动训练，反复用不同质地、不同形状的物品刺激手心、脚心等。

（三）环境刺激

每天安排轮椅户外活动，如马路边、健身广场、海边及公园等。

（四）辅助器具的选择

1. 防压疮垫　长期卧床者使用防压疮垫，可使身体均匀受压，缓解剪力对皮肤的摩擦，避免压疮的产生。

2. 功能软垫　应用功能软垫以保持正确的卧姿，防止骨突部位局部受压，如患者的腰骶部、足跟部。

3. 弹力袜　防止下肢静脉血栓。

此外，传统的按摩治疗对预防肌肉萎缩及软组织的挛缩也具有一定的作用。

五、物理因子治疗

（一）预防失用性肌萎缩

采用调制中频电疗法，调制频率 20 ～ 40Hz，以能引起肌肉收缩为宜，每次 15 ～ 20 分钟，每日 1 次，12 ～ 15 次为 1 个疗程。

（二）控制感染

采用紫外线疗法，全身照射，距离 50 ～ 100cm，采用 Ⅰ ～ Ⅱ 级红斑量，每日或隔日 1 次，20 ～ 25 次为 1 个疗程，疗程间隔不少于 4 周。

（丁文娟　任彩丽）

第 10 章

骨关节常见功能障碍的康复

第一节　骨折术后功能障碍的康复

一、概述

（一）定义

1. 唧筒效应　唧筒是"泵"的意思，指汲取及排出液体的装置，而肌肉唧筒的作用是指通过肌肉收缩，促进静脉和淋巴的回流，避免静脉血栓。

2. 关节僵硬　指正常关节活动范围受限，如关节不能屈伸或旋转等。

（二）常见的康复问题

1. 关节活动受限　由于关节长期处于制动状态，关节内滑液分泌不足，周围纤维组织挛缩，关节内、外组织粘连，关节囊、韧带、肌腱和疏松的结缔组织由于缺少牵拉而挛缩，导致关节活动受限。

2. 肌肉萎缩及肌力下降　骨折后肢体制动时间过久，肌肉缺少有效的运动，导致失用性肌肉萎缩，肌力下降。

3. 感觉障碍　常见于外伤性骨折，由于神经系统的损伤导致感觉障碍，而疼痛最为常见。

4. 肢体肿胀　由于骨折后血管壁的弹性减弱、运动减少，致肌肉的"唧筒"作用减弱，血液回流障碍，导致肢体肿胀。

5. 步行障碍　见于下肢骨折的患者，由于疼痛、骨折未愈合，影响下肢的负重，或卧床时间久，肌肉萎缩，导致步行功能障碍。

二、康复评定

（一）皮肤的评估

包括皮肤温度、皮肤的颜色、伤口是否有渗出、瘢痕的长度及移动度、是否有肿胀。

（二）肢体的长度与围度

包括损伤部位的肢体及健侧肢体。

（三）疼痛的评定

采用 VAS 评分法。

（四）运动功能的评定

包括肌力、关节活动范围、平衡功能、步行功能的评定。

（五）感觉功能的评定

是否存在感觉缺失或感觉异常等。

（六）神经电生理检查

检查是否伴有周围神经的损伤、损伤的程度等。

（七）影像学检查

评估骨折部位的对位是否良好、骨痂的生成情况、内固定是否在位。

三、运动疗法

（一）制动期

1. 关节活动范围维持训练

（1）肩关节骨折：肩关节骨折后，在固定肩关节的情况下，应进行手指、腕和肘的活动范围进行训练。

（2）髋关节骨折：髋关节骨折后，在固定髋关节的情况下，应进行膝和踝的活动范围训练。

（3）腰椎骨折术后：四肢所有未受伤的关节应进行活动范围训练。

训练方式视疼痛、体力和耐力情况而定，活动疼痛严重、耐力差时，以被动的活动范围训练为主，随着疼痛和身体情况的改善，可逐渐增加主动用力的程度，从被动活动范围训练，过渡到主动活动范围训练。训练每天都要进行，为确保训练效果，每个关节活动时要尽可能地达到最大活动范围，且每个动作至少进行 3～5 次。

2. 未受累部位的肌力维持训练　在确保骨折部位稳定的情况下，需对未受累关节和未受累肢体进行适度的肌力维持训练。

（1）肩关节骨折后：固定肩关节，受伤侧手部进行握力训练，未受伤侧的上肢可采取举哑铃的方式来维持肌力；下肢可进行主动抗阻训练维持肌力，也可利用步行或踏车进行肌力维持训练。

（2）髋关节骨折后：患者以卧床训练为主，膝关节可通过绷直膝盖进行等长肌力训练，踝关节通过踝泵运动进行肌力维持训练，此外上肢需进行主动抗阻的肌力维持训练。

3. 床上移动和转移训练（主要指下肢骨折者）　在卧床期间，对受伤部位进行稳定固定的情况下，在床上进行简单的移动来避免压疮、帮助穿脱衣裤和如厕，移动包括床上上下左右的移动。

（1）健侧下肢屈曲移动：利用肩膀和健足作为支点稍抬起臀部，髋关节和腰部骨折，臀部不能抬起过高，只需稍减轻臀部和腰背部压力至可完成移动的程度即可。

（2）健侧膝关节的屈伸：通过健侧膝关节的屈伸完成上下移动，利用重心的左右摆动完成左右移动，必要时可用双手辅助推动身体帮助平移。

（3）健足和双手支撑：膝和踝骨折且固定良好的老年人，身体整体情况、上肢和健腿支撑力较好时，可利用健足和双手支撑完成简单的床与轮椅的转移。

4. 下肢骨折的站立和步行训练　制动期以辅助站立为主，利用健足支撑，双手扶助行架，完成简单的辅助下单腿站立，逐步过渡到监护下使用助行器，进行室内单足短距离步行。站立和步行后易出现下肢肿胀，可在站立和步行训练前进行局部加压，在训练后抬高患侧下肢以减轻肿胀和不适。

5.呼吸训练　采用腹式呼吸、横膈肌阻力训练进行心肺耐力训练，每日1次，每次10～20分钟。

（二）非制动期

1.关节活动范围训练　除维持未受累关节的正常活动之外，还需针对受累关节进行关节活动范围训练和牵伸训练。

（1）被动—辅助—主动关节活动范围训练：在允许关节活动范围情况下，治疗师可先进行小范围的被动活动，并在无痛情况下逐渐增加关节被动活动的范围，引导患者一起参与关节活动范围练习，最终过渡到主动关节活动范围训练。

（2）牵伸训练：存在明显关节活动范围受限者，且不能通过被动—辅助—主动关节活动范围训练增加活动范围的，应对受限的关节进行牵伸训练，以增加关节活动范围，如肩关节前屈受限，则需进行肩前屈的牵伸训练；膝关节伸直受限，则需进行膝关节的伸展牵伸训练，牵伸维持每次30秒，3～4次为一组，每次1～2组，每日1次。牵伸训练不应引起关节剧烈的疼痛。

2.肌力训练　除维持未受累肢体和躯干的肌力之外，还需针对受累关节进行肌力训练。

（1）等长收缩肌力训练：如肩关节骨折的患者可通过屈肘，用肘挤压床面的方式，强化肩关节后伸的力量；腰椎骨折的患者，可通过绷紧腰部而不使腰抬离床面的方式，强化腰背部的力量；髋关节骨折的患者，可通过持续夹紧臀部，强化伸髋的力量。

（2）多点等长肌力训练：随着骨折愈合程度的增加，可逐渐进行多点等长肌力训练。

（3）利用哑铃或沙袋进行抗阻练习。

每周3次，每次2～3组，每组练习重复8～12次为宜。

3.负重、站立和步行训练（下肢骨折）

（1）负重和站立：可从30°直立床缓慢增加站立角度，直到完全站立，逐渐过渡到负重和步行训练。骨痂初步形成后，需进行负重训练，可从踮脚站立（或负重10%体重）开始，逐渐过渡到双脚对称站立（或负重50%体重）。高龄老人不主张单腿站立。负重训练需视骨折愈合情况逐渐增加负重强度，负重训练过程中不能出现骨折部位的任何不适。从开始负重到100%完全负重需要漫长的过程，至少持续2～3个月。

（2）步行训练：可尝试扶助行器轻轻踮脚步行，实现扶助行器短距离步行，逐渐过渡到全脚掌着地步行。

4.功能性训练　随着疼痛和肿胀的减轻，活动范围和肌力的逐渐恢复，需进行功能性训练，如上肢骨折者可进行够取、推拉、支撑等训练；腕和手部骨折可进行抓握、捏和手指灵活性训练；下肢骨折者可进行上下楼梯、下蹲、坐站等功能性训练；腰部骨折者可进行弯腰取物、搬轻重量物件等训练。

5.耐力训练　耐力训练包括肢体耐力训练和心肺耐力训练，可用弹力带或踩功率车强化耐力。上肢骨折的老年人应尽早进行耐力训练，对于下肢和腰椎骨折患者，早期卧床时可通过哑铃、拉弹力带等方式强化肢体和心肺耐力。耐力训练建议每日20～30分钟，每周3～5次。

四、作业治疗

（一）肩部

1.教会患者正确活动的方法，完成日常生活活动，自助具的使用。

2. 肩部运动（6～8 周）

（1）钟摆运动：患者躯干前屈与地面平行，健手托住患侧肘部，上肢尽量放松和下垂，做类似钟摆的动作，常用于肩袖损伤及肩周炎的康复。

（2）关节活动范围练习：肩关节悬吊架或滑板，先从腰部活动平面开始，逐渐增加到平胸部，鼓励患者进行肩部的外展和前屈。

3. 使用长柄穿衣辅具、滑板练习等。

（二）上肢骨折

1. 早期可采用绘画、制作蛋糕、沙粒作业、编织、陶器作业等，后期可采用治疗泥及手抓握练习。

2. 使用辅具

（1）推荐使用进食类、梳洗修饰类、穿衣类、沐浴类自助具，也可使用上肢悬吊架。

（2）肘部和前臂颈横带悬挂辅助器具。

（3）圆柱板。

（4）压力治疗辅具：压力手套、袖套等。

（三）髋部

1. 良肢位

（1）患者采取长坐位（髋关节不可超过 90°），在椅子靠背和椅面之间加枕头或毛巾卷填充。

（2）从椅子站起的方法：患者移动臀部至椅子垫的前缘，保持手术侧髋关节地伸直，双手支撑扶手，抬起身体，身体不得前倾。

（3）从没有扶手的凳子上起立：患者移动臀部至凳子侧方边缘，使手术侧大腿位于椅子边缘外面，脚放在椅子中线的后面，使手术侧的髋关节外旋，脚靠近身体重心，顺势站起来。

2. 日常生活活动训练　见髋关节置换术。

3. 辅助器具选择　高弹性绷带、弹力袜、穿袜器、鞋拔子、防滑垫、洗澡凳及滑板等。

五、物理因子治疗

（一）消肿

骨折早期，为促进血肿吸收，减轻肿胀和疼痛，常对骨折局部采用紫外线疗法，Ⅱ级红斑量，隔日 1 次。

（二）促进骨痂形成和组织修复

骨折早期，可采用超短波疗法，无热量；骨折愈合期，常采用超短波疗法，微热量，每次 10～15 分钟，每日 1 次，10～12 次为 1 个疗程（有金属内固定患者禁用）。

（三）松解粘连，软化瘢痕

1. 蜡疗法　将蜡制成蜡饼，放在骨折局部，45～50℃，每次 20～30 分钟，每日 1 次，10～12 次为 1 个疗程。

2. 超声波疗法　直接接触法，移动法，脉冲式，1～1.5W/cm^2，每次 5 分钟，每日 1 次，10～12 次为 1 个疗程。

第二节　人工关节置换术后的康复

一、概述

（一）定义

1. 人工关节置换　指通过手术，去除和修整病损的关节，用人工关节假体替代病损关节，达到关节功能的重建目的。

2. 人工关节　指用金属模仿关节的形状，中间用骨水泥固定及白色塑料垫片模仿软骨的结构，代替失去功能关节的一种人工器官。

（二）常见的康复问题

1. 疼痛、肿胀　由于术前长期患有关节疾病，慢性疼痛较为多见，同时由于手术创伤，患者感觉较为明显的疼痛。随着时间的推移，药物及理疗的干预，疼痛会逐渐好转，肿胀消失。

2. 运动功能障碍　常见肌力下降、关节活动受限、步行功能障碍等。

3. 合并症

（1）骨折：初次置换术后骨折发生率较低，翻修术后骨折的发生率相对较高。

（2）脱位：手术因素或术后使用不当等可致假体脱位。

（3）深静脉血栓：是人工关节置换术最严重的合并症之一，表现为下肢局部发红、肿胀、疼痛等，可触及条索状肿块并有压痛。

（4）假体松动：人工关节是有使用寿命的，髋关节一般是 15 年，膝关节相对寿命较长可达 20 ～ 30 年，但使用寿命与体重、活动量及生活习惯有关，如登山、盘腿、跪拜、爬楼梯等，可缩短其使用寿命，而乘坐电梯、游泳等就可以延长使用寿命。一般 1 ～ 5 年出现假体松动，多半由于感染引起；8 ～ 10 年出现，除感染外，多为下肢力线不良导致的机械磨损较重，进而导致无菌性炎症激活，局部骨质吸收导致假体固定失败；如 15 年假体松动，多半是使用寿命到期的缘故。

二、康复评定

（一）运动功能评定

包括肌力、关节活动范围的评定、平衡功能的评定。

（二）疼痛的评定

包括静止痛及活动时疼痛的特点。

（三）肢体形态学评估

包括下肢的长度、肢体的周径等。

（四）ADL 评定

主要是如厕、洗澡、步行等功能等评定。

（五）影像学评估

包括 X 线、CT 与 MRI 检查。

三、运动疗法

（一）肌力训练

1.髋关节置换术后　需重点强化髋关节外展及后伸肌群的肌力，卧床时，可通过徒手抗阻外展和双桥，强化髋外展和后伸肌群的肌力，当肌力不足时，治疗师辅助进行肌力训练，也可以通过绷直膝盖和脚踩床板的方式进行伸膝肌和跖屈肌肌力的训练。

2.膝关节置换术后　需重点强化膝关节伸直和屈曲肌群的肌力，主要通过绷直膝盖和足跟压床的方式进行训练，也可以通过靠墙静蹲、上下台阶和踮脚的方式进行下肢伸肌群的肌力训练。

此外，踝泵运动能维持踝关节活动范围和肌力，增加下肢循环减轻术后肿胀，是下肢关节置换术后最好的早期训练动作之一，不论是髋关节置换还是膝关节置换，都应进行踝泵练习。

（二）关节活动范围训练

1.髋关节置换术后

（1）髋关节屈曲度不能超过 90°，内收不能超过中线，不能进行髋关节的内、外旋，不能跷二郎腿。

（2）足跟在床上主动滑动和外展，避免出现禁忌体位。

（3）未受累的膝和踝关节也应每日进行全范围的活动训练，如膝、踝和足趾的屈伸。

2.膝关节置换术后　需进行膝关节屈伸全范围的活动训练，未受累的髋和踝也应每日进行全范围的活动训练，如髋的屈伸、内收外展、内外旋，踝和足趾的屈伸。

对于不能通过被动或主动关节活动范围训练达到理想活动角度者，需进行牵伸训练，包括髋关节和膝关节的牵伸。髋关节置换术后的老年人伸髋活动范围受限时，需进行被动伸髋牵伸（注意髋屈髋牵伸角度＜ 90°，避免髋关节脱位）。

（三）转移训练

1.翻身　向患侧翻身时，应伸直患侧髋关节，保持旋转中立位；向健侧翻身时，也应伸直患侧髋关节，两腿之间夹软枕，防止髋关节内收引起假体脱位，同时用手掌托住髋关节后方，防止髋关节后伸外旋引起假体脱位。

2.卧—坐转移　从患侧下床，先将健腿屈曲，臀部向上抬起移动，将患侧下肢移动至床沿，用双肘支撑坐起，屈健腿伸患腿，将患腿移至小腿能自然垂于床边，坐起时膝关节要低于髋关节，上身不要前倾。

3.坐—站转移　健腿点地，患侧上肢扶助行架，下肢触地，利用健腿和双手的支撑力挺髋站立。

（四）下肢功能性训练

1.负重和站立　骨水泥固定者，术后 48 小时即可下床站立行走，在身体可耐受情况下就可进行负重和步行训练。

2.步行　步行训练开始需借助助行器，保持平衡，减少患侧下肢的负重，手扶助行器站稳，保持髋关节伸直，将健腿放于助行器中间，患腿先向前迈，再将助行器前移，用手支撑部分体重后，健腿随后向前迈。随着下肢力量和平衡能力的提高，逐步减少手支撑助行器的力量，或将助行器换为拐杖或手杖，步行稳定性好的老年人可进行无辅助具的步行训练。

3.上、下台阶　当老年人可以手扶助行器进行短距离步行后，开始进行上、下台阶的训练，可在平行杠内进行练习。开始训练时，先进行患腿上台阶的练习，再进行下台阶的练习；台阶选择从较低的台阶和单个台阶开始，从双手扶平行杠过渡到单手扶，再到不扶完成上、下台阶。

（五）呼吸训练

包括横膈肌阻力训练和腹式呼吸训练。

（六）耐力训练

1. 上肢手摇车耐力训练　训练时间每次 20 分钟，每周 3～5 次，随着下肢功能的恢复，可通过增加站立时间和步行时间进行耐力训练。

2. 站立及步行耐力训练　站立时间至少每日 30 分钟，步行时间视老年人整体身体状况而定，整体状况良好时，建议连续步行 20～30 分钟，至少训练每周 3～5 次。

四、作业治疗

（一）良肢位的摆放

双下肢之间放一条形枕，防止患侧髋关节内收、内旋而导致人工关节脱位。

（二）ADL 练习

1. 教会患者如何使用助行器。
2. 穿袜：利用穿袜器穿脱袜子，身体不可前倾、不可跷二郎腿和盘腿。
3. 借助辅助用具解决沐浴、功能性活动及家务劳动问题。
4. 安全如厕方法：使用加高的厕所坐垫如厕。

五、物理因子治疗

（一）松解粘连，软化瘢痕，消肿止痛

采用蜡疗，将蜡制成蜡饼，45～50℃，每次 20～30 分钟，每日 1 次，10～15 次为 1 个疗程。

（二）消肿止痛，软化瘢痕

采用超声波疗法，直接接触治疗部位，移动法，脉冲式，1～1.5W/cm^2，每次 5 分钟，每日 1 次，共 10～12 次。

（三）预防术后肌肉萎缩

神经肌肉电刺激疗法，以引起肌肉收缩为宜，每次 15～20 分钟，每日 1 次，10～15 次为 1 个疗程。

（四）消肿止痛

采用红外线治疗，距离 50cm，每次 20～30 分钟，每日 1 次，10～15 次为 1 个疗程。

第三节　肩关节周围炎的康复

一、概述

（一）定义

1. 肩关节周围炎　俗称"五十肩""老年肩"，指肩关节及其周围的肌腱、韧带、滑囊等软组织退行性病变，引起的以肩部疼痛和功能障碍为主的疾病。

2. 肱二头肌长头肌腱炎　肱二头肌长头肌腱容易磨损，长期的摩擦或过度活动可引起腱鞘充血、水肿、增厚，造成腱鞘滑膜层急性水肿或慢性损伤性炎症。

（二）常见的康复问题

1. 疼痛　由于肩关节受到寒冷刺激，或长期的劳损，或外伤，肩关节周围的肌肉紧张及无菌性渗出，引起肩关节的疼痛及肿胀。

2. 关节活动障碍　由于疼痛、关节囊及肩部软组织挛缩或粘连，导致肩关节活动受限。

3. 肌力减退　见于慢性肩周炎患者，由于患侧肩关节疼痛，限制了肢体日常运动，导致失用性肌肉萎缩、无力。

4. 日常生活活动能力下降　直接影响梳头、穿衣、提物及个人卫生等日常生活活动，严重者不能穿 / 脱裤子等。

5. 心理障碍　肩周炎持续时间较长，疼痛明显者，可产生焦虑和抑郁。

二、康复评定

（一）关节活动范围评定

主要是肩关节屈伸、外展、内外旋活动受限。

（二）肌力评定

包括肩关节前屈肌群、后伸肌群及外展肌群的肌力及耐力评定，肩周炎通常以耐力下降为主。

（三）疼痛的评定

1. 肱二头肌抗阻试验　又称耶尔加森（Yergason）试验，主要用于诊断肱二头肌长头肌腱炎。患者坐位，屈肘 90°，医者一只手扶住患者肘部，另一只手扶住腕部，嘱患者用力屈肘、外展、外旋，医者给予阻力，出现肱二头肌肌腱滑出，或结节间沟处产生疼痛为试验阳性。

2. 疼痛部位评定　肩周炎患者往往在冈上窝中央、冈下窝中央、第 7 颈椎棘突下、三角肌下囊等处，有明显的压痛。

（四）ADL 评定

主要表现在穿衣、梳头、洗脸、吃饭等日常生活方面活动受限。

三、物理治疗

（一）关节活动范围训练

1. 主动运动

（1）摆动：身体前倾，躯干与地面平行，手臂自然下垂，首先做前后方向摆动，完成肩关节的前屈、后伸运动，待适应无疼痛后增加左右摆动，完成肩关节的外展、内收运动，最后进行环转运动。

（2）耸肩：双臂自然下垂，双肩向上耸起，于最高处保持 10 秒。

（3）扩胸：双臂自然下垂，双肩向后做扩胸运动，于最大处保持 10 秒。

（4）含胸：双臂自然下垂，双肩向后做含胸运动，于最大处保持 10 秒。

2. 牵伸训练

（1）肩前屈

1）仰卧位或坐位，伸肘，被动或主动将上肢向上移动过头顶部，感到轻微疼痛时保持。

2）爬墙：面对墙壁站立，患侧手指沿墙壁缓缓向上爬动，上肢尽量举高，感到轻微疼痛时保持。

（2）肩后伸

1）俯卧位，被动后伸上肢，感到轻微疼痛时保持。

2）仰卧位，患侧手垂于床沿外侧自然下垂，感到轻微疼痛时保持。

（3）肩外展

1）仰卧位或坐位，被动或主动将上肢外展，感到轻微疼痛时并保持。

2）爬墙：患侧靠墙壁站立，上肢外展，用患侧手指沿墙壁缓缓向上爬动，使上肢尽量举高，感到轻微疼痛时保持。

（4）肩关节内外旋

1）肩外旋：仰卧位，肩外展90°，屈肘90°，健手握患手手腕，用力向头部方向推患侧前臂，感到轻微疼痛时保持。

2）肩内旋：仰卧位，肩外展90°，屈肘90°，健手握患手手腕，用力向足部方向推患侧前臂，感到疼痛时保持。

3）复合牵伸练习（图10-1，图10-2）：患手放于颈后（不能完成者可放于头后或耳后），握住毛巾一头，健手从背后握住毛巾另一头并向下拉动毛巾至患侧肩感到轻微疼痛时保持；患手放于腰后时握住体操棒，健手从颈后握住体操棒的另一头并向上拉至患侧肩感到轻微疼痛时保持。

以上牵伸训练每个动作在终末端需保持15秒，每次3～5个动作为1组，每次3组，每日1～2次。

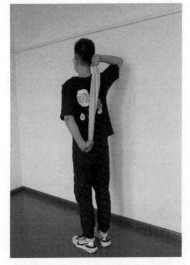

图 10-1　复合牵伸练习（一）

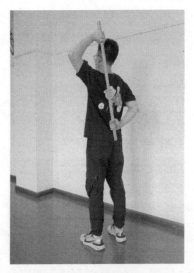

图10-2　复合牵伸练习（二）

（二）肌力训练

分别强化肩关节前屈、后伸、外展和内外旋的肌力。

1.肩前屈肌力训练　站立位或坐位，躯干挺直，在屈肘 90° 位时，抬起上肢至无痛角度（不能耸肩），当力量增加后，肘关节伸直位练习，也可采用手握哑铃增大阻力。

2.肩外展肌力训练　站立位或坐位，躯干伸直，在屈肘 90° 位时向外抬起上肢至无痛角度（不能耸肩）。

3.肩内外旋肌力训练　站立位或坐位，屈肘 90°，上臂夹紧于体侧。弹力带一端固定，另一端握于手上，用力时做肩关节外旋及内旋动作拉紧弹力带。10 ～ 20 次为 1 组，每次 2 ～ 3 组，每日 1 ～ 2 次。

四、作业治疗

（一）肩关节屈伸练习

1.作业活动　磨砂板、推动滚筒、擦拭桌子、打保龄球、肩梯练习、爬墙等。

2.抱颈法　患者双手交叉抱住颈项，相当于双耳垂水平线，双肘臂夹住两耳，然后用力向后活动两肘，重复进行。

3.旋肩　患者站立，患臂自然下垂，肘部伸直，患臂由前向上向后划圈，幅度由小到大，反复数遍。

（二）肩关节内收、外展

1.绘画、拉琴、编织、写大字等。

2.展翅：站立，双脚与肩同宽双臂伸直向两侧抬起（外展）和身体成 90°，手心向下呈飞翔状。

（三）肩关节旋转

采用背后助拉方法，即患者可取站立或坐位，将双手在身体背后相握，掌心向外，用健侧的手牵拉患肢，一牵一松，并逐渐提高位置，以尽量摸到肩胛骨下角为度。此外，投球、砂磨等也有助于肩关节的旋转练习。

（四）整体功能训练

结合日常生活活动练习，如穿衣、梳头、洗漱、如厕后卫生清洁等。

（五）辅助器具的选择

如肩部矫形器，增加肩关节的稳定性，防止肩关节的损伤，减少肩关节的疼痛。

五、物理因子治疗

（一）止痛

采用干扰电疗法，改善肩关节血液循环和组织代谢，一组电极置于肩关节上方和上臂外侧，另一组电极置于肩关节前部和后部，差频 0 ～ 100Hz，每次 15 ～ 20 分钟，每日 1 次，10 ～ 15 次为 1 个疗程。

（二）消肿止痛

1.超声波疗法：直接接触法，移动法，脉冲式，$1.5 \sim 2W/cm^2$，每次 5 ～ 10 分钟，每日 1 次，10 ～ 15 次为 1 个疗程。

2.红外线疗法：距离 50cm，每次 20 ～ 30 分钟，每日 1 次，10 ～ 15 次为 1 个疗程。

3.TENS 止痛。

（三）消炎止痛

采用超短波或微波疗法，利用其产生的"内源热"，改善深部组织血液循环，消炎止痛，促进软组织修复，可温热量，前后对置法，每次 15 ～ 20 分钟，每日 1 次，10 ～ 12 次为 1 个疗程。

六、传统康复治疗

（一）针刺治疗

针刺取穴：阿是穴、肩髃、肩贞、天宗、大椎、曲池穴等，配合阿是穴拔罐及艾灸。

（二）按摩疗法

肌肉萎缩及关节粘连者，可配合按摩疗法，促进局部血液循环，松解粘连。

第四节　颈椎病的康复

一、概述

（一）定义

1.颈椎病　是颈椎骨关节炎、增生性颈椎炎、颈神经综合征、颈椎间盘脱出症的总称，是一种以退行性病理改变为基础的疾病。

2.落枕　由于睡眠姿势不良，胸锁乳突肌或斜方肌痉挛，导致颈部僵硬疼痛、活动不利。

（二）常见的康复问题

1.颈、背部疼痛　颈型常表现为颈部肌肉僵硬疼痛、酸胀不适、头不敢转动，常见于青壮年；神经根型表现为颈肩部疼痛，并向上肢放散，常伴有麻木感。

2.颈椎活动受限　头颈不能侧屈、旋转、低头及仰头，常见于颈型和神经根型颈椎病。

3.上肢麻木　见于神经根型颈椎病，表现为疼痛麻木沿上肢内侧放散到手指。

此外，椎动脉型颈椎病可见头晕、恶心；脊髓型颈椎病可见步行障碍。

二、康复评定

（一）疼痛的评定（VAS）

包括痛点的评定、疼痛的性质、部位及颈椎活动时的疼痛程度。

（二）颈椎活动范围评定

包括颈椎的屈伸、侧屈、旋转测量。

（三）肌力评定

包括斜方肌和胸锁乳突肌等肌力的评定。

（四）颈椎病常用的检查方法

1.臂丛神经牵拉试验　患者取坐位，头向健侧偏，术者一只手抵患侧头侧，另一只手握患腕，向相反方向牵拉，因臂丛神经被牵张，刺激已受压的神经根而出现放射痛或麻木等感觉。

2. 压顶试验　患者头偏向患侧，检查者左手掌放于患者头顶部，右手握拳轻叩左手背，如出现肢体放射性痛或麻木，为压头试验阳性，说明压顶时力量向下传递使椎间孔变小，代表有根性损害。

3. 旋颈试验　患者坐位，头略后仰，并自动向左、右做旋颈动作，如患者出现头晕、头痛、视物模糊症状，旋颈试验阳性，提示椎动脉型颈椎病的可能性大。

（五）影像学评定

1. X 线检查　颈椎生理弧度消失变直，椎体骨质增生，椎间隙变窄等。

2. MR 检查　颈椎生理弧度消失变直，颈椎间盘膨出或脱出，硬膜囊受压，侧隐窝神经根受压，韧带钙化等。

三、运动疗法

（一）牵引

颈椎牵引

（1）体位：分卧位和坐位两种。

（2）牵引角度：躯干纵轴前屈 10°～30°，避免过伸，根据病变节段不同角度也有差异。$C_1 \sim C_4$ 0°；$C_5 \sim C_6$ 15°；$C_6 \sim C_7$ 20°；$C_7 \sim T_1$ 25°。

（3）牵引重量

1）坐位牵引重量：从 5kg 开始，每隔 3～5 天增加 1～2kg，最大牵引量 12～15kg。

2）卧位牵引量：2～3kg 开始，逐渐增加到 4～6kg。

（4）牵引时间：10～20 分钟为宜，每日 1～2 次，10 次为 1 个疗程。

（二）关节活动范围训练

1. 颈屈曲与后伸　坐位或站立位，轻轻低头将下颌靠近胸口，于最大位置保持 10 秒，然后轻轻抬头看向天花板，于最大位置保持 10 秒，共 10 次。

2. 颈侧屈　坐位或站立位，轻轻歪头将耳朵靠近肩膀，于最大位置保持 10 秒，再进行另一侧训练，共 10 次。

3. 颈旋转　坐位或站立位，轻轻转头向后看，于最大位置保持 10 秒，左右各 10 次。

主动活动颈椎的过程中，不应出现头晕、恶心等严重反应，不能出现疼痛、麻木等症状加重的反应。

（三）牵伸训练

颈椎病常见紧张肌肉是颈后方肌群、颈侧方肌群和肩上方肌群，需指导患者对这些肌肉进行针对性牵伸。

1. 颈后方肌群的牵伸（图 10-3）　坐位，双手交叉放于枕后，缓慢低头的同时手轻轻向前下用力压以拉伸颈后方肌群。

2. 颈侧方肌群的牵伸（图 10-4）　以牵伸颈右侧肌群为例。坐位，右手自然下垂，左手放于右耳上方，并将头轻轻向左侧牵拉，以牵伸颈右侧肌群，左侧时方向相反。

3. 肩上方肌群的牵伸　常见紧张肌肉为上斜方肌，以牵伸右侧肩上方肌群为例。坐位，右肩用力沉肩，头向右侧旋转的同时，左手放于右耳上方并将头轻轻向左前方牵拉，以牵伸右肩上方肌群。

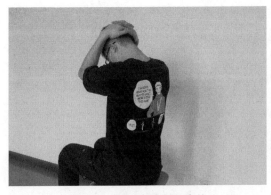

图 10-3　颈后方肌群的牵伸

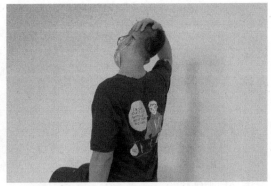

图 10-4　颈侧方肌群的牵伸

以上牵伸训练每个动作在终末端需保持 15 秒，共 10 次，每日 1～2 次。

（四）肌力训练

1. 颈深肌群肌力训练

（1）收下颌：坐位，将下颌轻轻向后收起并维持。

（2）看足尖：仰卧位，轻轻收紧下颌的同时抬头看足尖。

2. 颈后伸肌群肌力训练　仰卧位，将下颌轻轻收紧的同时，用后枕部用力挤压枕头。

3. 颈侧方肌群的肌力训练　坐位，将手放于同侧耳朵上方，轻轻用头挤压手的同时，手用力对抗头的压力，使头不产生活动。

以上肌力训练动作维持 10 秒，共 10 次，每日 1～2 次。

四、作业治疗

（一）保持颈部的正确姿势

1. 坐姿　选择高度适中、稳固且能支撑背部的椅子，避免长时间低头作业。

2. 站姿　头部保持水平，下颌内收，使颈部稳定，肌肉放松。

3. 卧姿　枕高在 12cm 左右，侧卧时与肩等高，枕头高低约与个人拳头等高。

（二）日常活动中保持肢体良好的姿势

1. 梳洗　刷牙、洗脸时，尽量保持颈部挺直，洗头不可低于洗面盆，最好淋浴。

2. 熨烫衣服　选用调节高度的熨衣板。

3. 家务活动　不可长时间低头做家务，电视机应与眼睛平行。

（三）保持良好的工作习惯

1. 保持良好的坐姿　伏案工作时，保持良好的坐姿，每隔 20 分钟活动颈椎，包括屈伸、侧屈和旋转运动。

2. 定期改变姿势　伏案工作和使用电脑时，尤其是使用电脑时，要注意颈、手不要过度疲劳，需要经常更改体位。

五、物理因子治疗

（一）消肿止痛

1. 采用超声波疗法，直接接触法，移动法，脉冲式，1.5～2W/cm^2，每部位、每次 5～10

分钟，每日 1 次，10 ～ 15 次为 1 个疗程。

2.蜡疗法　蜡饼放在痛区，45 ～ 50℃，每次 20 ～ 30 分钟，每日 1 次，10 ～ 15 次为 1 个疗程。

（二）消炎止痛

采用超短波疗法，促进组织修复，减轻神经压迫，一电极置于颈后，另一电极置于前臂，温热量，每次 15 ～ 20 分钟，每日 1 次，10 ～ 12 次为 1 个疗程。

（三）改善血液循环和新陈代谢

采用磁振热疗法，每日 20 ～ 30 分钟，每日 1 次，10 ～ 15 次为 1 个疗程。

六、传统康复治疗

（一）针刺疗法

颈项疼痛重者针刺大椎、肩井、天宗，上肢麻木者可配合针刺肩髃、曲池、外关、合谷穴；眩晕、恶心者针刺百会、印堂、太阳、率谷、风池、大椎穴，留针 10 ～ 15 分钟。

注：很多老年人突然眩晕、恶心，CT 检查无异常，常被认为是椎动脉供血不足，给予改善脑循环药物，往往效果不佳，往往是由于颈椎病椎动脉型导致的供血不足，采用传统中医疗法可收到较好效果。

（二）拔罐疗法

针罐法：主要是大椎穴、肩井穴、天宗穴、肩胛骨内上角进行针罐治疗，留罐时间为 10 ～ 15 分钟。

第五节　腰椎间盘突出症的康复

一、概述

（一）定义

1.腰椎间盘突出症　腰椎间盘退行性病变后，在外力作用下，椎间盘的纤维环破裂，髓核脱出压迫椎管，神经根受压，产生腰部疼痛、一侧下肢疼痛及麻木等症。

2.坐骨神经痛　坐骨神经径路及分布区域疼痛为主的综合征，而腰椎间盘突出通常引起坐骨神经痛。

（二）常见的康复问题

1.腰腿痛　腰骶部、骶髂关节部疼痛，严重者向下肢放散。

2.感觉障碍　下肢麻木，腰部、小腿前侧、足背部有时有灼热感。

3.步行障碍　痛性步态，又称跛行，其特点是尽量缩短患肢支撑期，患足足尖着地。

4.日常生活活动受限　主要是由于疼痛影响患者的如厕、步行能力。

二、康复评定

（一）疼痛的评定

1.VAS 测定　包括静止状态（卧床）、翻身、坐起、步行时疼痛的程度。

2. 拾物试验　患者先一只手扶膝、蹲下，由于腰痛，患者保持腰部挺直地用手接近物品，屈膝屈髋而不弯腰地将物拾起，为拾物试验阳性，提示脊柱功能障碍。

（二）临床重要的体征检查

1. 跟臀试验　患者俯卧位，双下肢伸直，检查者握住足踝后，屈曲膝关节，使足跟接触到臀部，如有腰椎或骶髂关节疾病，则引起腰痛。

2. 直腿抬高试验　又称 Laseque 征，患者仰卧位，双下肢伸直，检查者一只手扶住膝部，另一只手握住患足并缓慢抬高，如患侧下肢出现疼痛，为直腿抬高试验阳性。正常抬高 70°～90°。

3. "4" 字试验　指被测试者仰卧平躺，一腿伸直，提起另一侧小腿置于伸直腿的膝上弯曲下压（即两腿构成一个 "4" 字），观察是否诱发同侧骶髂关节疼痛，正常情况，弯起一侧的膝盖能轻易地碰到地面或床面，如有骶髂关节疼痛，为试验阳性。

（三）步行功能评定

老年人最好采用 3m 或 10m 坐 - 站步行试验，简单方便。

（四）ADL 评定

主要表现在行走、上下楼梯、如厕等移动方面。

三、运动疗法

（一）急性期

1. 卧床休息及放松体位　在急性期，任何微小的腰部活动或用力都会加重疼痛，卧床休息是最好的选择，一般以 2～3 天为宜，不主张长期卧床。卧床时，为最大程度减轻腰椎间盘的压力，宜采取仰卧位，并保持下肢的屈髋屈膝；为最大程度放松腰部，可在仰卧位时，用枕头垫高小腿，以使腰椎处于中立位，牵伸腰部紧张的肌群。

2. 正确的转移方法　急性期的卧床休息，并不意味着绝对卧床，每日少量的站立和步行是必要的，能最大程度减轻卧床可能带来的不良后果。起床时，应先翻身侧卧，再用双手撑起身体达到坐位，撑起过程中腰部不能发生旋转和侧屈，如不能很好地固定腰部，可佩戴腰围帮助固定，上肢支撑力量不足或疼痛明显时，可让辅助一起完成转移。

（二）恢复期

急性期过后，剧烈的疼痛逐渐减轻，腰部的活动范围也进一步加大，此时应在不加剧疼痛的情况下，逐渐增加腰部的活动范围和腰腹部的肌肉力量，避免症状的复发。

1. 拉伸训练

（1）腰部后伸拉伸（图 10-5）：俯卧位，开始时用枕头垫在胸口，使腰椎轻度后伸并维持，随症状的减轻和腰椎后伸范围的增加，可用肘支撑或用手掌支撑维持 10 秒，增加腰椎后伸的角度，在后伸过程中，要保证骨

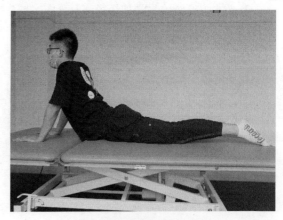

图 10-5　腰部后伸拉伸

盆不能抬离床面。一个动作 10 秒，10 个为 1 组，每次 1 ～ 2 组，每日 1 ～ 2 次。

（2）腰部前屈拉伸（图 10-6）：坐位，双脚平放在地板上，收缩腹部向下弯腰，双手着地，感觉背部被轻微拉紧的感觉并保持，一个动作 10 秒，10 个为 1 组，每次 1 ～ 2 组，每日 1 ～ 2 次。

2. 肌力训练

（1）双侧抱膝抬臀：屈膝平卧，双手抱紧双膝至胸口，收紧腹部将努力将臀部抬离床面，保持 10 秒，10 个为 1 组，每次 1 ～ 2 组，每日 1 ～ 2 次。

（2）臀桥：老年人屈膝平躺，双手平放于身体两侧，尽力将臀部抬离床面至最高处，保持 10 秒，10 个为 1 组，每次 1 ～ 2 组，每日 1 ～ 2 次。

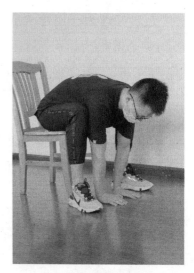

图 10-6　腰部前屈拉伸

3. 步行和耐力训练　随着腰部不适和下肢症状的改善，可开始进行正常的步行训练，并逐渐增加步行的时间和速度，以提高整体的步行能力和身体耐力。

（三）腰椎牵引

分慢速牵引和快速牵引两种，老年人建议采用慢速牵引。慢速牵引重量小，持续时间长，需多次牵引；快速牵引重量大，作用时间短，牵引时可配合其他手法。

1. 慢速牵引　牵引的重量不低于体重的 25%，不超过体重的 70%，牵引时间 20 ～ 40 分钟，老年人建议使用慢速牵引的方法。

2. 快速牵引　重量为体重的 2 ～ 3 倍。

四、作业治疗

（一）良肢位的摆放

1. 卧位：保持脊柱的正常曲线，睡眠用床能支持身体重量，使身躯不至下沉；伴有慢性腰痛者，可用毛巾卷放在腰部下方，保证腰部的生理弧度。

2. 坐位：腰挺直，双脚着地，小腿自然下垂，臀部后靠，也可利用软垫保持腰的弧度，不可坐太软、太深或太高的椅子，避免背部过分弯曲。

3. 站立位：抬头，下颌稍内收，肩平直，胸部微向前倾，下腹内收，腰后微凹。

4. 不可弯腰取物、穿袜或穿鞋，可借助穿袜器和鞋拔；佩戴腰围，女性不得穿高跟鞋。

（二）尽量避免或减少腰部受力

1. 上床　先坐在床边再躺下。

2. 下床　先转身，双腿放在床旁，双足站稳，用力将身体撑起。

（三）改善工作环境

1. 工作台的高度要适中。

2. 工作椅要符合坐位要求。

五、物理因子治疗

（一）消炎止痛

采用超短波疗法的并置法，温热量，每次 15 ～ 20 分钟，每日 1 次，10 ～ 12 次为 1 个疗程，可减轻神经压迫，促进软组织修复。

（二）缓解疼痛

采用干扰电疗法，消除神经根水肿，两组电极交叉置于腰部痛区，差频 0 ～ 100Hz，每次 15 ～ 20 分钟，每日 1 次，10 ～ 15 次为 1 个疗程。

（三）消肿止痛

1. 蜡疗　蜡饼法，45 ～ 50℃，每次 20 ～ 30 分钟，每日 1 次，10 ～ 15 次为 1 个疗程。

2. 磁振热疗法　放置在腰部痛区，改善血液循环和新陈代谢，每次 20 ～ 30 分钟，每日 1 次，10 ～ 15 次为 1 个疗程。

六、传统康复治疗

（一）针灸治疗

包括针刺、电针、温针等，取穴用夹脊穴、阿是穴、肾俞、腰阳关、环跳、阳陵泉、委中等，每次 20 分钟，每日 1 次，10 次为 1 个疗程。

（二）拔罐疗法

取痛点拔罐，或委中穴刺血拔罐，留罐 15 分钟。

第六节　骨性关节炎的康复

一、概述

（一）定义

1. 骨性关节炎　骨关节炎为一种退行性病变，随着年龄的增长、肥胖、劳损、创伤等诸多因素，引起关节软骨退化损伤、关节和软骨下骨反应性增生，又称骨关节病、退行性关节炎。

2. 痛风　是一种单钠尿酸盐沉积于关节，引起关节疼痛，与嘌呤代谢紊乱及尿酸排泄减少所致的高尿酸血症直接相关，属于代谢性风湿病范畴。

（二）常见的康复问题

1. 关节酸胀及疼痛　疼痛最常表现在膝关节、髋关节、脊柱及手指等。

2. 肢体活动不灵活　由于关节疼痛及肿胀，导致关节活动受限，甚至关节僵硬。

3. 日常生活活动能力下降　表现在下肢关节受累时，患者如厕、步行等日常生活活动不同程度地受到影响。

4. 肌肉萎缩　由于关节疼痛，关节活动受限，尤其是下肢关节受累时，影响其日常生活活动，日久肌肉失去正常的运动能力而萎缩。

5. 步行功能下降　主要见于膝关节炎患者。

二、康复评定

（一）疼痛的评定

采用 VAS 评定，此外，关节附近软组织常有压痛。

1.研磨提拉试验　又称膝关节旋转提拉试验。患者俯卧位，膝关节屈曲 90°，检查者双手握住患肢足部，足心垂直向上，向下挤压膝关节，并向内外旋转，如发生疼痛为阳性，提示半月板损伤；向上提拉旋转，如膝关节内侧或外侧出现疼痛，为膝侧副韧带损伤试验阳性，提示侧副韧带损伤。

2.浮髌试验　患者坐位或仰卧位，患肢下肢伸直，股四头肌放松。检查者一只手挤压髌上囊，使关节液积聚于髌骨后方，另一只手示指轻压髌骨，如有浮动感觉，为浮髌试验阳性，提示膝关节腔内积液。

（二）关节活动范围评定

以膝关节慢性关节炎活动受限较常见，严重者伴有关节畸形，可测量膝关节的屈伸及内、外旋活动。

（三）肢体的围度评定

急性期关节周围软组织肿胀，而慢性膝关节炎，由于膝关节的长期疼痛，影响其正常的行走功能，日久可发生肌肉失用性萎缩。

（四）手功能

主要用于手部关节受累者，手部关节长期反复发作，会导致指间关节僵硬、变形，影响手的粗大运动和精细运动。

（五）步行功能评定

用于下肢关节受累者，常见于膝关节炎患者，可采用 3m 坐 - 站，或 10m 坐 - 站测试。

（六）影像学评定（X 线）

三、运动疗法

（一）关节活动范围训练

1.主动关节活动范围训练　疼痛不剧烈时，应主动进行受累关节的主动活动范围训练，防止关节活动受限，受累关节进行每日 2 ～ 3 次关节最大活动范围的训练。

2.被动关节活动范围训练　当疼痛严重影响活动时，可辅助进行被动关节活动范围训练，以维持关节活动范围。

（二）牵伸训练

当关节出现活动范围受限时，应进行牵伸训练，增加关节活动范围。如膝关节伸直受限时，可徒手或用重物轻压膝关节至伸直位，并维持；如膝关节屈曲受限时，可徒手轻压老年人的膝关节至最大位并维持，牵伸动作 30 秒 1 个，每次 3 ～ 4 个，每日 1 ～ 2 次（牵伸训练不应引起关节疼痛的加剧）。

（三）肌力维持训练

1.免荷训练　高龄老人不能耐受大强度的力量训练，应遵循循序渐进、阻力由小到大的原则，下肢力量训练时，应减少在负重体位下的训练，可采取免荷活动，即借助免荷支具适量运动，鼓励更多非负重情况下的力量训练，如功率自行车训练。

2. 等长收缩练习　疼痛明显时，选择等长肌力训练，如可通过持续绷直膝关节，强化伸膝肌的力量，或用多点等长肌力训练，强化膝屈伸力量。

力量训练应在不诱发疼痛和过度疲劳的前提下，逐渐增加阻力和训练频率，可耐受时每周3 ～ 5 次，每次 20 ～ 30 分钟。

（四）转移和步行训练

避免因疼痛而采取持续坐位或卧床，应最大程度地参与日常的转移和步行。转移和步行过程中，老年人要学会借助辅助具或扶手，充分利用双手帮助减轻下肢关节的负担，进行日常的转移和步行。

（五）耐力训练

能够完成日常步行的老年人（无论是独立无辅助的步行，还是监护下需辅助具的步行），可通过步行来维持和增加身体耐力。步行受限的老年人，可通过下肢功率车或上肢手摇车强化心肺功能，增加整体耐力。在不诱发疼痛和过度疲劳的前提下，可逐渐增加训练强度，每日 1 次，每次 20 ～ 30 分钟。

四、作业治疗

（一）良肢位摆放

1. 卧位　双膝关节下方放置枕头，足部放置支架，将被子架空，防止被子下压双足。

2. 坐位　避免长时间保持某种坐位姿势，以免关节僵硬，应膝关节保持 90°屈曲，避免足尖着地用力。

3. 保持良好的关节位置　关节维持一定的活动范围。髋关节屈伸范围：0°～ 30°。膝关节活动范围：0°～ 60°。踝关节活动范围：跖屈 0°～ 20°；背屈 0°～ 10°。近端之间关节活动范围：0°～ 50°。肘关节活动范围：0°～ 90°。肩关节活动范围：屈曲 0°～ 45°；外展 0°～ 90°；外旋 0°～ 20°。

（二）降低环境对个体的要求

1. 将物品放在稍高的地方，避免取物品时下蹲。

2. 尽量利用电梯代替爬楼梯，减少下肢关节的受重。

3. 使用加高的座椅和坐厕。

4. 利用拾物器，减少弯腰动作。

5. 急性炎症渗出时使用夹板固定。

五、物理因子治疗

（一）消肿止痛

1. 超声波疗法：直接接触法，移动法，脉冲式，1.5 ～ 2W/cm²，每次 5 ～ 10 分钟，每日1 次，10 ～ 12 次为 1 个疗程。

2. 红外线疗法：距离 50cm，每次 20 ～ 30 分钟，每日 1 次，10 ～ 15 次为 1 个疗程。治疗时选择合适的治疗强度，防止烫伤。

3. 蜡疗或中药熏蒸：改善局部血液循环，消肿止痛。

4.TENS 止痛。

（二）消炎止痛

采用超短波疗法，对置法，温热量，每次 15 ～ 20 分钟，每日 1 次，10 ～ 12 次为 1 个疗程。

六、传统康复治疗

以膝关节骨性关节炎为例。

（一）针刺治疗

取穴以膝眼、鹤顶、犊鼻、阳陵泉为主穴，以血海、风市、阴陵泉、足三里、委中、绝骨为辅，每次选 5 ～ 7 个穴位，进针得气后中等刺激，留针 30 分钟，每日 1 次，10 次为 1 个疗程。

（二）灸法治疗

选用上述穴位 3 ～ 5 个，用艾条点燃施灸，也可在针刺后施灸，每次 20 ～ 30 分钟，每日或隔日灸治 1 次，10 次为 1 个疗程，疗程间隔 5 天，也可采用艾炷隔姜灸，每次选用 3 ～ 5 个穴位，每穴施灸 3 ～ 6 壮，艾炷如黄豆或蚕豆大小，放在鲜姜片上，1 ～ 2 天一次，10 次为 1 个疗程，疗程间隔 5 天。

（郑　泽　张秀花）

第 11 章

内脏疾病常见功能障碍的康复

第一节 冠心病功能障碍的康复

一、概述

（一）定义

1.冠心病 是冠状动脉粥样硬化病变引起血管狭窄或阻塞，导致心肌缺血、缺氧或坏死导致的心脏病。

2.心肺康复 通过运动疗法改善心肺功能的一种康复治疗方法。

（二）常见的康复问题

1.呼吸功能障碍 长期的心血管功能障碍，缺少主动运动，肺泡气体交换效率降低，吸氧能力下降，加重缺氧症状。

2.循环功能障碍 患者长期处于恐惧状态，使体力活动减少，降低了心血管的适应性，导致循环功能下降，机体耐力下降。

3.代谢功能障碍 由于有效运动的减少，脂质代谢和糖代谢障碍，血胆固醇和甘油三酯增高，高密度脂蛋白下降，胰岛素抵抗，引起高血糖和高脂血症。

4.行为障碍 由于心理障碍导致不良的生活习惯，影响日常生活活动及正常的社会参与。

二、康复评定

护理院老人由于高龄，生理功能逐渐减退，心肺功能随年龄的增长减弱，所以，禁忌运动量过大。

1.心电图测试。

2.心功能评定：采用美国心脏病协会（NYHA）的心功能分级标准，判断心脏病变的严重程度，级别越低，功能越好。

3.6分钟步行试验：通过测试，判断患者运动时心功能的变化。

三、运动疗法

（一）呼吸训练

1.均匀呼吸练习 卧位或坐位，深呼吸及深吸气，呼气与吸气之间要均匀连贯，可以比较缓慢，不可憋气。

2. 腹式呼吸　当能够不费力气均匀呼吸后，采用腹式呼吸训练，增加心肺的耐力。

3. 吹蜡烛、吹气球练习　仰卧位或坐位，将一只手的手掌朝向面部方向，距离30～50cm，缓慢吹气，以手掌能感觉到气息为度，如能顺利完成而不费力气，可改用吹气球（或吹蜡烛）训练。

呼吸训练一般为每日 3 次，每次 5～10 分钟。

（二）肌力与耐力训练

1. 等长收缩及等张收缩训练　卧位，肢体的屈伸练习，活动时呼吸自然、平稳，没有任何憋气和用力的现象。

2. 抗阻力训练　采用捏气球、皮球，拉皮筋练习，或是医疗体操。

训练可以从第一天就开始，有依托的坐位能量消耗与卧位相同，但心脏负荷实际低于卧位，当适应有依托的坐位之后，逐步过渡到无依托坐位。

（三）步行训练

1. 冠心病术后患者，可扶助行器或床边站立，先克服直立性低血压，逐步开始床边步行，以便在疲劳或不适时及时休息。此阶段最好在心电监护下活动，要特别注意避免上肢高于心脏水平的活动。

2. 室内短距离步行　床边站立行走无困难，可进行室内短距离步行，包括独立进行如厕、洗漱等。

3. 室外步行　在能轻松进行室内短距离行走而不感觉费力时，可增加室外散步的内容，起初缓慢行走，最初行走 5 分钟，休息 5 分钟，再进行下一个 5 分钟的步行，量力而行，以不感觉疲劳为度。

4. 医疗体操　日常生活不受限后，可增加太极拳等练习。

一般活动无须监测，禁止过分用力，活动时不可有气喘和疲劳。

（四）上、下楼梯

上、下楼梯的活动是家庭活动安全的重要环节。下楼的运动负荷不大，而上楼的运动负荷主要取决于上楼的速度，保持非常缓慢的上楼速度，不主张老年人过多地进行上、下楼梯练习，应遵守能量保存技术的原则。

四、作业治疗

卧床患者必须在心电与血压监护下进行作业活动，作业活动内容包括低水平的体力活动、健康教育、心理治疗等，如简单的转移（床上、床下、床边活动及如厕转移）、穿衣、洗澡等。

（一）卧床

1. 日常生活活动能力训练：主要训练坐起、吃饭、洗漱、梳头、洗脸、穿衣等。活动中，心率的变化是重要的指标，活动后心率增加＜10 次/分，可逐渐增加到 20 次/分，如超过 20 次/分，患者有明显不适，需要减少作业活动量，或停止治疗。

2. 呼吸训练：患者坐位或卧位，双手分别放置在胸部和腹部，腹部放置一个轻的盒子，作为呼吸时腹部起伏的一个标记，通过镜子观察自我呼吸类型。

3. 保持大便通畅。

（二）日常体力活动略受限者

1. 清洁个人卫生（避免环境温度过高或过低），禁止使用蹲便，大便时不可过分用力，必要时使用开塞露。

2. 适量的家务劳动：洗碗、洗菜、铺床。

3. 呼吸训练：吹气球、吹蜡烛等，提高心肺的耐力。

4. 文体活动：打扑克、下棋、书法、绘画、唱歌、阅读等。

5. 能量保持技术：如使用自动衣架、助行车、电梯代替爬楼梯等。

（三）日常体力活动不受限者

1. 进行日常生活　正常铺床、烹饪、熨衣服、清洗浴缸、拖地等。

2. 外出活动　园艺活动、打桌球。

3. 外出购物　不可提重物，而应该采取能量保持技术。

4. 适当的娱乐活动　轻松的跳舞、看电影、游园等。

五、物理因子治疗

（一）改善冠状动脉血液循环

采用微波疗法，促进冠状动脉扩张，瞄准心前区，距离 10～15cm，微热量，每次 10～15 分钟，每日 1 次，7～10 次为 1 个疗程。

（二）缓解血管痉挛

超声波疗法，心前区，直接接触法，移动法，脉冲式，0.5～1W/cm^2，每次 5 分钟，每日 1 次，10～12 次为 1 个疗程。

第二节　慢性阻塞性肺疾病功能障碍的康复

一、概述

（一）定义

1. 慢性阻塞性肺疾病（COPD）　是一种具有气流阻塞特征的慢性支气管炎和肺气肿。

2. 呼吸肌训练（VMT）　指改善呼吸肌的肌力和耐力过程。

（二）常见的康复问题

1. 咳嗽、咳痰　一般为白色黏液或浆液性泡沫痰，清晨排痰较多。

2. 气短、胸闷　活动后常感气短、胸闷。

3. 活动后呼吸困难　气道严重阻塞时，活动后呼吸困难。

4. 胸廓形态异常　部分肺组织失去呼吸功能，使健康的肺组织代偿性膨胀导致桶状胸。

二、康复评定

（一）呼吸功能评定（表 11-1）

表 11-1　呼吸功能评定

分级	临床特征
0级	活动无气短
Ⅰ级	较大量的劳动或运动时有气短
Ⅱ级	平地步行不气短，较快步行、上坡时气短；同龄健康人不觉气短而自觉气短
Ⅲ级	慢步行走不及百步就气短
Ⅳ级	讲话、穿衣的轻微活动即发生气短
Ⅴ级	安静时出现气短，无法平卧

（二）呼吸功能改善程度评定（表 11-2）

5 分法评定。

表 11-2　呼吸功能改善程度

分值	程度
5分	明显改善
3分	中等改善
1分	轻度改善

（三）呼吸功能恶化程度评定（表 11-3）

5 分法评定。

表 11-3　呼吸功能恶化程度

分值	程度
0分	不变
1分	加重
3分	中等加重
5分	明显加重

三、运动疗法

（一）呼吸功能训练

1.缓慢呼吸练习　延长吸气时间，尽可能保证呼吸匀速，呼吸频率 10 次 / 分，先练习呼气，后练习吸气，每次 3 ~ 4 组，每组之间需休息片刻，逐步习惯在活动中进行腹式呼吸，有助于提高肺泡通气量，提高血氧饱和度。

2.腹式呼吸训练　又称膈肌呼吸。

（1）患者放松，处于斜躺坐姿位，手放置在腹直肌上，体会腹部的运动，即吸气时手上升，呼气时手下降。

（2）治疗师将手放置在患者前肋角下缘的腹直肌上。

（3）嘱患者用鼻缓慢地深吸气，腹部鼓起。

（4）患者控制性地缓慢呼气，腹肌收缩，腹部下陷将气体排出。

（5）反复锻炼 3～4 次，休息，避免过度通气。

（6）腹式呼吸掌握后，改为鼻吸气，口呼气。

3. 缩唇呼吸训练

（1）用鼻吸气从 1 数到 2，呼气时，如吹口哨般的噘起嘴唇，将嘴唇缩紧缓慢向前吹气（以增加呼气时的阻力），时间为吸气时的 2～4 倍。

（2）吹蜡烛法：蜡烛距离口唇 15～20cm，呼气时以能使蜡烛火苗随气流倾斜而不熄灭为宜。每日 3 次，卧位、坐位、站位各 5 分钟。

（3）吹吸管法：即将一根吸管放入水杯，吹吸管至水中出现泡泡，直到感觉气体呼净为止。每日 2～3 次，每次 15～20 分钟，根据自身情况逐渐增加锻炼次数。

4. 呼吸抗阻练习　常用膈肌抗阻训练方法，主要锻炼吸气肌，缓解呼吸困难。使用很小重量的负荷，如小沙袋、盐包来增强膈肌的强度和耐力。

方法：患者仰卧位，将一个 1.4～2.3kg 的沙袋或盐包置于患者剑突下的上腹部，嘱患者深吸气（上胸部不动），观察患者对抗阻力的时间，如在不使用辅助呼吸肌的情况下，对抗阻力 15 分钟而不感费力，即可再增加阻力。

（二）排痰训练

1. 敲打　用薄毛巾覆盖在敲打部位（防止损伤），治疗师将手掌微弯曲呈杯状，放在引流肺叶的胸壁上，沿着支气管的大致走向，由上而下或由外向内进行 1～5 分钟敲打，每秒 1 次，如肺区分泌物有残留，可敲打 5 分钟以上。存在骨折、脊椎融合，骨质疏松；肿瘤区域；肺栓塞；明显的出血倾向；不稳定型心绞痛；严重的胸壁疼痛等忌用此方法。

2. 辅助咳嗽技术　令患者平卧于硬板床或座靠于有靠背的椅子上，治疗师将手放置在患者的肋骨下角处，嘱其深吸气后尽量屏住呼吸，当准备咳嗽时治疗师的手用力向上向里推，引起患者的快速呼气和用力咳嗽，将分泌物排出，用于腹部肌肉无力，不能引起有效咳嗽者。

（三）姿势训练

1. 增加一侧胸廓活动（以扩展右侧胸为例）　坐位，先做向左的体侧屈，同时吸气，手握拳顶住右侧胸部，做向右的侧屈，同时吸气，重复 3～5 次，休息片刻再训练，每日 3～5 次。

2. 活动上胸及牵张胸大肌　卧位或坐位，吸气时挺胸，呼气时两肩向前、低头缩胸。

3. 上胸及肩带活动训练　坐位或站立位，吸气时两上臂上举，呼气时弯腰屈髋同时两手下伸触地，或尽量下伸，重复 5～10 次，每日 3～5 次。

4. 纠正头前倾和驼背姿势　站于墙角，面向墙，两臂外展 90°，手扶两侧墙（牵张锁骨部）或两臂外上举扶于墙（可牵张胸大、小肌），同时再向前倾，做扩胸训练。也可两手持体操棒置于后颈部以牵伸胸大肌和做挺胸训练，每次 2～3 分钟，每日 3～5 次。

四、作业治疗

（一）提高运动能力的作业活动

1. 提高耐力的作业活动　适量强度的文体、娱乐活动，如散步、打乒乓球、做游戏、练老年健身舞、做家务劳动、陶瓷制作等。每项活动从每次 5 分钟开始，逐渐增加到每次 20 分钟。

2. 提高上肢活动能力的作业活动　投球、飞镖、高处取物、打保龄球等。

3. 提高有效呼吸的作业活动　唱歌、朗读、吹气球、吹蜡烛、吹口琴、吹口哨、吹笛子等。

（二）提高 ADL 的作业活动

1. 纠正不良姿势　如含胸驼背等，纠正其对正常呼吸的影响。

（1）增加胸廓活动：坐位，双手叉腰，吸气，躯干偏向一侧，同时呼气，再吸气，躯干屈向另一侧，呼气，还原，如躯干向一侧偏屈时，另一侧的上肢同时上举，则效果更好。

（2）挺胸、牵张胸大肌：吸气挺胸，呼气含胸耸肩。

（3）肩带活动：采取坐位或立位，吸气时两臂上举，呼气时弯腰屈髋双手下伸触地。

（4）纠正驼背：可立于墙角，面向墙壁，两臂外展 90°、屈肘 90°，双手分别置于两侧墙上，双脚静止而身体向前倾斜并挺胸，每次持续 5 ～ 10 秒或更长，每日 2 ～ 3 次。

2. 学会日常生活中的自我放松　如缓慢深长的呼吸，行走中双上肢前后自然摆动，放松上肢和躯干；在树林、草地上悠闲散步；养殖花草、鱼、鸟，听音乐，静坐，站立，边听音乐边干活等方法，均可达到调整情绪、放松肌肉的作用。

3. 学会日常生活中的能量保持

（1）作业前准备：将物品和资料放在适宜的地方，尽量选择左右活动，避免前后运动。由于坐位比站位更省力，推较拉省力，所以，尽量采用坐位。搬运笨重物体时，选用推车。

（2）作业方式：日常生活用品放在随手可及的地方，避免不必要的弯腰、转身、举手、前伸等动作。如坐位穿鞋时，应先将鞋拿起来，将同侧的脚放在另侧大腿上，穿鞋并系鞋带，另一条腿同前，而不需要低头弯腰来操作。

（3）移动物品：用双手贴近身体操作，活动时要连贯、缓慢进行，轻重交替、经常休息以免疲劳。活动时要缩唇缓慢呼气。

五、物理因子治疗

（一）改善肺部血液循环

采用红外线治疗，距离 50cm，温热感，每次 20 ～ 30 分钟，每日 1 次，10 ～ 12 次为 1 个疗程。

（二）消炎

采用微波疗法，前胸部，并置法，距离 8 ～ 10cm，微热量，每次 15 ～ 20 分钟，每日 1 次，10 ～ 12 次为 1 个疗程。

第三节　糖尿病功能障碍的康复

一、概述

（一）定义

1. 糖尿病足　由于糖尿病末梢神经及血管病变，下肢末端动脉闭塞，细菌感染，导致足部疼痛、溃疡，甚至足坏疽。

2. 末梢神经炎　由多种原因，如中毒、营养代谢障碍、感染、过敏、变态反应等，引起多发性末梢神经损害，导致肢体远端对称性感觉、运动和自主神经障碍。

（二）常见的康复问题

1. 眼部病变　主要由于糖尿病血糖控制不佳，神经营养不足，导致视网膜病变。
2. 糖尿病足　由于末梢神经损伤，下肢供血不足及细菌感染引起足部疼痛、溃疡等。
3. 感染　持续的高血糖状态有利于细菌生长繁殖，常见泌尿系统、呼吸道及皮肤感染。
4. 心脑血管病变　包括心脏病、脑卒中等。
5. 神经变性　常见四肢末梢神经病变，如末梢神经炎。

二、康复评定

（一）诊断标准

1. 症状＋随机血糖≥11.1mmol/L。
2. 空腹血糖≥7.0 mmol/L。
3. 葡萄糖耐量试验：口服葡萄糖2小时后血糖≥11.1mmol/L（正常＜7.8mmol/L）。
符合以上任何一项就可诊断糖尿病。

（二）糖化血红蛋白（HbA1c）

糖化血红蛋白是评价血糖控制情况的重要指标，正常值是＜7.0，HbA1c水平的降低与糖尿病微血管和大血管并发症的减少密切相关。

1. HbA1c＜7.5　适用于预期生存期＞10年，并发症较轻，有低血糖风险。
2. HbA1c＜8.0　适用于预期生存期＞5年，中等程度并发症，有低血糖风险。
3. HbA1c＜8.5　适用于预期生存期＜5年，完全丧失自我管理能力，有低血糖风险，也需要避免严重高血糖（＞16.7mmol/L）引发的糖尿病急性并发症和难治性感染等。

（三）糖尿病足的评定（表11-4）

采用10g单丝触觉测量器，触碰双足的周边和足底受力部位，稍用力直至纤维弯曲，用以测量触觉的变化，有感觉为阳性，无感觉为阴性。

表11-4　糖尿病足的 Wagner 分级法

分级	临床表现
0级	发生足溃疡危险因素的足，目前无溃疡
I级	表面溃疡，临床上无感染
II级	较深的溃疡，常合并蜂窝织炎，无脓肿或骨的感染
III级	深度感染，伴有骨组织病变或脓肿
IV级	局限性坏疽（趾、足跟或前足背）
V级	全足坏疽

三、运动疗法

（一）运动的形式

2型糖尿病只适合轻、中度有氧活动或体力活动，如散步、走跑交替、快步走、游泳、体操、打乒乓球、打羽毛球、上下楼梯、跳舞、慢跑和打太极拳等，患者可根据自身情况任选 1 ～ 2 项，其中散步是最常用的运动方法。餐后 0.5 小时至 1 小时内开始散步，持续 30 分钟，适合老年患者，可作为首选方法。

（二）运动时间

一天中适宜运动的时间应根据患者的实际情况决定，并注意与饮食、药物等治疗相互协调，相互配合。

1. 建议餐后 30 分钟至 1 小时后运动为宜。餐后立即运动影响消化吸收，空腹运动有时亦易诱发低血糖，运动时间可自 10 分钟开始，逐步延长至 30 ～ 40 分钟，运动中可适当休息，达到靶心率的累计时间一般以 20 ～ 30 分钟为宜。

2. 短时间运动：主要依靠糖代谢供能，长时间运动时，依靠糖和脂肪供能，因此，运动时间过短，达不到体内代谢效应；而运动时间过长，易产生疲劳，诱发酮症、加重病情。

3. 老年糖尿病患者应采取低于中等强度，每次运动时间推荐在 10 分钟以上。

（三）运动强度及频率

老年患者以第 2 天不感到疲劳为宜，不必强求运动量，每周运动 3 ～ 4 次较为合理，可根据每次运动的运动量大小而定。

1. 如果每次运动量较大，间歇可稍长，超过 3 ～ 4 天，则运动的效果及运动蓄积效应将减少，难以产生疗效。

2. 每次运动量较小，且身体条件较好，每次运动后不觉疲劳的患者，可坚持运动每日 1 次，长时间保持中、低强度的耐力运动（如慢跑、游泳、骑自行车等有氧运动）可以提高胰岛素的作用，这种作用可持续到运动后的 24 ～ 48 小时。

（四）适应证与禁忌证

1. 适应证　糖耐量异常者、无显著高血糖、无并发症、无酮症酸中毒及肥胖的 2 型糖尿病者。

2. 禁忌证　急性并发症，如酮症酸中毒及高渗状态：空腹血糖 ≥ 15.0mmol/L 或有严重的低血糖倾向；严重糖尿病视网膜病变；严重糖尿病肾病；严重心脑血管疾病、合并急性感染、严重糖尿病足等。

四、作业治疗

（一）特殊鞋袜

减轻足部压力，根据患者的具体情况定制"半鞋"或"足跟开放鞋"。

（二）全接触式支具靴

可以把脚装入固定型全接触模型以减轻溃疡部分的压力。

（三）拐杖及轮椅

对于步行有障碍的患者使用拐杖及轮椅。

五、物理因子治疗

主要是针对糖尿病足的治疗。

（一）超短波治疗

电极于患部采用对置法，无热量，10～15分钟，可抗感染并促进溃疡愈合。

（二）紫外线治疗

小剂量紫外线（Ⅰ～Ⅱ级红斑量）可促进新鲜溃疡愈合，大剂量紫外线（Ⅲ～Ⅳ级红斑量）可清除溃疡表面感染坏死组织。

（三）红外线治疗

温热量局部照射可促进新鲜溃疡加速愈合，如患者合并肢体感觉障碍、缺血应慎用，如溃疡面有脓性分泌物则禁用。

（四）氦－氖激光治疗

一般采用散焦照射，输出功率25mW，光斑直径3cm，实用照射电流10mA，距离25～50cm，照射时间15分钟，照射时应保持光束与溃疡面相垂直，溃疡面如有渗液应及时蘸干，每日照射1次，15次为1个疗程，疗程间隔1周，照射完毕用无菌纱布敷盖溃疡面。

（五）高压氧治疗

采用多人氧舱，均匀加压20分钟，至0.2MPa稳压下戴面罩吸氧60分钟，中间休息10分钟，匀速减压20分钟后出舱。

六、传统康复治疗

（一）按摩疗法

糖尿病足早期，按摩患肢，从足趾开始向上至膝关节，每次20分钟。

（二）针灸疗法

取穴：血海、阴陵泉、足三里、阳陵泉、太冲、昆仑、丰隆、太溪。

每日1次，留针20分钟，也可以施灸。

（张秀花　鲍　丹）

第 12 章

其他病症常见功能障碍的康复

第一节 压疮的康复

一、概述

（一）定义

1. 压疮 又称压力性溃疡，是皮肤或皮下组织由于压力、剪切力或摩擦力，局部组织长期受压，发生持续性缺血、缺氧、营养不良，导致组织局限性的损伤，常发生于骨隆起部位。

2. 溃疡 是皮肤或黏膜表明组织的局限性缺血、溃烂。

（二）常见的康复问题

1. 皮肤感染。

2. 营养不良。

3. 愈合时间较长，或不宜愈合。

4. 局部渗出。

二、康复评定

（一）压疮的分级评定

多采用美国压疮协会压疮分级评定。

Ⅰ期：局部皮肤有红斑，但皮肤完整。

Ⅱ期：表皮破损或有水疱，累及皮肤表层或真皮层。

Ⅲ期：病变穿破皮肤全层，累及皮下脂肪，未穿透深筋膜。

Ⅳ期：损害深达肌肉、结缔组织、肌腱、骨与关节。

（二）压疮的危险度评估

1. Braden 评定法（表 12-1） 预测压疮的最常用方法之一，Braden 量表包括 6 个因素：活动能力、运动能力、摩擦力和剪切力、潮湿程度、感觉能力、营养摄取能力。总分最高分 24 分，最低分 6 分，分值越低，发生压疮的危险性越高。6 项累计总分 ≤ 12 分，预示压疮发生高度危险；12 ~ 14 分为中度危险；15 ~ 17 分为轻度危险；≥ 18 分认为无压疮发生危险。

表 12-1 Braden 评定

评分内容	评分标准				评分
	1分	2分	3分	4分	
感觉能力	完全丧失	严重丧失	轻度丧失	无损害	
潮湿程度	持久潮湿	非常潮湿	偶尔潮湿	罕见潮湿	
活动能力	卧床不起	局限于床上	偶尔步行	经常步行	
移动能力	完全不能	严重受限	轻微受限	不受限	
营养摄取能力	非常差	不足	适当	丰富	
摩擦力和剪切力	有	存在潜在问题	无明显问题	无	

2. Norton 评定法（表 12-2）　最高分 20 分，分数越低发生压疮的风险越高，≤ 14 分提示易发生压疮。

表 12-2 Norton 评定

评分内容	评分标准			
	1分	2分	3分	4分
精神状况	昏迷	模糊	淡漠	清醒
身体状况	极差	差	一般	良好
运动能力	卧床不起	严重受限	轻度受限	不受限
活动性	不能移动	依赖轮椅	扶助行走	活动自如
二便失禁	二便失禁	大便失禁	尿失禁	无

三、物理治疗

1. 紫外线照射　每次创面清创后，进行紫外线照射，预防感染，Ⅰ级红斑量约 3 秒。

2. 中频电刺激　改善局部血液循环，有利于创面愈合，刺激部位在创面周围的正常皮肤，每次 15 ～ 20 分钟，每日 1 次。

3. 超声波治疗　距离疮面 1cm 处的正常皮肤，通过其机械效应和热效应，改善局部的血液循环，促进组织的生长，每次 10 ～ 15 分钟，每日 1 次。

4. 红外线疗法　适用于渗出较多，伤口湿度较大者，在清创后照射在创面部位，每次 10 ～ 15 分钟，每日 1 次。

5. 负压疗法　有利于伤口分泌物引流，促进伤口愈合。

四、作业治疗

（一）体位变换

每 2 小时翻身一次。

（二）辅助器具使用

1. 气垫床及坐垫，减轻局部持续受压。

2. 轮椅减压训练，每日 1 次。

五、传统康复治疗

（一）拔罐法

可以采用闪罐法，以起到与负压疗法相同的效果，而且操作简便。

（二）针刺治疗

采用围刺法，即在距离创面 1cm 处进针，平刺 0.5cm，每次 15 ～ 20 分钟，每日 1 次，改善局部血液循环，促进创面愈合。

（三）艾灸疗法

采用艾卷灸或艾炷灸，在创面周围，每次 15 ～ 20 分钟，每日 1 次，改善局部血液循环，促进创面愈合。

第二节　疼痛的康复

一、概述

（一）定义

1. 疼痛　是一种复杂的生理心理活动，以一种不愉快的心理感觉为主。

2. 麻木　指身体某些部位感觉发麻或丧失感觉。

（二）常见的康复问题

1. 睡眠障碍　由于疼痛而影响睡眠。

2. 焦虑，甚至抑郁　常见于慢性疼痛的患者。

3. 倦怠无力　长期的睡眠不佳，可导致倦怠无力。

二、康复评定

（一）疼痛的强度评定

1. 视觉模拟法　即用一条 10cm 长横向直尺，按毫米划分，0mm 一端代表无痛，100mm（10cm）一端代表极痛（剧痛难忍），受试者根据自身感受程度说出疼痛，让患者在尺上最能反映自己疼痛程度之处画一交叉线。测评者根据患者画线的位置评估患者的疼痛程度。

首端 0 分代表无疼痛，末端 10 分代表剧痛。

无痛 0 ----------------------------10 剧痛

疼痛程度分级标准为：0，无痛；1 ～ 3，轻度疼痛；4 ～ 6，中度疼痛；7 ～ 10，重度疼痛。

2. 笑脸法（Wong-Baker 脸）　是一种图像表情直观的表达方法，临床观察如叹气、呻吟、出汗、活动能力以及心率、血压等生命体征，提供疼痛程度。

（二）疼痛的部位

指出疼痛的具体部位、是否存在放散痛、疼痛是否与活动有关。

（三）疼痛的性质

疼痛的性质包括酸痛、刺痛、跳痛、刀割痛、锐痛、绞痛、胀痛、灼痛、钝痛等。

三、物理治疗

（一）电疗法

1. 低频电疗法　首选经皮神经电刺激（TENS），刺激脑脊液中脑啡肽释放，兴奋粗纤维传入，使闸门关闭从而起到镇痛作用，每次 10 ～ 15 分钟，每日 1 次。

2. 中频电疗法　采用干扰电疗法，改善局部血液循环，镇痛，每次 10 ～ 15 分钟，每日 1 次。

3. 高频电疗法　超短波或微波疗法，对于急慢性疼痛都有较好的疗效，每次 10 ～ 15 分钟，每日 1 次。

（二）热疗和冷疗

热疗适用于疾病的亚急性和慢性阶段，如蜡疗法，尤其是关节部位的疼痛；冷疗适用于急性软组织损伤，急性期皮温高，肿胀明显者。

（三）光疗法

1. 红外线　促进新陈代谢，改善局部的血液循环，消肿止痛，每次 10 ～ 15 分钟，每日 1 次。

2. 激光　对痛点治疗效果较好。

（四）超声波疗法

其机械作用类似于按摩，通过温热效应促进局部致痛物质的代谢，可用于局部肿胀疼痛者。

（五）磁疗法

通过磁场作用，改变生物细胞膜的通透性，促进细胞内、外物质的交换，有利于致痛物质的代谢，缓解疼痛。

四、传统康复治疗

（一）针刺疗法

采用阿是穴，疼痛范围较大，无法确定具体部位者，采用循经取穴，每次 10 ～ 15 分钟，每日 1 次。

（二）拔罐疗法

在疼痛部位进行针罐治疗，对于疼痛面积较大、酸痛的部位，可以采用走罐法，疼痛剧烈者可用刺血拔罐，每次 10 ～ 15 分钟，每日 1 次。

（三）按摩疗法

放松肌肉，改善局部的血液循环。足疗对神经性头痛效果较好。

第三节　尿失禁的康复

一、概述

（一）定义

1. 尿失禁　膀胱内的尿液不能控制而自行流出，当咳嗽、打喷嚏或推举重物时，腹压急剧升高时，尿液不自主地溢出，属于压力性尿失禁。

2. 尿潴留　膀胱内充满尿液而不能正常排出。

（二）常见的康复问题

1. 心理障碍　常见于压力下尿失禁患者。

2. 盆腔脏器脱垂　随着年龄的增长，由于盆底肌纤维变细、萎缩，使盆底肌肌力减退，导致压力性尿失禁，常伴随盆腔脏器脱垂。

3. 外阴部瘙痒　老年人因尿失禁长期使用尿垫，外阴部通气性差，容易导致外阴瘙痒。

二、康复评定

（一）咳嗽 - 漏尿试验

令患者咳嗽，或腹部用力，或跳跃，或提重物，有尿液流出者，为试验阳性。

（二）尿垫试验

如咳嗽 - 漏尿试验阴性，可采用尿垫试验。尿垫试验分短期尿垫试验（1 小时）和长期尿垫试验（24 小时）。1 小时尿垫试验：

1. 试验前称尿垫重量，然后使用尿垫。

2. 试验 15 分钟内，喝 500ml 白开水，然后卧床休息。

3. 15 分钟后，患者起床走路，上下一层楼梯。

4. 最后 15 分钟，患者坐起 10 次，用力咳嗽 10 次，跑步 1 分钟，再捡起地面 5 个物体，用自来水洗手 1 分钟。

5. 试验结束，称重尿垫。

此外，还有指压试验、棉签试验等。

三、物理治疗

（一）盆底肌肉训练

1. 括约肌收缩法　排空膀胱，坐位或仰卧位，有意识地收缩尿道、阴道和直肠括约肌，保持 3 秒，放松 3 秒，收缩 - 放松 10 次为 1 组，每次 10 组，每日 2～3 次。

2. 桥式运动　10 个为 1 组，每次 4～6 组，早、晚各 1 次。

3. 腹式呼吸　仰卧位，全身放松，双手重叠于小腹（或放一沙袋在小腹），做腹式深呼吸，吸气时，腹部鼓起，呼气时，腹部凹陷，吸气 - 呼气 10 次为 1 组，每次 3～5 组，每日 2～3 次。

4. 夹腿提肛　仰卧位，双腿交叉，臀部及大腿用力夹紧，肛门逐渐用力上提，持续 5 秒，还原。可逐渐延长提肛的时间，10 次为 1 组，每次 2～3 组，每日 2～3 次。

（二）家庭功能康复器

1. 将最轻的 1 号阴道哑铃外涂少量专用润滑膏，取仰卧位或蹲位，将哑铃圆头一端朝前，置入阴道内一个指节深，然后站立起来（两脚与肩同宽）进行阴道和肛门收缩、放松运动，保持 3 秒，放松 3 秒，每日 1 次，每次 15～30 分钟。

注意：不要用腰腹和臀部的力量收缩放松。

2. 年轻女性，可以在放置阴道哑铃后，阴道收缩与放松，并开始逐级做运动：站立→走路→下蹲→上、下楼梯→提重物→咳嗽→跳跃运动。

（三）生物反馈疗法

结合个体化电刺激治疗，可唤醒、激活盆底肌，加快阴道及盆底肌张力和弹性的恢复，对预防和治疗阴道脱垂及松弛、尿失禁等盆底障碍性疾病效果较好。

（四）生活方式干预

1. 减轻体重。

2. 生活起居规律。

3. 避免强体力劳动等。

（五）针灸治疗

1. 主穴　八髎、大肠俞、肾俞、百会、承山。

2. 配穴　气阴两虚加气海、关元、太溪。

3. 艾灸疗法　次髎、大肠俞、肾俞采用艾灸，取纯艾做成直径 1.5cm、高 1.8cm 的艾炷，置于 0.4cm 厚的鲜姜片上点燃，每穴灸 3 壮，每壮需 6～7 分钟。

第四节　痉挛的康复

一、概述

（一）定义

1. 痉挛　肌肉痉挛指由于中枢神经系统疾病引起肌肉突然不自主的收缩反应。

2. 铅管样强直　被动屈伸关节时，阻力增加始终保持一致，如同铅管，故称铅管样强直，常见于锥体外系病变。

（二）常见的康复问题

1. 运动控制差　表现为肢体缺乏灵活性、选择性运动控制的丧失及肌肉耐力降低。

2. 随意运动受限　见于肱二头肌及前臂屈肌的痉挛，影响手的抓握及伸展功能。

3. 步态异常　常见于小腿三头肌肌肉痉挛，表现为足内翻，步行时划圈步态。

二、康复评定

（一）肌张力的评定

采用 Ashworth 评定。

（二）阵挛的评定

Clonus 评定用于踝阵挛的评定。

三、康复治疗

某些痉挛与各种外界刺激有关，要筛查引起痉挛的可能原因，如发热、结石、尿路感染、压疮、疼痛、便秘和加重肌痉挛的药物等。

（一）运动治疗

1. 加强拮抗肌的肌力。原动机与拮抗肌比较时，拮抗肌较弱者，可加强拮抗肌肌肉的肌力训练，如肱二头肌痉挛；而肱三头肌肌力较弱时，可以加强肱三头肌的肌力训练。

2. 被动运动时，可结合某些反射机制来降低肌张力，如被动屈曲足趾可降低肌张力。

3. 肌肉按摩，或温和地被动牵张痉挛肌，可降低肌张力。

（二）姿势和体位

某些姿势和体位可减轻肌痉挛，如仰卧位诱发伸肌痉挛，如脊髓损伤下肢痉挛，可以双膝关节下垫软垫，处于略屈曲体位，可以缓解下肢痉挛；推荐坐位；平衡、对称稳定的体位。

（三）物理因子治疗

1. 冷疗法　用冰敷或冰水浸泡痉挛肢体 5 ～ 10 秒，可使肌痉挛产生一过性放松。

2. 水疗　水压可对肌肉持久的压迫与按摩，有利于肌痉挛的缓解。室温保持在 25℃，水温宜在 30℃左右。

3. 温热疗法　包括各种传导热（如蜡、沙、泥等）、辐射热（红外线）及内生热（超短波）。

4. 功能性电刺激治疗　可刺激痉挛肌的拮抗肌，以对抗痉挛。

5. 肌电生物反馈　肌电生物反馈可减少静止时肌痉挛及其相关反应，也可抑制被动牵伸时痉挛肌的不自主活动，而利用肌电生物反馈再训练痉挛肌的拮抗肌，也能起到交替抑制的作用。

第五节　骨质疏松症的康复

一、概述

（一）定义

1. 骨质疏松症　由于多种原因导致骨量下降，骨的微细结构破坏，骨的脆性增加，容易发生骨折的全身性骨病。

2. 骨密度（BMD）　又称骨骼矿物质密度，是骨骼强度的重要指标，可反映骨质疏松的程度。

（二）常见的康复问题

1. 疼痛　以腰背痛为常见，疼痛沿脊柱向两侧扩散，仰卧位或坐位时疼痛较轻，直立、久坐或用力时疼痛较重。

2. 肢体形态的改变　弯腰、驼背，身体长度缩短等。

3. 容易发生骨折　由于骨的脆性增高，轻度外力甚至无外力的情况下，也会发生骨折。

4. 呼吸功能下降　胸廓畸形导致肺活量和最大换气量显著减少，使呼吸功能下降。

二、康复评定

（一）人体形态的评定

是否有弯腰、驼背、膝关节变形等。

（二）双能 X 线测试

双能 X 线测定值（T 值）被世界卫生组织（WHO）认定为诊断骨质疏松症的金标准，国际公认的检测方法。T ＞－ 1 为正常；－ 2.5 ＜ T ＜－ 1 为骨量减少；T ＜－ 2.5 为骨质疏松。

（三）疼痛及脆性骨折

非剧烈疼痛，而是一种周身酸痛不适，有时咳嗽或体位转移就会发生骨折。

（四）实验室检查

常用骨转换生物指标，有利于判断患者是否存在骨折的风险。当骨质疏松时，骨转换加速，指标偏高，骨转换指标表现在骨密度变化之前，常用的有Ⅰ型原胶原 C- 端前肽（PICP）和Ⅰ型原胶原 N- 端前肽（PINP）代表骨形成标志物；血清Ⅰ型胶原交联 C- 末端肽（S-CTX）和尿Ⅰ型胶原交联 C- 末端肽（U-CTX）代表骨吸收标志物。

三、康复治疗

（一）物理治疗

1. 负重训练

（1）穿戴沙袋衣：适用于卧床者，可使用沙袋衣以增加脊柱和躯干的负重来帮助改善骨质疏松。

（2）站立床：足够的负重是预防骨质疏松的最佳方法之一，老年人每天应尽可能减少卧床和坐位的时间，增加站立和步行时间，以增加骨的负重，减少骨质的流失。老年人负重耐受程度需根据老年人身体力量和耐力调整，避免过度疲劳。

2. 有氧运动　长期卧床不能无法下地的老年人，可在床上利用轻阻力的弹力带、哑铃及手摇功率车等，进行以上肢为主的有氧训练。下肢功能较好的老年人，可选择快走、慢跑、有氧操或室内功率车等方式进行有氧训练。每天快走 20 ～ 30 分钟，每周有氧训练 3 ～ 5 次。

3. 抗阻训练　老年人进行抗阻训练时，需同时进行四肢和躯干的抗阻训练，上肢的抗阻训练可选用哑铃和弹力带作为阻力，下肢抗阻训练可使用桥式运动、靠墙静蹲、踮脚等方式进行，也可选择阻力较大的功率车，躯干抗阻训练可选择桥式运动、小幅度卷腹等方式进行，抗阻训练每周 2 ～ 3 次。

4. 物理因子治疗

（1）磁振热疗法：改善血液循环和新陈代谢，提高骨密度，每次 20 ～ 30 分钟，每日 1 次，10 ～ 15 次为 1 个疗程。

（2）紫外线疗法：加强新陈代谢，改善骨质疏松。可采用全身照射，距离 50 ～ 100cm，采用Ⅰ～Ⅱ级红斑量，每日或隔日 1 次，20 ～ 25 次为 1 个疗程，疗程间隔不少于 4 周（患者须佩戴护目镜）。

（3）中频电疗法：对于长期卧床者，通过肌肉收缩促进钙质沉积，防止骨钙流失，每日或隔日 1 次，每次 10 ～ 15 分钟。

（二）作业治疗

1.预防骨折　采取环境改造及使用辅助器具，预防骨质疏松后骨折的发生。

（1）过道、楼梯、浴室墙安装扶手，浴室使用浴椅、防滑垫，提高活动场所的安全性。

（2）外出穿防滑软底鞋和手杖，减少不平整路面或光滑路面的跌跤机会。

（3）教会老年人使用日常生活活动辅助用具，如长柄取物器、穿鞋器，减轻活动的负担和难度。

2.适合的作业活动

（1）户外活动：如种植或修剪花草、集体舞、游园活动。

（2）体育活动：绕障碍物计时比赛、抛接球（棉花球）游戏、台球、飞镖、游泳等。

（3）文体治疗：书法、绘画、放风筝、雕刻、制陶等。

此外，传统中医药辨证施治及饮食疗法对骨质疏松症的治疗都有一定的效果。

第六节　脑卒中后肩关节半脱位的康复

一、概述

（一）定义

肩关节脱位指肱骨头与肩胛盂发生脱移位，即组成关节各骨的关节面失去正常的对合关系；肩关节半脱位（GHS）指肱骨头在关节盂下滑，肩峰于肱骨头之间出现明显的凹陷，常见于脑卒中患者。

（二）常见的康复问题

1.疼痛　患肢在体侧垂放时间过久时，可有牵拉不适感，日久疼痛剧烈。

2.关节活动受限　脑卒中患者，随着肌张力的增高，痉挛的出现，肩关节活动受限并伴有疼痛。

二、康复评定

（一）搭肩试验

患者坐位，肘关节屈曲，将手搭于对侧肩部，肘部能贴近胸壁为正常，如果能搭于对侧肩部，但肘部不能贴近胸壁，或肘部能贴近胸壁，但手不能搭于对侧肩部，均为阳性，提示可能有肩肱关节或肩锁骨关节脱位。

（二）症状及体征

1.疼痛　当肩关节脱位时，肩关节出现明显的疼痛。

2.肩关节的形态　脱位的肩关节与对侧肩关节外观存在明显不同，呈"方肩"。

3.肩关节活动障碍　脱位的肩关节活动不能达到生理活动范围。

（三）影像学评估

X线检查可以准确判断肩关节的位置是否正常，但正位片示肱骨头与肩盂对位关系较好，不容易看出；侧位片可显示关节间隙上宽下窄，肱骨头下移。

三、康复治疗

（一）物理治疗

1.关节活动范围练习　保持肩关节无痛范围的被动关节活动的训练，在无疼痛的范围内，做肩关节三个轴向的活动度训练，包括前屈、外展、后伸。肩关节半脱位的患者多数伴有肌张力低下，在关节活动范围训练的同时，给予近端肩关节适当挤压，以促进关节周围肌肉软组织收缩。

注意：肩关节屈曲 90° 以上时，要保持外旋位。

2.肌力训练

（1）手的握力训练：将手用力张开，保持 2～3 秒，然后用力握拳保持 2～3 秒，每次 5～10分钟，每日 2～3 次。

（2）肱二头肌、肱三头肌的肌力训练。

（3）耸肩训练：可在仰卧良肢位摆放下进行，患者耸肩一直到能耐受最大的力量，保持 3 秒，然后放松，10 次为 1 组，每次 3～5 组，每日 2 次，如坐位训练，需要肩托的辅助。

（4）利用刷擦等技术，刺激肩周稳定肌的活动和张力。

3.上肢功能运动　卧位或坐位，Bobath 握手，双上肢充分伸展上举，抵抗肩胛骨后缩。

4.神经肌肉电刺激疗法　刺激三角肌、冈上肌等。

（二）作业治疗

1.良肢位的摆放

（1）卧位：参照脑卒中的良肢位摆放。

（2）坐位及站立位：除基本的体位摆放外，需要佩戴肩托。

2.康复宣教　正确穿、脱衣服方法。即脱衣服时，先脱健侧，然后治疗师一只手固定在上臂上 1/3 处，另一只手缓慢将患侧衣袖退下，不可粗暴拉拽。

3.肩关节稳定肌群的活动

（1）治疗师一只手持患臂向前伸，另一只手轻轻拍打肱骨头，促进三角肌和冈上肌的张力。

（2）治疗师一只手握住患侧上肢上举，另一只手用手掌由肩部快速向远端摩擦。

（3）患侧上肢负重：患者取坐位，肘关节伸直，腕关节背伸，患手放置在臀部水平外侧，躯体向患侧倾斜。

第七节　肩手综合征的康复

一、概述

（一）定义

肩手综合征（SHS）指患侧手突然水肿、疼痛及肩关节疼痛，疼痛较重并发挛缩，手功能障碍等，常见于脑卒中、上肢骨折及颈椎病等。

（二）常见的康复问题

1.疼痛　主要是肩痛、手肿痛。

2.手肿胀　脑卒中早期手部肿胀的皮肤较高，伴有肿胀。

3.手指关节活动受限　脑卒中后期，手部肌肉萎缩、手指关节挛缩畸形。

4.睡眠障碍　常由于剧烈的疼痛影响睡眠，甚至焦虑。

二、康复评定

1.VAS 疼痛的评定。

2.关节活动范围的评定包括掌指关节、指间关节。

3.偏瘫手的功能评定。

三、康复治疗

（一）物理治疗

1. 冷疗　早期皮肤温度较高者，可采用冷疗法，每日 3 ～ 5 次。

2. 关节活动范围练习　对于关节活动受限者，采用关节的被动运动扩大关节活动范围，同时配合 CPM 治疗。

3. 蜡疗　可以采用浸蜡法，改善局部的血液循环，同时配合手的被动关节活动范围练习。

4.TENS 治疗　用于缓解肩关节疼痛。

（二）作业治疗

1. 良肢位的摆放　防止腕关节掌屈，保持良好的卧位、坐位，避免手长时间下垂。

2. 夹板使用　采用上翘夹板 24 小时使腕关节保持背屈位，利于静脉回流。

3. 手指向心性压迫性缠绕　采用直径 1 ～ 2mm 的线绳，从指甲处开始，并做一小环，然后快速由远端向近段缠绕，缠绕到指根部，然后治疗师迅速从绳环处拉开缠绕的绳子。每个手指缠绕一遍后，再缠绕手掌。

第八节　长期卧床的康复

一、概述

（一）定义

卧床指因长期患病或伤残，导致日常生活活动能力减退或丧失，部分或完全需要别人帮助的一种临床现象，如癌症晚期患者。

（二）常见的康复问题

1. 压疮　长期卧床，局部组织长期受压而缺血、缺氧、营养不良等因素，导致组织溃烂坏死，而不正确的体位摆放，或翻身坐起时粗暴拖拽，导致皮肤破损，会加速压疮的产生。

2. 坠积性肺炎　长期卧床，使心肺功能下降，不能有效咳嗽、咳痰，肺底部长期充血、淤血和水肿，最终导致肺部感染发炎。

3. 心肺耐力下降　长期卧床，基础心率增加，肺通气量不足及最大摄氧量下降，血小板聚集，动脉血流速度降低，下肢阻力增加，增加心肺的负担，日久心肺不堪重负，耐力下降。

4. 运动功能障碍

（1）肌力及耐力下降：长期卧床，肌肉缺少主动运动，肌纤维间结缔组织增生，肌纤维变细，排列紊乱，日久肌肉萎缩，肌力及耐力下降。

（2）关节活动受限：卧床，骨关节缺少日常的加压和牵伸，关节周围韧带强度下降，关节软骨接触处受压，含水量下降，透明质酸和硫酸软骨素含量减少，软组织挛缩而导致关节活动受限，甚至关节僵硬。

5. 直立性低血压　长期卧床，由于重力的作用，血液从中心转到外周，且由于下肢肌肉耐力及肌力下降，当站立时，大脑一过性供血不足，导致血压下降。

6. 泌尿系统感染　长期卧位，腹压减小，不利于膀胱排空，腹肌无力及膈肌活动受限，盆底肌松弛，括约肌和逼尿肌活动不协调，常导致尿潴留；而瘫痪后尿次增多，增加了尿路感染的概率。

7. 便秘　长期卧床，胃液分泌减少，食欲缺乏，胃排空时间延长，胃肠蠕动减弱，加上食物残渣在肠道内停留时间过长，水分吸收过多而变得干结，引起便秘。

二、康复评定

（一）生命体征的评定

包括呼吸、脉搏、血压、心率，老年人需要进行心电图、电解质等临床评估。

（二）意识状态的评定

除了清醒、嗜睡、意识模糊、昏睡、昏迷等状态的评估，脑损伤患者还应该进行影像学评估，如脑 CT/MRI 等。

（三）皮肤的评定

皮肤是否有破损、皮肤的营养等。

（四）运动功能的评定

包括肌力、肌张力、关节活动范围、坐位平衡能力的评定。

（五）感觉功能的评定

浅感觉、深感觉和复合感觉。

（六）高级脑功能的评定

对老年人或颅脑损伤者进行知觉、注意力、记忆力、执行能力及心理功能评定。

（七）吞咽功能评定

唾液吞咽、饮水功能及吞咽固体食物的能力评定，尤其是高龄老人及长期卧床者，吞咽是必须评估内容。

（八）疼痛的评定

1. 疼痛强度的评定常用视觉模拟量表法（visual analogue scale，VAS）方法，或用口述分级评分法。

2. 疼痛的部位和性质。

（九）二便功能的评定

是否存在尿潴留、尿失禁、便秘或腹泻等。

（十）ADL 评定

（十一）合并症

包括压疮、下肢静脉血栓、坠积性肺炎等评定。

三、康复治疗

（一）物理治疗

1. 维持关节活动范围（预防关节僵硬）　主要是肢体六大关节（肩、肘、腕、髋、膝、踝关节）、掌指关节及指间关节的活动范围。关节活动范围训练不必每个关节都达到标准范围，例如肩关节被动活动至前屈 90°即可，以免肩周肌肉拉伤；髋关节被动活动中，开始时幅度也不宜过大，在做屈髋屈膝位动作时，应防止髋向外侧倒，以免损伤髋关节或内收肌群，从而发生骨化性肌炎；对由于肌痉挛、关节活动范围也受到不同程度影响者，活动时要避免突然快速牵张，以免加重肌痉挛，造成关节、肌腱、韧带损伤。

2. 牵伸训练（预防软组织挛缩）　注重牵伸下肢肌肉，但要注意缓慢牵伸软组织，避免过度牵伸已长时间制动或不活动的结缔组织、水肿的组织及软弱的肌肉。

3. 肌力训练

（1）上臂伸展运动：开始时仰卧位，双手放在身体两侧，下肢伸直，然后向上伸直两臂，上半身向右旋转，复原，再换方向，向左旋转。以上动作可左右交替进行数次。该运动可增加下肢力量，维持髋、膝关节的活动量，增加骨盆的灵活度。

（2）立膝骨盆扭动：仰卧位，双膝屈曲并拢，然后向左右侧轮流倒向一侧，使骨盆随之转动。下肢肌力差，不能自己弯膝盖的，可以由他人予以辅助，随着锻炼次数的增多，可逐渐减少助力，直到能够全部依靠自己完成。该运动可以增加下肢力量，维持膝、髋关节的活动量，增加骨盆的灵活度。髋关节骨折及骨盆骨折患者除外。

（3）骨盆上举：屈膝并将两膝立起，尽力使臀部上举，如因身体虚弱不能完成，可借助他人的帮助。随着患者下肢力量增强，增加难度，将一腿叠在另一条腿上，轮流做臀部上举动作。该运动可以增强下肢和腰背肌的力量。

4. 呼吸训练（预防坠积性肺炎）

（1）体位的摆放：首选半坐卧位，其次为侧卧位。半坐卧位可以增强肺活量，有利于肺功能的恢复和促进排痰。

（2）翻身：每日定时帮助患者翻身、拍背，拍背时手腕放松，用力均匀，以发出空瓮音为好，沿着支气管行走方向，由内向外，由下至上，依次进行，每一部位轻拍 1 分钟左右。

（3）雾化吸入：鼓励患者有痰就咳，不要噙在嘴里或咽下去。痰液黏稠或咳痰不利者应首先湿化气道（如雾化液吸入），再做深呼吸，同时配合翻身、拍背和咳嗽，以促进痰液及时排出。

（4）缩唇呼吸和腹式呼吸：老年患者情况较好时，每日可在床上半坐卧位或坐位进行呼吸功能锻炼，即用缩唇呼吸和腹式呼吸来促进膈肌运动，提高肺泡通气量，改善肺部通气，每次锻炼 10～15 分钟，每日 1～2 次。

5. 预防下肢血栓及水肿

（1）压力疗法：可采用气压循环治疗仪，促进下肢血液静脉回流，预防下肢静脉血栓，每日 1 次。

（2）穿戴弹力袜：预防下肢水肿，促进下肢静脉及淋巴液的回流，预防下肢静脉血栓。

（3）传统的按摩疗法：类似于"唧筒效应"，可促进下肢静脉血液及淋巴回流，预防下肢肿胀及静脉血栓的形成。

6. 预防压疮　长期卧床，尤其是二便失禁者，腰骶部容易产生压疮，除定时翻身外，如局部皮肤发红，可采用超声波疗法及红外线疗法，改善循环，预防压疮。

7. 预防直立性低血压 长期卧床者，采用摇床坐位或站立床。

（二）作业治疗

1. 良肢位的摆放

（1）卧位

1）头部：用枕头支撑（枕头不宜过高）。

2）上肢：上肢及肩胛骨下放置软枕头（上肢处于高于心脏水平），肘关节伸展，前臂旋后，腕关节背伸，手指伸展位。

3）下肢：骨盆下方和大腿的外侧各放置一个枕头，使骨盆向前，防止髋关节外旋。

4）床：床垫不宜太软，床头不宜太高，床需放平。

（2）坐位：采用床上长坐位，头部自然位置，放松，双上肢放在前方的小桌子上，背部伸直，双下肢自然伸展，髋关节屈曲90°，可用枕头或被子放置在患者后背给予支撑，避免身体斜靠在被子上，导致背部的弯曲。

每天坐起的次数和每次坐起的持续时间应根据耐受情况而定。例如，每日清晨起床后的洗脸、刷牙、梳头等动作可以在长坐位下进行，每日三餐的时间也可以采取长坐位。初期如果患者感觉疲劳，可在进食的过程中，随时端坐位调整姿势。长坐位能够维持稳定并持久维持后，可逐渐采取床边（双下肢自膝部向下垂于床缘）和轮椅坐位。

2. 音乐治疗 给予舒缓的音乐，调节心理状态，预防认知功能的减退。

3. 辅助器具的选择

（1）防压疮垫：长期卧床者使用防压疮垫，可使身体均匀受压，缓解剪力对皮肤的摩擦，避免压疮的产生。

（2）功能软垫：应用功能软垫以保持正确的卧姿及防止骨突部位局部受压，如患者的腰骶部、足跟部。

（3）弹力袜：适用于下肢无主动运动者，防止下肢静脉血栓。

此外，可以采用按摩疗法，改善局部的血液循环，预防压疮、下肢静脉血栓、肌肉萎缩等。

第九节 肿瘤的康复

一、概述

（一）定义

肿瘤是机体由于各种原因，局部组织细胞的异常增生，失去了对其生长的正常调控，形成新生物，通常表现为局部肿块。

（二）肿瘤常见的康复问题

1. 肿瘤的占位效应 由于肿瘤的快速生长，或由于肿瘤向全身播散，导致邻近脏器受压，继发疼痛、肢体水肿、病理性骨折、内分泌紊乱、溃疡、坏死等，晚期可见极度消瘦、无力、贫血、全身衰竭等恶病质状态。

2. 肿瘤治疗副作用 手术导致的组织器官缺损；化疗引起的毒副作用，如胃肠道反应、骨髓抑制、对五脏及神经的毒性作用；放疗的副作用表现为精神不振、食欲缺乏、乏力等全身反应。

3.精神心理压力大　如震惊、焦虑、抑郁、淡漠、悲伤等。

二、康复评定

（一）WHO 疗效分级标准（表 12-3）

世界卫生组织（WHO）提出肿瘤治疗客观反应的标准，分为 4 个等级：完全缓解（CR），部分缓解（PR），无改变（NC），疾病进展（PD）。

表 12-3　WHO 疗效分级标准

分级	标准
CR	可见的病变完全消失至少 1 个月
PR	肿块缩小 50% 以上至少 4 周
NC	肿块缩小不足 50% 或增大不超过 25%
PD	为一个或多个病变增大 25% 以上或出现新病变

（二）疼痛的评定

VAS 评定，同时评定疼痛的性质及部位。

（三）心理功能评定

主要是焦虑、抑郁的自评，尤其判断患者是否存在自杀的危险因素。

（四）活动能力评定

主要是日常生活活动能力评定，采用 Barthel 评定法。

（五）营养状况的评定

机体消瘦的程度、蛋白质水平、厌食状态等。

三、康复治疗

（一）运动疗法

1.关节活动范围的练习　适合于术后导致关节活动受限患者。

2.呼吸训练　适合于肺癌术后呼吸功能下降，以及大的手术心肺功能下降患者。

3.体育锻炼　适合于任何肿瘤的患者，根据自己的体力情况进行适当的体育锻炼。

（二）心理与行为干预

有效的心理干预，可以改善不良的情绪，缓解疼痛，促进睡眠，如音乐治疗、心理疏导等。

（三）中医药辨证施治

通过中医辨证施治，增进食欲，减少药物的副作用，缓解疼痛、肿胀，改善睡眠。

（张秀花　倪　婧）